这样吃，轻松控制糖尿病

主编　许樟荣
王玉珍

科学技术文献出版社
SCIENTIFIC AND TECHNICAL DOCUMENTATION PRESS

图书在版编目（CIP）数据

这样吃，轻松控制糖尿病 / 许樟荣，王玉珍主编. --
北京：科学技术文献出版社，2012.1
ISBN 978-7-5023-7126-5

Ⅰ. ①这… Ⅱ. ①许…②王… Ⅲ. ①糖尿病—食物疗法
Ⅳ. ①R247.1

中国版本图书馆CIP数据核字（2011）第258340号

这样吃，轻松控制糖尿病

策划编辑：樊雅莉　　责任编辑：樊雅莉　　责任校对：于　越

出版者　科学技术文献出版社
地　址　北京市复兴路15号　邮编100038
编务部　010-58882938，58882087（传真）
发行部　010-58882868，58882866（传真）
网　址　http://www.stdp.com.cn
发行者　科学技术文献出版社发行　全国各地新华书店经销
印刷者　三河汇鑫印务有限公司
版　次　2012年1月第1版第1次印刷
开　本　880×1230　24开
字　数　154千
印　张　7
书　号　ISBN 978-7-5023-7126-5
定　价　29.80元

吃得科学合理，才能更好地控制糖尿病

中国人民解放军第306医院全军糖尿病诊治中心主任 许樟荣教授

糖尿病是危及中国人健康的重大的非传染性慢性疾病。成年人中，糖尿病患病率已经从1980年的0.67%剧增到2008年的9.7%。糖尿病前期即所谓的糖耐量异常、空腹血糖异常的患病率达到了15.5%。这就是说，近30年的时间，糖尿病患病率增加了14.5倍。我国成年人中，每10个人中有1位糖尿病患者，每4人就有1人血糖不正常。几乎每个人的家庭成员和亲戚中都会有糖尿病患者。随着社会的发展、生活方式的改变和平均生命的延长，糖尿病患病率剧增是不争的事实。

糖尿病是一种严重的致死致残性疾病，在许多发达国家，造成失明、慢性肾功能衰竭的的第一位原因分别是糖尿病眼底病和糖尿病肾病。大约四分之三的糖尿病患者是死于糖尿病合并的心血管病变。全球范围内，每30分钟，就有一个患者因为糖尿病足病而被截肢。糖尿病还造成严重的经济负担。据我们调查，在大城市，一个糖尿病患者的月均门诊医疗花费在1000元左右，人均住院费用为1.5 ~ 2万元。一个家庭中如果有1位需要进行血液透析的糖尿病患者，经济负担必然沉重。

但是，如果我们换一个角度想问题，就会发现糖尿病并不那么可怕，因为糖尿病是一种可防可治的疾病。我国的大庆研究证实，如果坚持健康的生活方式，简言之是吃得少一点、活动多一点，就可以使一半的患者不从糖尿病前期发展为糖尿病，也就是说降低了40% ~ 50%的糖尿病患病率。即使有了糖尿病，如果能够长期甚至终身控制好血糖、血压，保持血脂和体重尽可能正常，许多糖尿病患者可以不患糖尿病并发症，可以健康地享受生活，就像非糖尿病者一样，活到80岁、90岁甚至100岁。

现代的糖尿病患者是幸福的。90年前，在胰岛素还没有被发现和应用于临床时，如果一个人得了Ⅰ型糖尿病，那么患者平均活不过3年。那时的糖尿病治疗方法主要是饥饿疗法。糖尿病患者苦不堪言，饿得皮包骨头，最后因为感染、衰竭或合并酮症酸中毒而死亡。现在的糖尿病患者，无论是必须用胰岛素的Ⅰ型糖尿病还是Ⅱ型糖尿病患者，都可以充分地享受生活，可以和常人一样成家立业，甚至周游列国。一些轻型的早期的Ⅱ型糖尿病患者还有可能通过生活方式的改变和减轻体重，使糖尿病病情逆转到正常。

现代的糖尿病患者是幸福的，还表现在饮食管理上。上世纪50年代之前，糖尿病的饮食处于严格控制阶段，患者基本上处于饥饿和半饥饿状态。现在的糖尿病饮食管理主要体现在合理饮食，如控制总热量、少吃多餐、食品多样化等。原则上，凡是正常人能够享用的食品，糖尿病患者都可以食用，只不过糖尿病患者食用各类食品更需要注意量的控制。真正属于糖尿病患者绝对不能进食的食品非常之少。退一步而言，这种控制总热量、少食多餐、食品多样化的原则同样适用于非糖尿病患者，可以使健康者保持健康。

糖尿病饮食治疗并不是简单的限制饮食，更不是某些人错误理解的“只能吃粗粮”、“不能吃水果”、“不能吃稀饭”等等。按照中国Ⅱ型糖尿病防治指南，糖尿病饮食管理的目的是：达到并维持理想的血糖水平；减少心血管疾病的危险因素，包括控制血脂异常和高血压；提供均衡营养的膳食；减轻胰岛β细胞负荷；维持合理体重：超重/肥胖患者减少体重的目标是在3～6个月期间体重减轻5%～10%。消瘦患者应通过均衡的营养计划，恢复并长期维持理想体重。

糖尿病饮食属于营养治疗的一种，也是糖尿病治疗的基础。离开饮食管理的糖尿病治疗是难以达到治疗目标的，甚至是危险的。饮食和运动都是属于糖尿病基础治疗措施，但饮食治疗更为重要。其重要性在于：一部分糖尿病患者，尤其是超重、肥胖的合并多种代谢异常的Ⅱ型糖尿病患者，在良好控制饮食后，血糖即可稳定在较为理想水平，而不需要降糖药物治疗；对于口服降糖药物治疗的患者，饮食控制能够使这些药物的作用更加安全有效；对于胰岛素治疗的患者，定时定量饮食、少食多餐能够使血糖更稳定，不至于发生严重的低血糖或者高血糖。当然，随着病程的延长和自己的体会，饮食治疗逐渐由“必然”走向“自由”，例如胰岛素治疗患者的饮食由定时定量逐渐过渡到因人因时而异、灵活加餐。

我们撰写本书的主要目的就是告诉糖尿病病友，如何吃才能更科学、更合理，更有利于血糖的控制，更能够轻松地控制糖尿病。同时也告诉读者，饮食控制并不是某些人想象中的那么痛苦。科学合理的“这样吃“，就更能够“轻松控制糖尿病”。

目录

认识糖尿病

杂粮篇 吃饱吃好 杂粮保健康

禽肉篇 优质蛋白助健康

目录

蔬菜篇 治疗糖尿病 蔬菜来帮忙

目录

蔬菜篇 治疗糖尿病 蔬菜来帮忙

水果篇 吃好水果 健康无忧

干果篇 富含膳食纤维

目录

干果篇 富含膳食纤维

药材篇 中药调理 综合防治

其他篇

附录

总述篇

认识糖尿病

糖尿病是一种比较严重的内分泌代谢异常性疾病，糖尿病发生后，引起糖、蛋白质、脂肪、水和电解质等一系列代谢紊乱。

糖尿病被称为“甜蜜的杀手”，在国内统计的十大死因当中，有半数死因和糖尿病有关。目前，我国糖尿病“三高、三低”情况日益严重，“三高”即患病率高、并发症患病率高、糖尿病医疗费用高；“三低”即糖尿病断诊率低、糖尿病患者接受科学治疗率低、接受治疗的患者达标率低。

以目前的医疗水平，糖尿病尚无法根治，需靠终身服药结合饮食调理来控制。

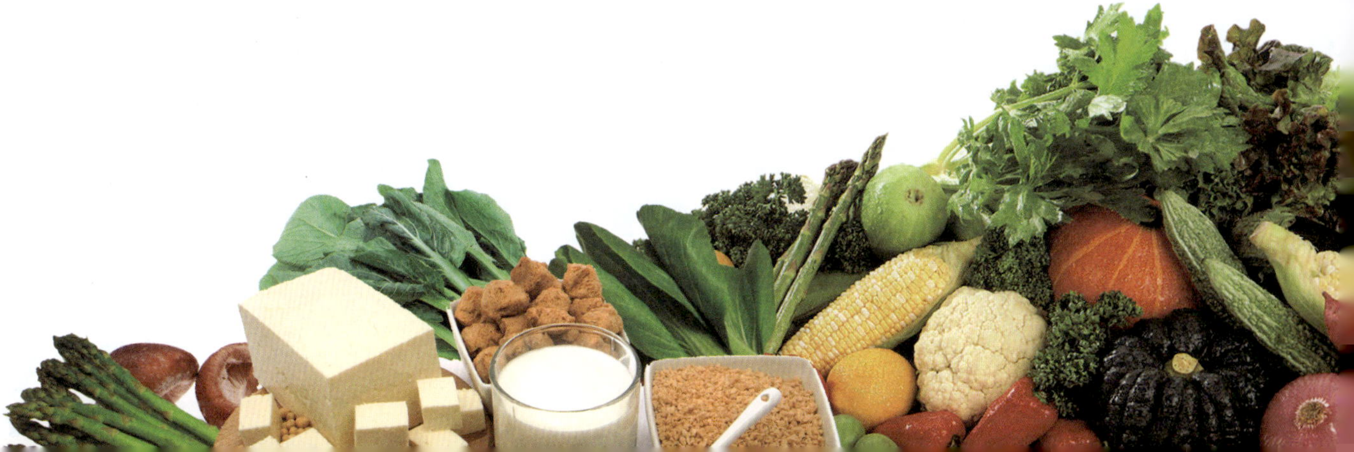

糖尿病的主要临床症状

主要临床症状——“三多一少”

糖尿病患者多有典型的口渴、多饮、多尿、多食、体重下降的症状，即所谓的“三多一少”症状，其主要原因是：

- ●血糖升高导致渗透性利尿，使病人出现多尿、口渴和多饮。
- ●为了补偿损失的糖分，维持机体活动，需多进食物、多饮水。
- ●病人体内葡萄糖不能利用，蛋白质和脂肪消耗增多，引起乏力、体重减轻。

1 型糖尿病患者起病较急，病情较重，症状比较明显或严重，有的病人甚至以糖尿病酮症酸中毒并昏迷作为首发症状而就诊。

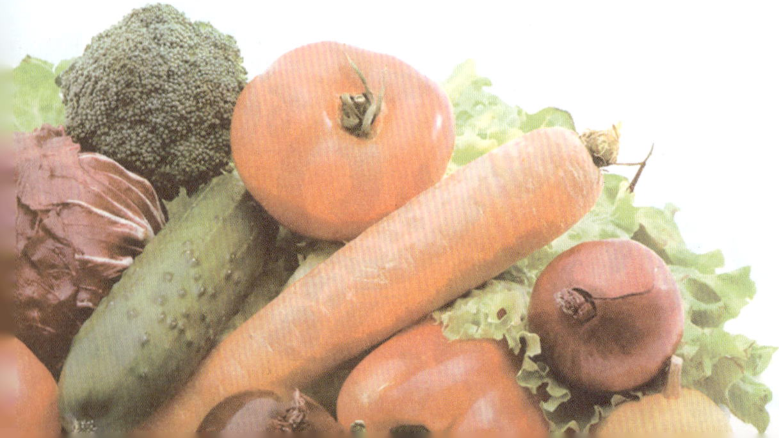

2 型糖尿病患者起病缓慢，病情相对较轻，“三多一少”的症状不典型，仅表现为某些不明显的症状如乏力、口渴，甚至无任何症状，只是在检查时发现血糖高，有的病人在糖尿病早期还可出现餐后反应性低血糖。

◎易患糖尿病的高危人群

1．有糖尿病家族史的人群；

2．曾患过妊娠糖尿病的人群以及有巨大胎儿、畸形胎儿等异常分娩史的人群；

3．患有高血压、高血脂、高尿酸、高胰岛素血症和血液高黏稠度等症的人群；

4．长期吸烟人群；

5．工作高度紧张，心理负担过重人群；

6．轻体力劳动者，特别是长期高热量摄入、缺乏运动的人群；

7．肥胖或超重者，尤其是腹型肥胖人群；

8．40岁以上的中老年人；

9．长期使用一些特殊药物如糖皮质激素、利尿剂的人群；

10．曾被诊断为前期糖尿病人群，即空腹血糖受损或糖耐量减低人群。

糖尿病的危害

◎急性酮症酸中毒

当血糖过高时，容易导致急性酮症酸中毒、高血糖高渗透性非酮症性昏迷；前者常常发生在1型糖尿病患者身上，后者则常发生在2型糖尿病患者身上。

◎糖尿病心血管病变

心血管并发症是引起糖尿病病人死亡的首要病因。流行病学显示，糖尿病并发冠心病较同年龄、同性别的非糖尿病人群高4倍左右，死亡率高5～6倍。

◎糖尿病视网膜病变

长期的高血糖则可导致患者严重的眼底病变，即糖尿病视网膜病变。眼底病变轻者可无任何不适，重者则可失明。糖尿病是发达国家致盲的第一病因。

◎糖尿病肾病

糖尿病肾病是威胁糖尿病病人的严重并发症，可导致肾衰竭，发生尿毒症，是糖尿病病人死亡的主要原因之一。

◎糖尿病性神经病变

糖尿病可引起神经病变。最常见的是对称性远端为主的麻木和感觉异常，感觉减退。部分患者可以出现痛性神经病，即顽固神经痛，一般以下肢最为严重。糖尿病亦会引起自主神经病变，可以影响到多个系统，如消化道、泌尿生殖系统、心血管系统等。严重的心血管自主神经病变的患者甚至可以发生猝死。

◎糖尿病病足

糖尿病病足是糖尿病最严重的慢性并发症之一，是由神经病变、血管病变和感染所引发的组织坏死、溃疡和坏疽，严重者可导致截肢。

◎妊娠期糖尿病的危害

妊娠期糖尿病对妊娠过程以及胎儿健康都有一定的影响，控制不好会造成流产、羊水过多、产科感染、畸形胎以及巨大胎、新生儿低血糖、死胎等严重后果。

◎影响儿童生长发育

儿童糖尿病绝大多数属于2型糖尿病，很容易出现酮症酸中毒等并发症，治疗不及时，将危及患儿的生命。另外，糖尿病如控制不好，也会给孩子的生长发育带来不良影响。

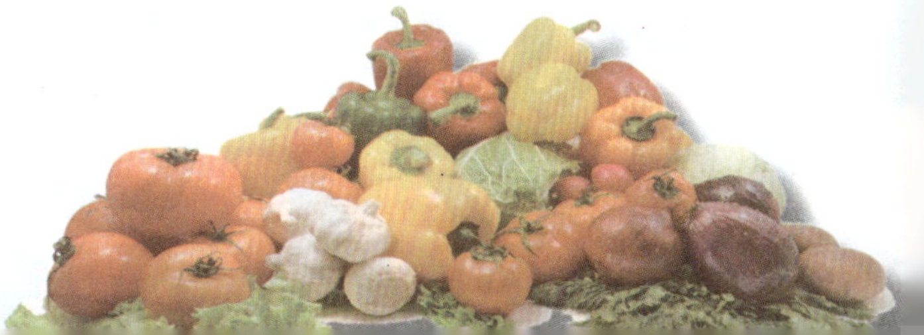

糖尿病的四种类型

◎ 1 型糖尿病

1 型糖尿病曾被称为“胰岛素依赖型糖尿病”，1 型糖尿病是指胰岛功能丧失，必须注射胰岛素才能控制高血糖。这些病人体内胰岛素低于正常值，一般在4μu/mL以下，属胰岛素绝对缺乏，必须补充胰岛素才能控制病情；否则很容易发生酸中毒及其他并发症，故称之为“胰岛素依赖型糖尿病”。

◎ 2 型糖尿病

我国95%以上的糖尿病患者属于 2 型糖尿病患者。2 型糖尿病以往被称为“非胰岛素依赖型糖尿病”，与 1 型不同的是，这类病人多在成年发病，他们体内的胰岛素一般正常或稍高，也有偏低者，但总的来说胰岛素的缺乏是相对的，由于一些较为复杂的原因造成胰岛素的利用障碍而发生糖尿病。病人大多体型肥胖，对胰岛素治疗不敏感，血糖波动小，很少发生低血糖或酮症酸中毒。

◎特异性糖尿病

特异性糖尿病是指由于基因或其他疾病或用药不当所导致的糖尿病，包括胰腺疾病造成的糖尿病、内分泌疾病引起的糖尿病、各类遗传疾病并发的糖尿病以及药物导致的疾病，等等。

◎妊娠糖尿病

妊娠糖尿病，即怀孕期间诊断的和怀孕期间所得的糖尿病，生完孩子以后，大部分病人血糖恢复正常，若持续异常，则需要利用饮食来控制，运动来调整，必要时使用胰岛素来治疗。

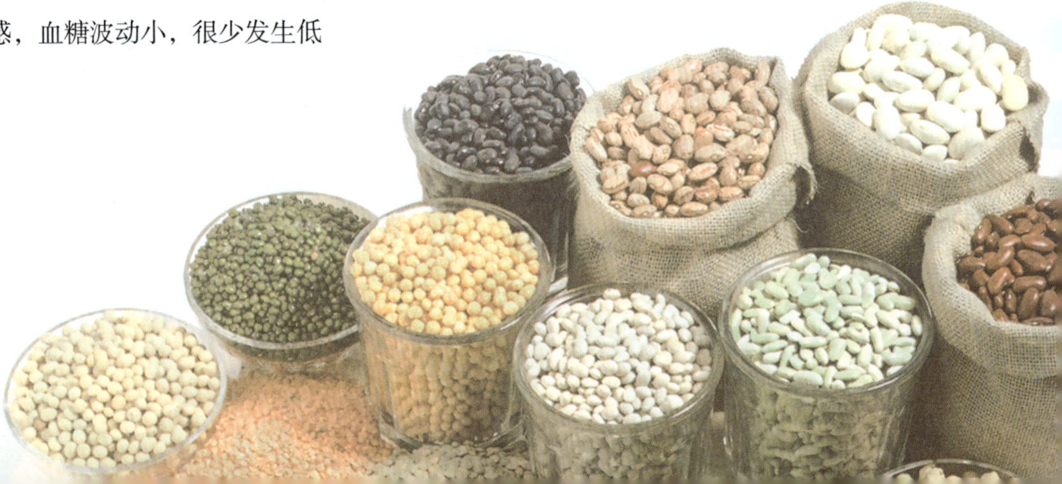

糖尿病的防治方法

◎糖尿病患者的治疗方案

治疗目标：长寿和健康。

治疗指标：1．血糖　2．糖化血红蛋白
3．血压　4．血脂　5．体重

治疗措施：1．口服降糖药　2．胰岛素治疗
3．中医疗法　4．饮食治疗
5．运动治疗　6．心理治疗

◎糖尿病患者的日常护理

1．糖尿病病人应戒烟戒酒，吸烟导致心脑血管疾病，饮酒不利于控制血糖。

2．糖尿病病人应定期检查血糖、血脂、血压，以便于病情控制。

3．根据自身的病情，制定相应的饮食方案，控制热量及糖分的摄入。

4．糖尿病病人应注意休息，按时起居。

5．每周按时测量体重，作为计算饮食和观察疗效的依据。

6．坚持适当运动是控制血糖的重要手段，可采取适合自己的运动方式。老年肥胖病人早起床后可轻度活动。注射胰岛素的老年人，应避免空腹时进行剧烈运动，以免发生低血糖。

7．特别注意保护双脚。应选择保暖、透气、柔软、合脚的鞋、袜，预防糖尿病病足症。

8．服用降糖药物和应用胰岛素的糖尿病患者，应随身携带含糖食物，以便出现低血糖症状时能尽快服用，以稳定病情，然后立刻看医生。

9．随身携带一张卡片，表示自己是糖尿病患者，卡上注明自己病情的轻重、治疗方法、姓名、地址、电话及医生的姓名和电话等。

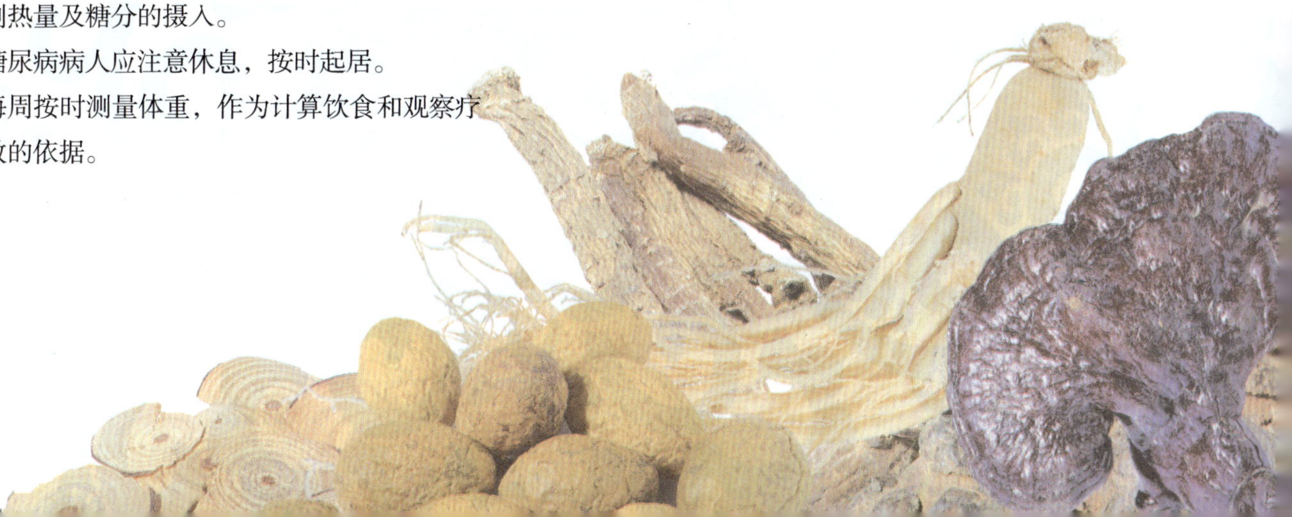

饮食疗法的要点

◎控制总热量

首先强调对每天总热量的限制，如一个中等活动量的成年人，平均每日每千克体重需热量25千卡。热量标准具体要视每个病人的情况和活动量来灵活掌握，对劳动强度大、处于成长期的青少年、孕妇、乳母或并发有其他消耗性疾病的人，应适当提高热量的摄入；而对超重和肥胖的人，则应减少热量才能达到治疗的目的。

◎三大营养物质比例要合理

糖尿病患者实际上与健康人一样，摄入的主要三大营养物质（脂肪、蛋白质和碳水化合物）比例要合理，否则将不利于控制血糖，甚至导致高血脂。一般在总热量中脂肪占25%~35%，蛋白质占10%~20%，碳水化合物占55%~60%。

◎坚持少量多餐，定时定量定餐

进食的时间和餐次与糖尿病的治疗密切相关。

未用任何药物、单纯饮食治疗的患者，建议一日三餐或多餐，定时定量。

对用胰岛素或口服降糖药者，则要确保准时进餐。除 3 次正餐外，在药物作用最强的时间，还可以有 2 ~ 3 次加餐。加餐时间可放在上午 9 ~10时、下午 3 ~ 4 时及晚睡前半小时。

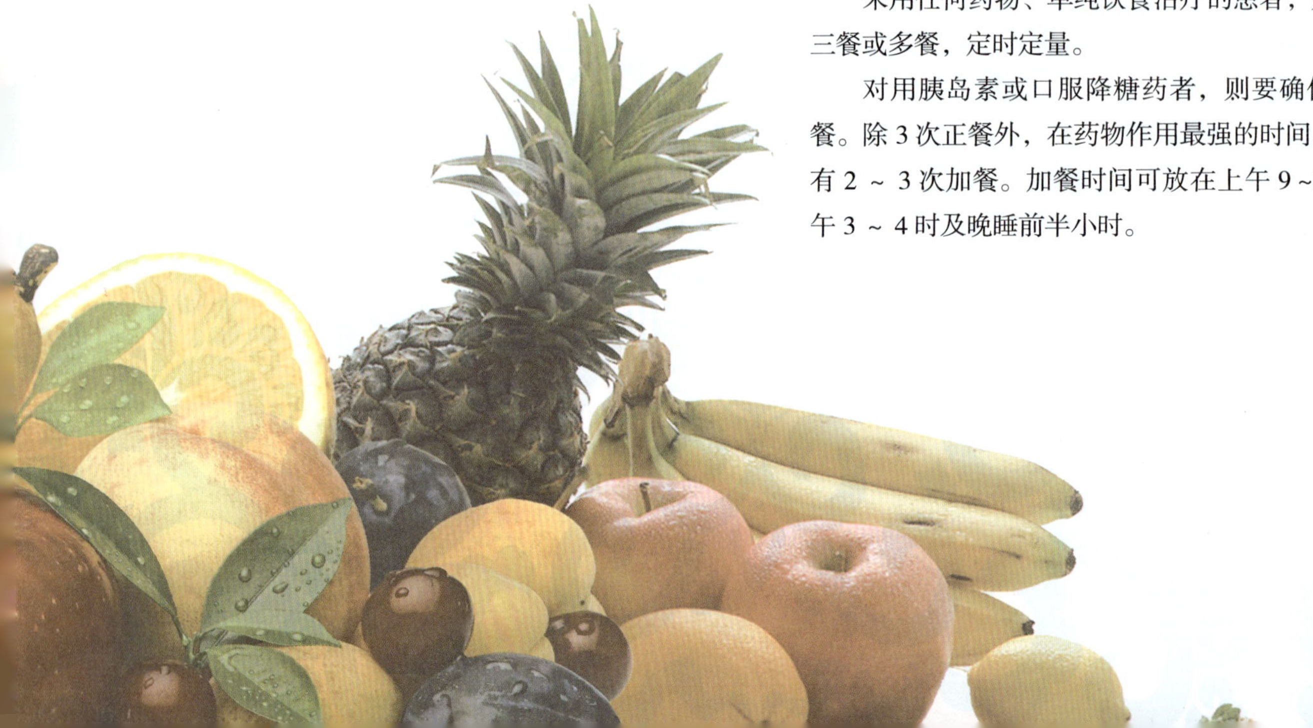

饮食疗法的要点

◎根据饮食新疗法订一份新菜单

三餐粗、细粮搭配，主、副食搭配：既有含碳水化合物、膳食纤维的食物，也有含脂肪和蛋白质的食物。

◎食用低脂食物

低脂食物帮助胰岛素增强功能。高脂血症，尤其是高三酰甘油血症可以损害胰岛分泌胰岛素的功能。

◎摄取复合碳水化合物

复合碳水化合物包含的糖分是以串联方式结合的，在消化过程中，这些糖分会缓慢分解，并且一点点地进入血液中，而非一次性大量涌入。这种缓慢分解的方式，可使身体依赖这些天然糖分补充消耗的能量。

◎食用富含纤维的食物

纤维可以使糖分的吸收维持缓慢而稳定的状态；可降低胆固醇含量，减缓糖的吸收，提升胰岛素作用；纤维能产生饱腹感，还含有丰富的维生素及矿物质。

◎摄取适量蛋白质

蛋白质的总摄取量应占总热量的12%~20%。每1克蛋白质相当于4卡热量。植物蛋白质应与动物蛋白结合食用。

◎避免食用的食品

动物脂肪及内脏、含咖啡因食物、香烟和酒等。

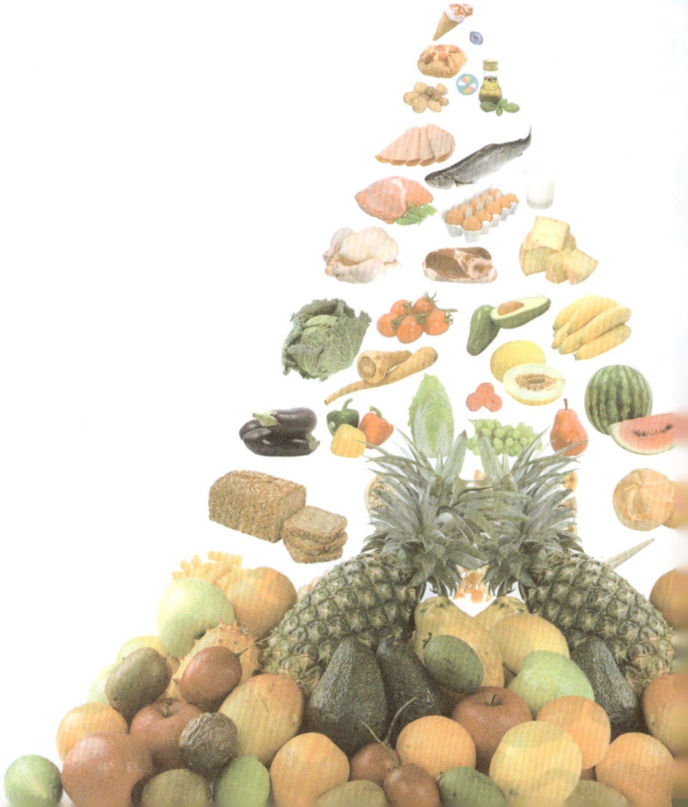

因病因人而施的营养配餐

糖尿病饮食治疗方案是根据患者的年龄、体重、血糖和血脂水平、胰腺功能、肝肾功能及是否有其他疾病等多种因素来制定的。合理的饮食可以减轻和延缓糖尿病并发症的发生和发展。

老年糖尿病患者的配餐

◎视病情轻重制订节食方案

轻型病人往往肥胖，适当节制饮食来治疗。采取低热量饮食，如饥饿感强烈，可选食含糖量少的蔬菜充饥。中型和重型病人在药疗的同时，也要注意节制饮食。应按医生的规定，进食的量和时间要相对固定，宜少食多餐。

◎禁止食用含糖量高的甜食

糖和甜食，应尽量不吃。水果要视病情而定，病情不稳定或严重时不吃；控制得较好时，可少量吃；血糖明显增高时，最好不吃。烟、酒等辛辣刺激之品也应停用。

◎坚持低糖、低脂、正常蛋白质的饮食原则

清淡饮食为主，以谷为养，果菜为充，肉类益之，既可满足各种营养供应，又可保持大便通畅，但清淡不等于吃素。

◎要少食多餐

在睡前、起床后或两餐间，老年人可适当吃少许食物。一般每日可安排五餐，每餐的量不宜太多，餐间不吃零食，特别是甜食，以免影响食欲，导致消化功能紊乱。

◎摸索出进餐与血糖、尿糖变化的规律

求得病情的稳定，维持和恢复胰岛功能。

◎食物要新鲜，水分要充足

腐烂变质的鱼、肉食品均不宜食用。老年人常吃些汤、羹、菜泥之类的食物，既补充了水分，又有利于消化。

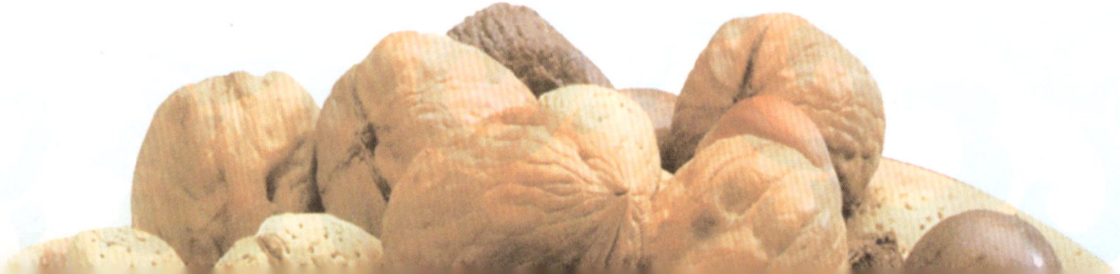

因病因人而施的营养配餐

[小贴士]

普通老年糖尿病患者每天摄入食物的量应该是：

主食（碳水化合物）供应量250~300克（5～6两），副食中蛋白质30~40克，脂肪5克左右。

肥胖糖尿病患者每日主食控制在150~250克(3～5两)，脂肪25克，蛋白质30~60克，此为低糖、低脂、正常蛋白饮食。

长期患消耗性疾病的糖尿病患者适于高蛋白饮食，每日主副食蛋白质总量不低于10克。

注射胰岛素的患者，主食可放宽到250~400克（5～8两)，其他副食酌情供给。

儿童糖尿病患者的配餐

◎总热量适当

儿童处于生长发育期，饮食量、胰岛素量和活动量三者之间应维持平衡，需给予十分充足的营养，应按照年龄、性别、身高、体重以及活动量大小等来决定所需总热量。

◎合理限制碳水化合物的量

由于多数人注射胰岛素治疗糖尿病，故碳水化合物不必过于限制，但仍应适当限制单糖和双糖等精制糖的摄入，可适当摄入部分粗粮。

◎脂肪量不宜过多

尤其要控制动物脂肪的摄入，以植物油为宜。对于肥胖的2型糖尿病儿童，应在保证营养需要的基础上给予减轻体重、限制高脂肪饮食等治疗措施。

◎足够的蛋白质

儿童正在发育成长，蛋白质一定要足够，越小的儿童蛋白质相对需要量越多，多选用乳、蛋、肉、禽、牛奶等优质蛋白质。

◎膳食纤维应丰富

适当增加富含膳食纤维的食品，可延缓食物的消化与吸收。豆类、果类、麦麸等都有助于治疗，蔬菜宜用含糖量少的白菜、菠菜、油菜、西红柿、芹菜、黄瓜等。

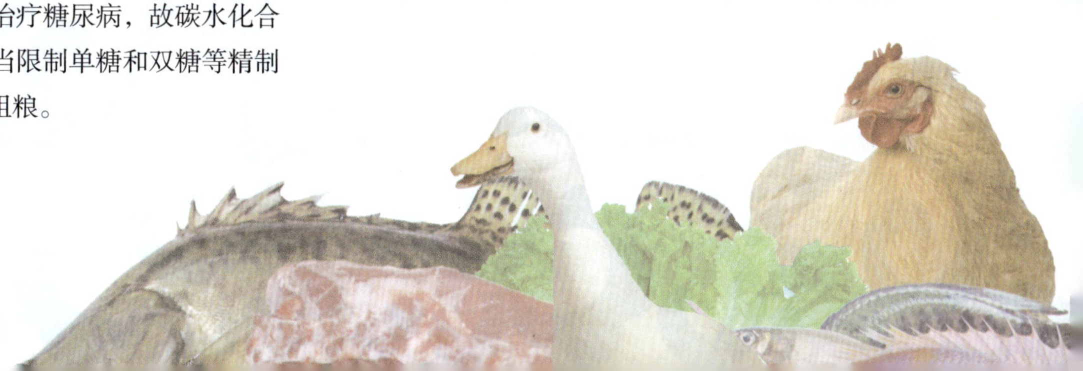

因病因人而施的营养配餐

◎维生素、微量元素和矿物质要充足

糖尿病患者水溶性维生素及矿物质钾、镁、锌、铬等的需要量都有所增加。缺锌时可致胰岛素分泌减少。

◎餐次安排要合理

为了防止低血糖和保持血糖稳定，饮食一要注意定时定量，每日应进食 5 ~ 6 餐，3 餐正餐、2 ~ 3 次加餐。从正餐中匀出少部分主食作为加餐用，以防止低血糖的发生及血糖的过度波动。全日热量可分为3次主餐和 3 次点心，早餐和午餐各占总热量的25%，晚餐占总热量的30%，3 餐间 2 次点心各占总热量的5%，睡前点心占总热量10%，每日应定时定量进餐。

◎合理控制总热能

妊娠期糖尿病患者的进食量不应像其他类型糖尿病患者那样严格，可适当放宽，既要控制血糖，又要照顾到胎儿的营养需求，还要避免热能控制过于严格而造成饥饿性酮症。一般可在其他类型糖尿病饮食控制的基础上加20% ~ 30%。

◎碳水化合物

应避免精制糖的摄入，保证碳水化合物的摄入，过低则不利于胎儿生长。碳水化合物应以五谷、根茎及豆类为主要来源。

◎蛋白质

妊娠时蛋白质量一定要满足，因为蛋白质不仅是维持子宫和胎盘正常发育的重要营养物质，而且对胎儿的正常发育也非常重要。食物中蛋白质的最好来源是牛奶、乳制品、禽蛋、鱼和豆制品。

◎脂肪

应尽可能适量摄入，占总热能的30%以下，特别是应适量摄入硬果类食品。

◎膳食纤维

有助于降低过高的餐后血糖，可适量增加其在膳食中的比例。

◎矿物质

铁：妊娠妇女需要更多补充铁，而胎儿也需要在肝脏内储存更多的铁，以备自身造血用。妊娠妇女需多吃一些含铁高的食物，如动物的肝脏，以补充造血物质。

钙：每天应该保证1200毫克钙的补充，因为钙对胎儿骨骼的发育非常重要，牛奶是钙的主要来源。

◎维生素

维生素D：妊娠期需要量增加，有条件的可饮用加入维生素D的牛奶。

叶酸：妊娠期需要量比平时增加2倍，因此应多吃一些含叶酸较多而对血糖影响较小的食物。

◎餐次安排

应少量多餐，每日5～6餐，定时定量进食能够有效控制血糖。加餐时间放在下午3～4时和睡前为宜。

肥胖型糖尿病患者的配餐

◎控制总热量

在病情稳定的情况下，应严格限制每日的热量供应，使之低于消耗量，总热量负平衡，以利于减肥。但营养素要平衡，即碳水化合物、蛋白质、脂肪的摄入要合理、要平衡，保证机体需要。

◎蛋白质的供给

饮食中蛋白质的含量不要过分限制，按占总热量的20%左右供给，但也不可过高，以免增加肾脏负担。尽量选用精瘦肉、蛋、乳、豆制品等。

◎限制脂肪摄入

饮食中脂肪量要适当降低，以促进体脂消耗。忌用脂肪含量高的食物，包括花生、核桃、瓜子等坚果类。烹调方法以蒸、煮、炖、拌等少油方式为宜，忌煎、炸等烹调方法。

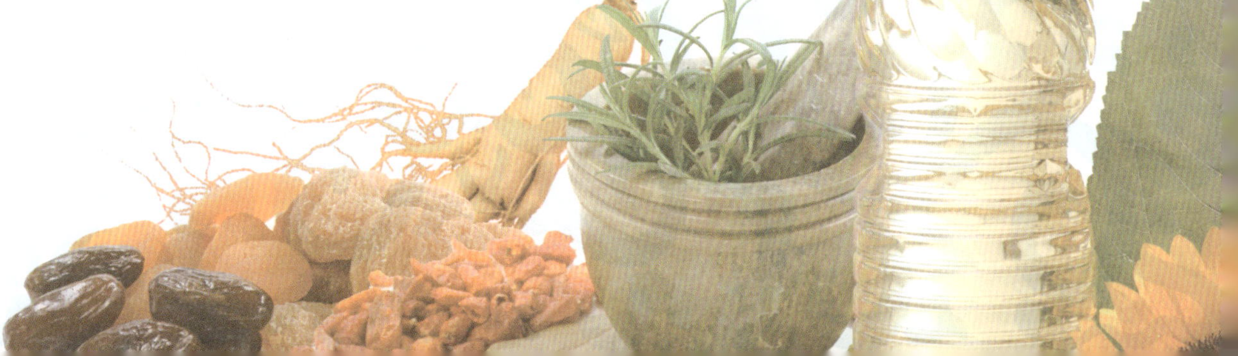

因病因人而施的营养配餐

◎供给充足的维生素和矿物质

由于饮食总量受限，各种营养素的摄入也相应减少。为此，应尽量选用富含矿物质、维生素的新鲜蔬菜，必要时补充维生素制剂。

消瘦型糖尿病患者的配餐

◎增加热能摄入量

为保证消瘦型糖尿病患者生命活动所需要的营养，达到标准体重，增强抗病能力，应给予足够的热量。

◎供给充足的蛋白质

消瘦型糖尿病患者糖原储备少，蛋白质分解、代谢增强，较易出现负氮平衡，为补充损耗，可酌情增加蛋白质的供给量。

◎限制脂肪摄入量

脂肪供给热能较多，但由于消瘦型糖尿病患者常伴有脂质代谢紊乱，脂肪氧化不完全，易产生酮体，出现酮症酸中毒，故应当限制脂肪的摄入量，烹调应选择植物油。

◎补充充足的维生素和矿物质

应注意补充维生素A、B族维生素、维生素D、维生素C、维生素K及矿物质中的铁、钙。动物类食品与植物类食品同时选用，可促进铁的吸收利用。

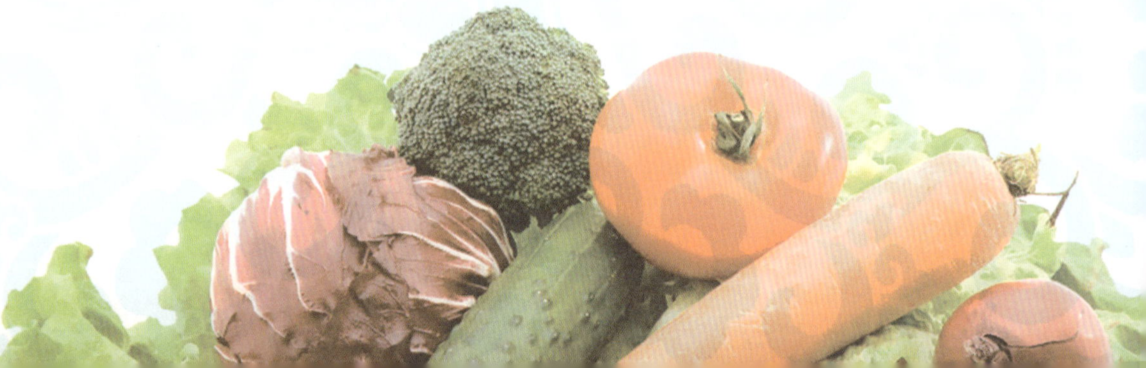

杂粮篇

吃饱吃好　杂粮保健康

治疗糖尿病最基本、最重要的一个环节是饮食治疗。但过于严格地节制饮食，常常使一些患者因不能耐受饥饿而中断，从而前功尽弃。因此，饮食治疗的关键在于饮食控制，选择糖尿病患者理想的饮食，使其既能保持衡定热量，无需忍受饥饿；又能有效控制血糖。适当地食用五谷杂粮是饮食控制的第一步。

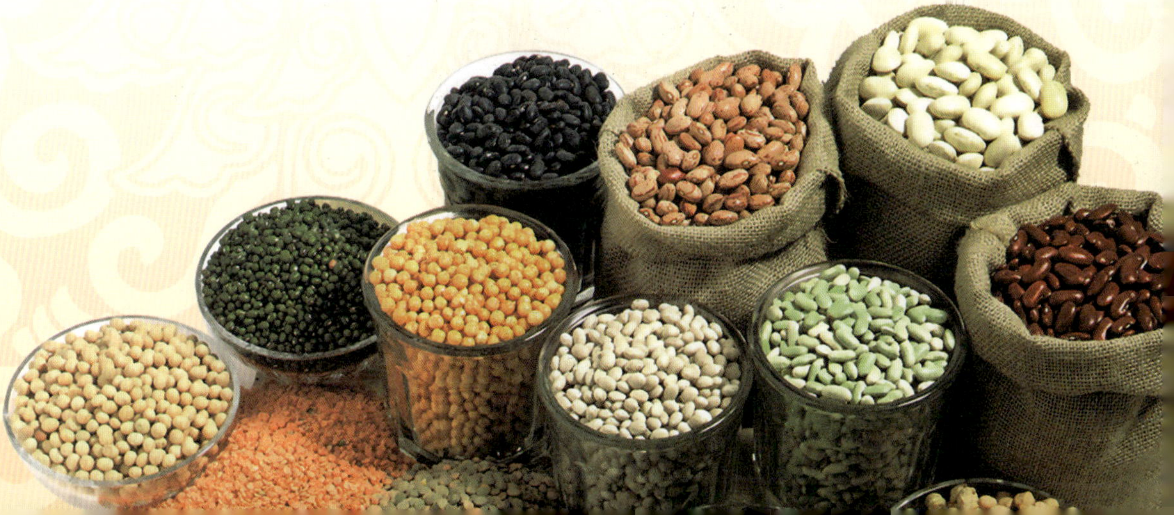

荞麦 保肝护肾，增强免疫力

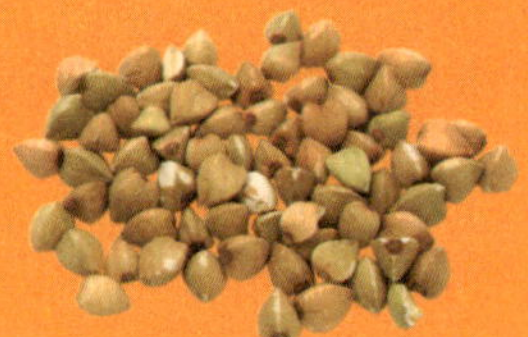

营养成分

◎ 蛋白质9.3克/百克，脂肪2.3克/百克，膳食纤维6.5克/百克。

◎ 含有大多数禾谷类粮食所没有的维生素P、叶绿素、有机酸。

◎ 含有丰富的无机元素钙、磷、铁、铜、锌、硒、硼、碘、镍、钴等。

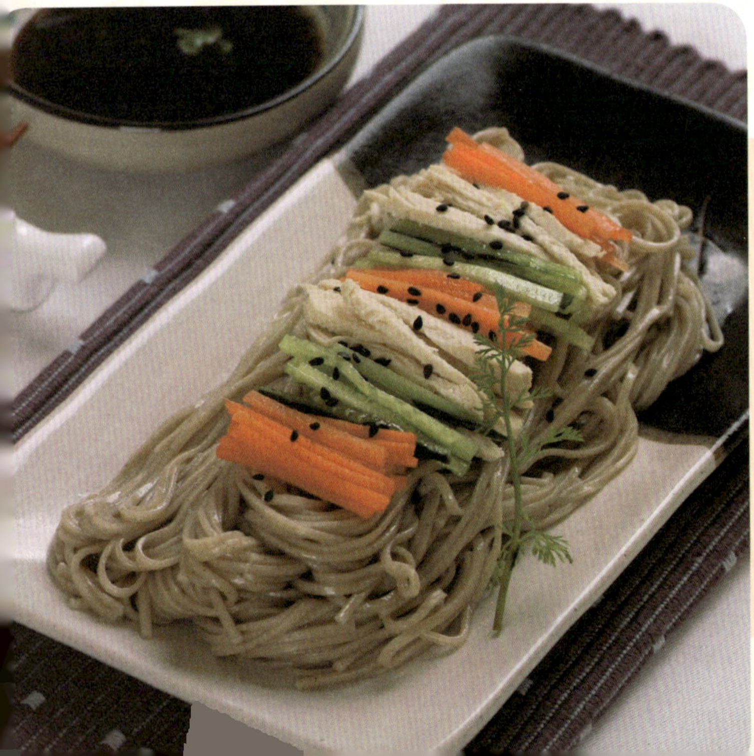

功 效 荞麦性寒，味甘、平，无毒。含有多种黄酮类物质，对高血压、毛细血管脆弱性出血、中风、视网膜出血、肺出血等症有良好作用。荞麦有保肝护肾和增强人体免疫力的作用，也有提高智力、降低胆固醇、保护心脑血管等作用。新近发现苦荞麦中含有荞麦糖醇，能调节胰岛素活性，具有降糖作用。

食用宜忌 一般人群均可食用。

宜 适合食欲不振、肠胃积滞、慢性泄泻者食用。尤其适合糖尿病患者食用。

忌 脾胃虚寒、消化功能不佳、敏感体质者慎食。

凉拌荞麦面 推荐食谱

原料： 荞麦面条200克，鸡胸肉80克，胡萝卜、黄瓜各少许，葱、姜、料酒、盐、酱油、醋、味精适量。

做法：

1. 将胡萝卜用水焯一下，捞出后切丝备用；黄瓜洗净切丝备用。
2. 锅内加水烧沸，放入葱、姜、料酒，放入鸡胸肉煮熟，放凉后切丝备用。
3. 锅内加水烧开，下入荞麦面，煮熟，捞出过凉水，沥去水分备用。
4. 将处理好的胡萝卜、黄瓜、鸡胸肉和荞麦面置入盘中，加入盐、酱油、醋、味精调味拌匀，可视口味加少许辣椒油。

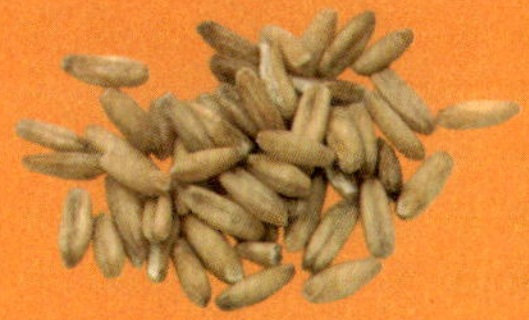

燕麦

预防心脑血管疾病的发生

功 效 燕麦即我国的莜麦，营养价值非常高。含有高质量的膳食纤维，能辅助治疗糖尿病、便秘、静脉曲张、静脉炎等疾病。燕麦可降低胆固醇，有助于预防糖尿病及心脑血管疾病。

食用宜忌 一般人群均可食用。

宜 特别适合催乳期产妇、婴幼儿、老年人食用。适合脂肪肝、糖尿病、高血压、高血脂、习惯性便秘患者食用。

忌 体质虚寒者忌食。燕麦不易消化，一般人同样不宜多食。

营养成分

◎ 蛋白质15.0克/百克，脂肪6.7克/百克，膳食纤维5.3克/百克。

◎ 必需脂肪酸的含量非常丰富，亚油酸占脂肪酸的1/3以上。

◎ 维生素和矿物质含量丰富。

肉末麦片 推荐食谱

原料： 燕麦片150克，猪瘦肉50克，鸡蛋1个，葱末少许，盐、味精、胡椒粉、料酒、水淀粉适量。

做法：

1. 将猪瘦肉剁成泥，调入料酒、盐、蛋液、水淀粉用力搅成肉糊状。
2. 将燕麦片置水中浸泡，捞出后下入锅中，加水用文火煮成粥状，徐徐调入猪肉末，加入盐、胡椒粉、味精调味，再撒上葱末即可。

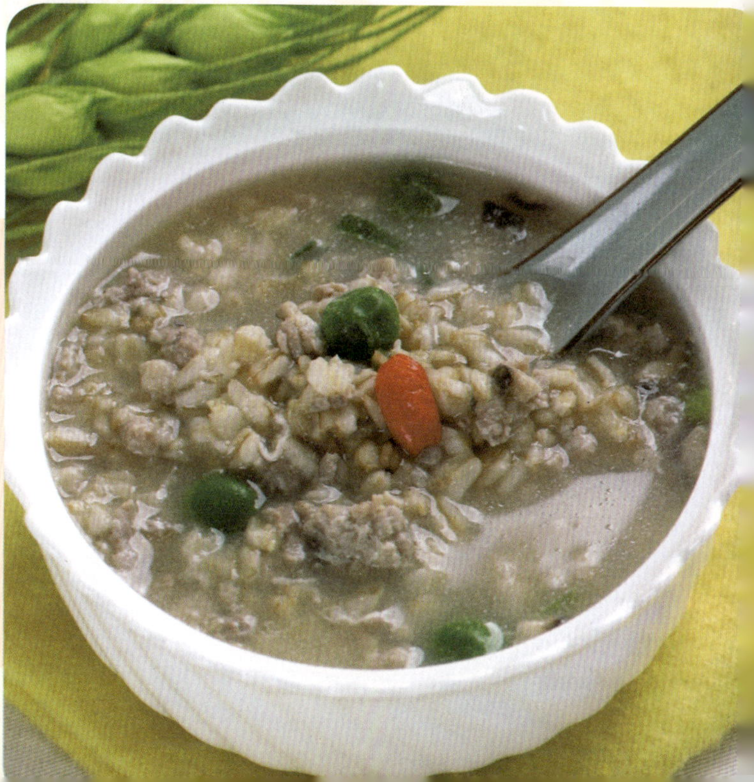

麦麸 补充B族维生素

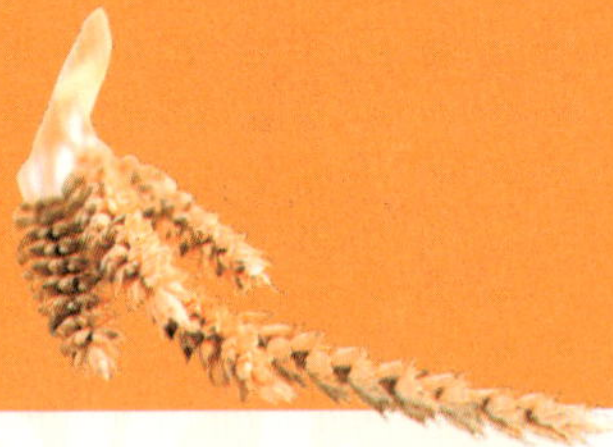

营养成分

◎ 蛋白质15.8克/百克，脂肪4.0克/百克，膳食纤维6.0克/百克。

◎ 大量的膳食纤维，可提高食物中的纤维成分。

◎ 丰富的B族维生素。

功效 麦麸有润大便、除黄疸的功效。麦麸含有较高的纤维成分，可以促进脂肪和氮的排泄，有降低血清胆固醇、减慢动脉粥样硬化形成的功效。多食麦麸有助于预防和治疗心脑血管疾病及部分癌症。

食用宜忌 一般人群均可食用。

宜 适合糖尿病患者、便秘、痔疮患者食用。

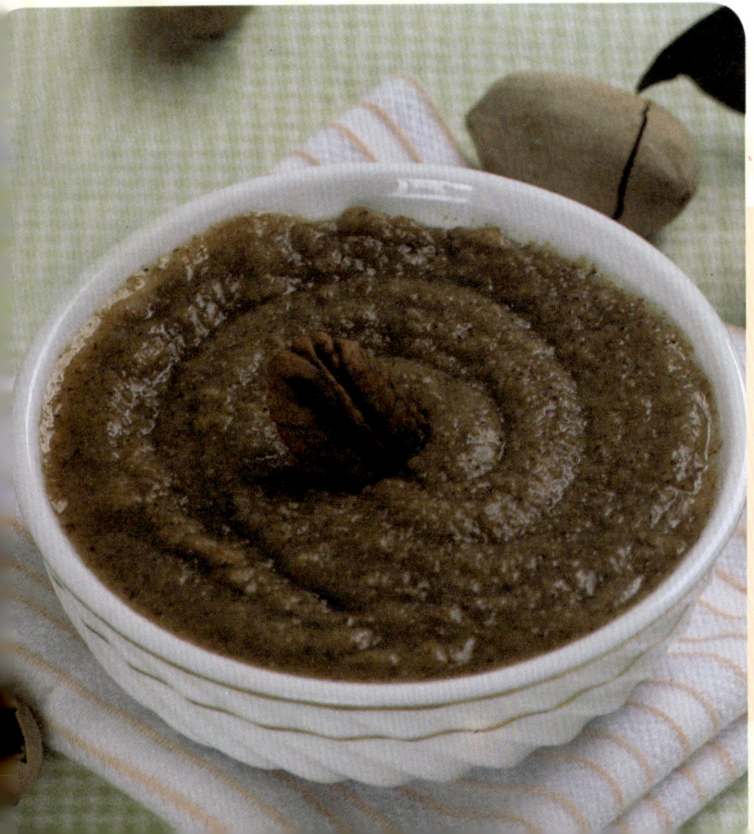

麦麸核桃糊 推荐食谱

原料： 麦麸100克，核桃仁50克。

做法：

1. 将核桃仁洗净，晒干或烘干，研成细末。
2. 将麦麸晒干后入锅，微火炒熟，待炒出香味后停火，趁热研成细末，反复过筛，收集后放入容器，加入核桃仁细末，充分拌和均匀，收贮，备用。
3. 服用时可用沸水冲泡，搅拌均匀即可。

功效： 对肛裂伴有便秘者尤为适用。

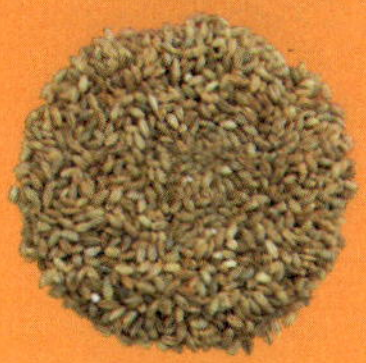

青稞

提高机体防御功能

功效 青稞补中益气。对脾胃气虚、四肢无力、大便稀溏等症有良好功效。青稞中含有丰富的β－葡聚糖，可通过减少肠道黏膜与致癌物质的接触来预防结肠癌；可通过阻碍血脂和胆固醇在人体内的合成来预防心血管疾病，并能控制血糖，防治糖尿病。青稞还具有提高机体防御功能、调节生理节律的作用。

营养成分

◎ 丰富的蛋白质、膳食纤维。

◎ 世界上麦类作物中含β－葡聚糖最高的农作物，每百克β－葡聚糖含量6克左右。

◎ 维生素B_1、维生素B_2、烟酸等丰富的维生素以及钙、磷、铁、铜、锌等微量元素。

食用宜忌 一般人群均适合食用。

青稞比萨 推荐食谱

原料： 青稞粉80克，白面粉80克，无糖脱脂奶酪1块，火腿肠、虾仁、青红椒、黑橄榄、圣女果、番茄沙司少许，干酵母、橄榄油、盐适量。

做法：

1. 将干酵母用温水冲开，加入生青稞粉与白面拌匀，调入适量橄榄油和盐，和成面团，并将面团滚圆后封上保鲜膜发酵约60分钟。
2. 将奶酪刨成小块，火腿肠切薄片，虾仁洗净备用；青红椒、黑橄榄、圣女果切成小块备用。
3. 将发酵好的面团擀成圆面皮，用手指将边缘1厘米左右的位置压厚。将面饼放入烤盘中，抹一层番茄沙司，撒入无糖脱脂奶酪的1/3，再放入准备好的火腿肠、虾仁、青红椒、黑橄榄、圣女果。然后将剩余的奶酪撒在表面。
4. 将比萨生坯放入烤箱，200℃烤制8分钟左右即可。

提示： 比萨含有较高热量，糖尿病患者应根据自身膳食交换比例严格控制食用量。

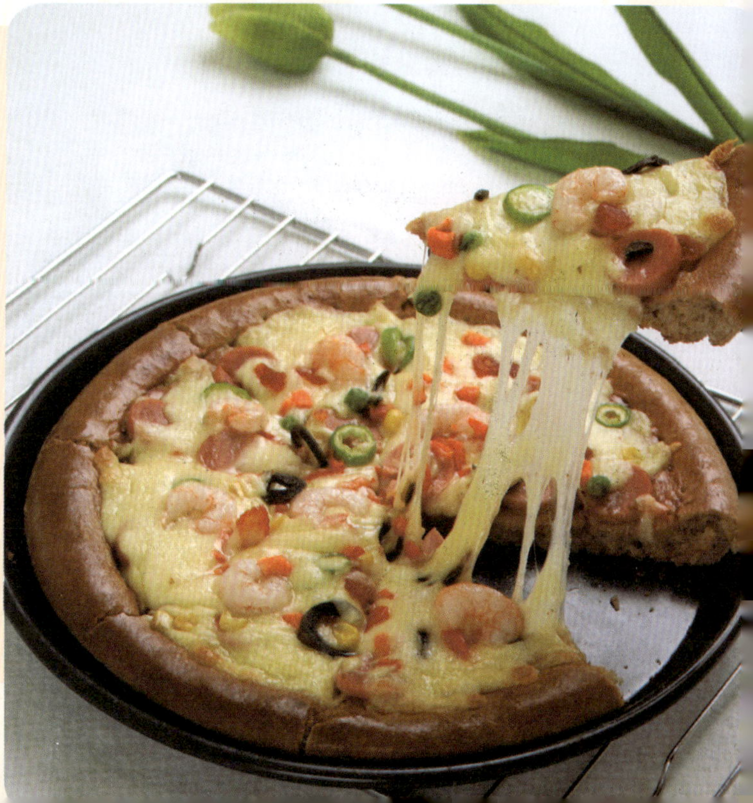

黑米 适合糖尿病患者作为主食

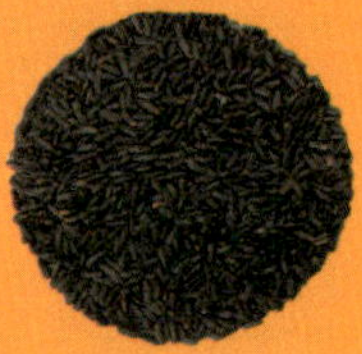

营养成分

◎ 所含锰、锌、铜等矿物质比大米高1~3倍。

◎ 所含维生素C、叶绿素、花青素、胡萝卜素及强心苷等特殊成分。

功效 黑米有滋阴补肾、健脾暖肝、补益脾胃、益气活血、养肝明目等功效。黑米中含膳食纤维较多，淀粉消化比较慢，血糖指数仅有55（白米饭为87）。因此，黑米适合糖尿病患者作为主食。

食用宜忌 一般人群均可食用。

宜 适合糖尿病患者食用。适合产后虚弱、贫血、肾虚、须发早白者食用。

忌 脾胃虚弱的儿童和老年人不宜食用。黑米不易煮烂，消化不良的人不要吃未煮烂的黑米。病后消化能力弱的人不宜急于吃黑米，可吃些紫米来调养。

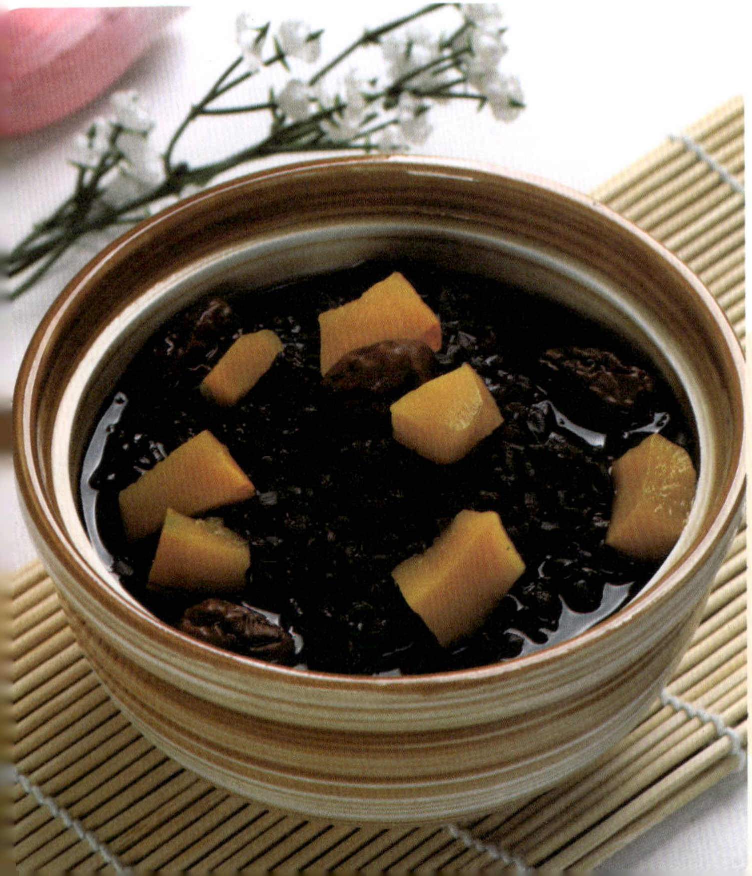

南瓜黑米粥 推荐食谱

原料： 南瓜50克，黑米100克，大枣2颗。

做法：

1. 将南瓜洗净切开，取出种子，切片。将黑米、大枣洗净备用。
2. 将黑米、南瓜、大枣一起放入锅内，加水猛火煮沸，后改用文火，煮至米烂即可。

功效： 有滋阴补肾、明目聪耳的功效。

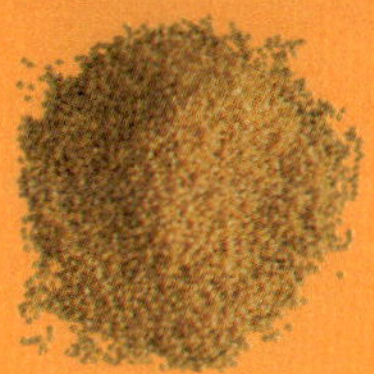

小米

健脾和胃，补虚益肾

功效 小米味甘，性凉。有健脾和胃、补虚益肾、除热解毒等功效。小米还具有防治消化不良，滋阴养血，防止胃反酸、呕吐的作用。小米中色氨酸含量为谷类之首，色氨酸有调节睡眠的作用，因此常食用小米粥，有助于安神助眠。

食用宜忌 一般人群均可食用。

宜 特别适合中老年人，产妇以及脾胃虚弱、贫血、高血压患者作为滋补品食用。

忌 小米性凉，体质虚寒、小便清长者少食。

营养成分

- 蛋白质9.0克/百克，脂肪3.1克/百克，膳食纤维1.6克/百克。
- 维生素B_1的含量位居粮食之首。
- 含有B族维生素、维生素A、维生素D、铁、钙等营养成分。

小米窝窝头 推荐食谱

原料： 小米面50克，玉米面50克，白面50克，干酵母适量。

做法：

1. 将三种面粉混合，干酵母溶于水，倒入面粉中。
2. 加适量水，揉匀成面团，待面团发酵到两倍大时，再揉匀，将面团分成小块，捏成窝头状。
3. 将窝头放入蒸锅，水开后中火蒸25分钟即可。

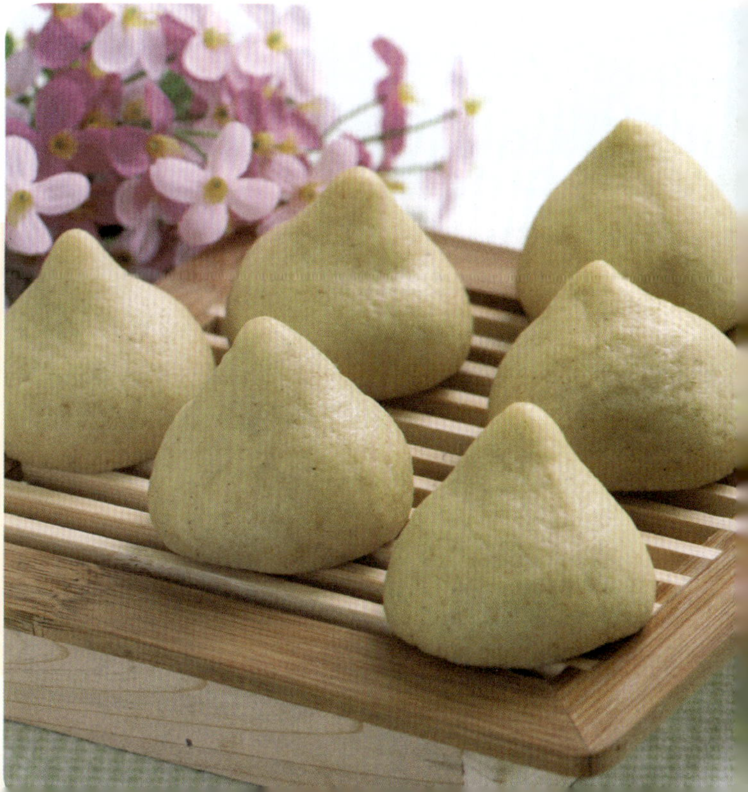

玉米 降低血液胆固醇浓度

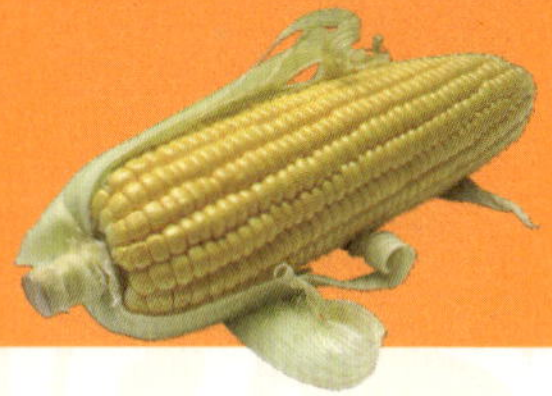

营养成分

◎ 蛋白质8.7克/百克，脂肪3.8克/百克，膳食纤维6.4克/百克。

◎ 含有维生素E、胡萝卜素、维生素B_1、维生素B_2、烟酸、钙、磷、铁等元素。

◎ 所含的脂肪为不饱和脂肪酸，其中50%为亚油酸，还含有胆固醇、卵磷脂。

功效 玉米性平、味甘。有开胃、健脾、除湿、利尿等作用。玉米中含有丰富的维生素E，有延缓细胞衰老和脑功能退化的作用。丰富的不饱和脂肪酸与玉米胚芽中的维生素E协同作用，可降低血液胆固醇浓度，防止胆固醇沉积于血管壁。能预防和辅助治疗冠心病、动脉粥样硬化、高脂血症及高血压等疾病。

食用宜忌 一般人群均可食用。

宜 尤其适合心血管疾病、肥胖症、脂肪肝、癌症、习惯性便秘、慢性肾炎水肿患者以及中老年人食用。

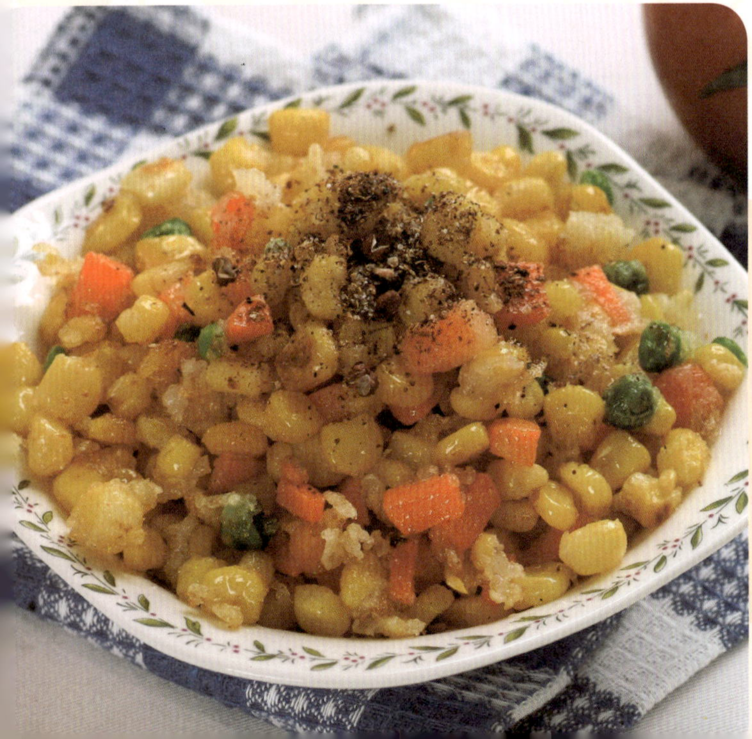

椒盐玉米 推荐食谱

原料： 玉米粒50克，鸡蛋1个，葱花、椒盐、生粉适量。

步骤：

1. 在玉米粒中加入鸡蛋清、生粉，搅匀。
2. 锅里放油，烧至七八成热时倒入搅好的玉米粒，炒至金黄。
3. 将椒盐撒在炒好的玉米上，再把葱花撒在上面即可。

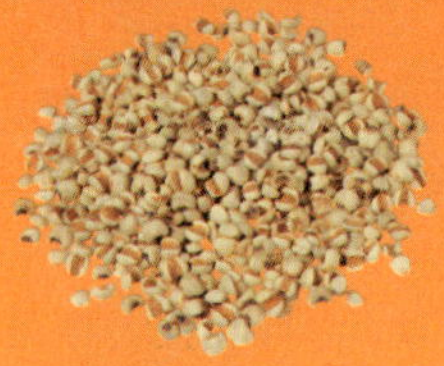

薏米

降压，利尿

功效 薏米性凉，味甘，有利水、健脾胃、清肺热、止泄泻等功效。薏米仁多糖，有显著的降糖作用。薏米仁油可促进细胞免疫和体液免疫，增强人体免疫力。薏米仁素有一定的降压作用，可预防心脑血管的动脉硬化，常服用薏米有助于预防心脑血管疾病。

营养成分

◎ 蛋白质12.8克/百克，脂肪3.3克/百克，膳食纤维2.0克/百克。

◎ 含有维生素B_1、维生素B_2、烟酸、钙、磷、铁等营养元素。

◎ 含有亮氨酸、精氨酸、赖氨酸、酪氨酸、脂肪酸、苡仁油、谷甾醇、生物碱等营养成分。

食用宜忌 一般人群均可食用。

宜 适合关节炎、急慢性肾源水肿、腹水、面浮肢肿等患者食用。

忌 孕妇及便秘者忌用；滑精、小便多者不宜食用。

薏米粥 推荐食谱

原料： 薏米50克，大米50克。

做法：

1. 薏米和大米淘洗干净，用冷水浸泡3~5小时，捞出，沥干水分。
2. 锅中加入冷水，放入薏米，用旺火烧沸，再煮10分钟左右。
3. 加入大米同煮，煮至薏米熟时即可。

功效： 有健脾除湿作用，适合脾胃虚弱、风湿性关节炎、水肿等疾病患者。

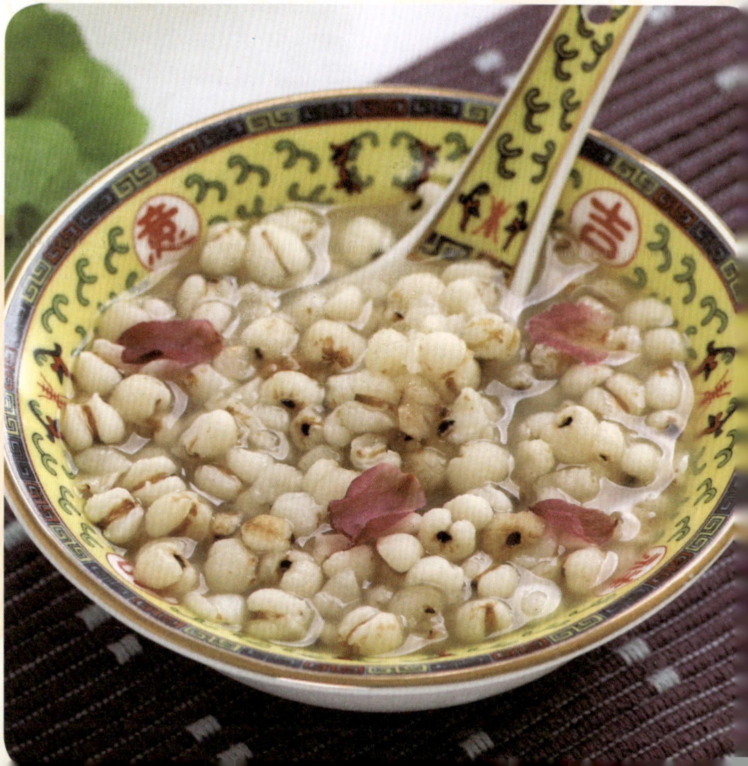

豇豆 促进胰岛素的分泌

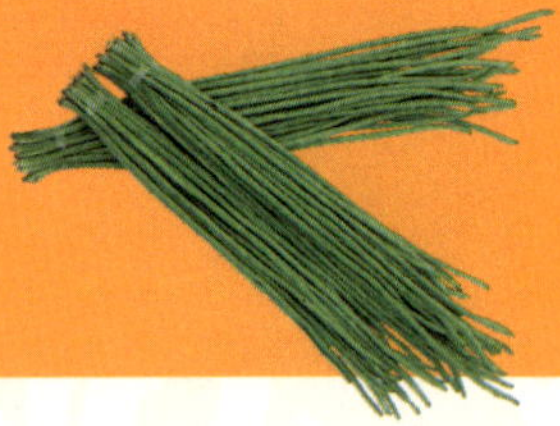

营养成分

◎ 易于吸收的优质蛋白质，丰富的膳食纤维。

◎ B族维生素和维生素C含量丰富。

◎ 钾、钙、铁、锌、锰等微量元素。

功效 豇豆味甘，性平。有健脾补肾、益气补中的功效。豇豆能中和体内酸碱值，有抗疲劳的作用。所含B族维生素能促进消化腺分泌和胃肠道蠕动，抑制胆碱酶活性，助消化，增进食欲。豇豆还含有丰富的磷脂，有促进胰岛素分泌、改善糖代谢的作用。因此，豇豆是糖尿病患者的理想食品。

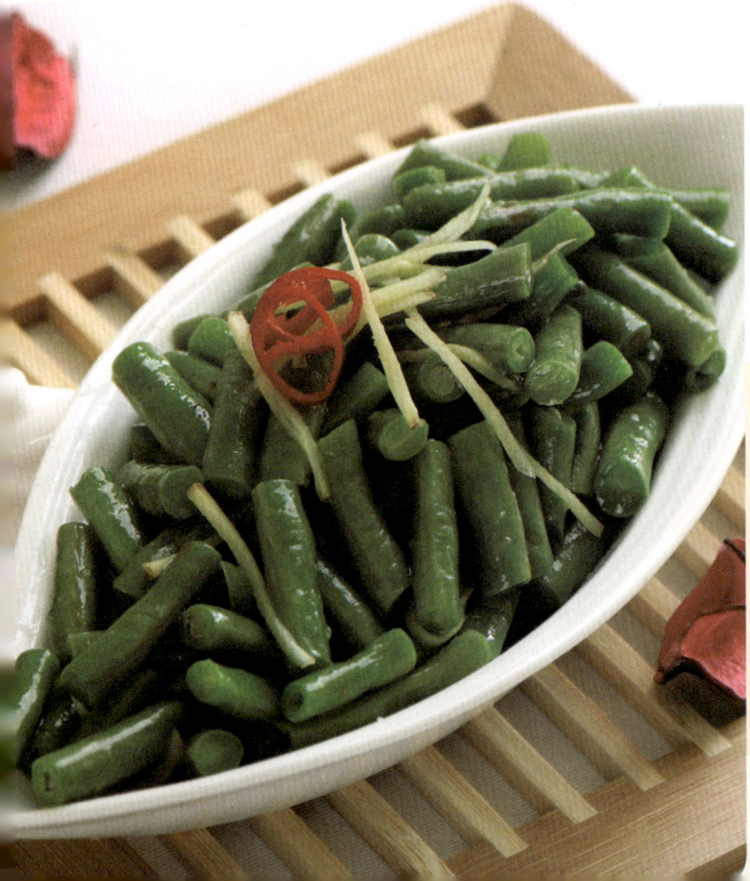

食用宜忌 一般人群均适宜食用。

宜 尤其适合糖尿病、肾虚、尿频、遗精及妇科功能性疾病患者食用。

忌 气滞便结者应慎食豇豆。豇豆不宜烹煮太久，以免营养流失。

凉拌豇豆 推荐食谱

原料： 豇豆100克，姜、盐、醋、香油、味精适量。

做法：

1. 将豇豆泡洗干净，切段。姜洗净，切丝。
2. 锅内加清水烧沸，倒入豇豆，煮5～8分钟，捞出沥干。
3. 将焯好的豇豆倒入盘中，加入姜丝，再加入盐、醋、香油、味精调味即可。

提示： 生的豇豆会引起中毒，因此，食用时一定要焯烫。

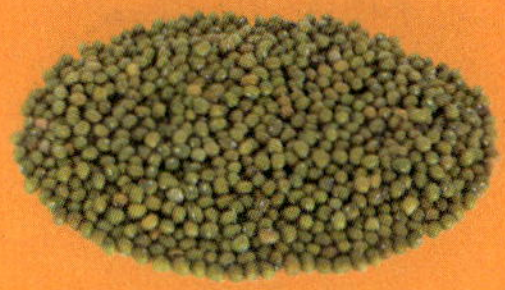

绿豆

降低血清胆固醇含量

功 效 绿豆性寒，味甘，有清热解毒、消暑除烦、止渴健胃、利水消肿的功效。绿豆中含有的植物甾醇结构与胆固醇相似，可与胆固醇竞争酯化酶，使之不能酯化，从而减少肠道对胆固醇的吸收，降低血清胆固醇含量。同时，绿豆还具有抗菌抑菌、祛暑解毒作用。

营养成分

◎ 蛋白质21.6克/百克，脂肪0.8克/百克，膳食纤维6.4克/百克。

◎ 含有较多赖氨酸的完全蛋白。

◎ 丰富的多种维生素和矿物质等，其中胡萝卜素和维生素B_1的含量较多。

食用宜忌 一般人群均可食用。

宜 尤其适合暑热烦渴、水肿、小便不利、高血脂、糖尿病患者食用。

忌 绿豆性寒，脾胃虚寒，泄泻者慎食。服药特别是服温补药时不要吃绿豆食品，以免降低药效。

绿豆饭 推荐食谱

原料： 绿豆 50克，粳米100克。

做法：

1. 将绿豆淘洗干净，用温水浸泡 4 小时，放入锅内，加水300毫升左右，煮30分钟待用。
2. 大米放入电饭煲内，加入煮熟的绿豆及汁液，再加入清水适量，将饭煲熟即成。

功效： 清热解毒，降低血压。

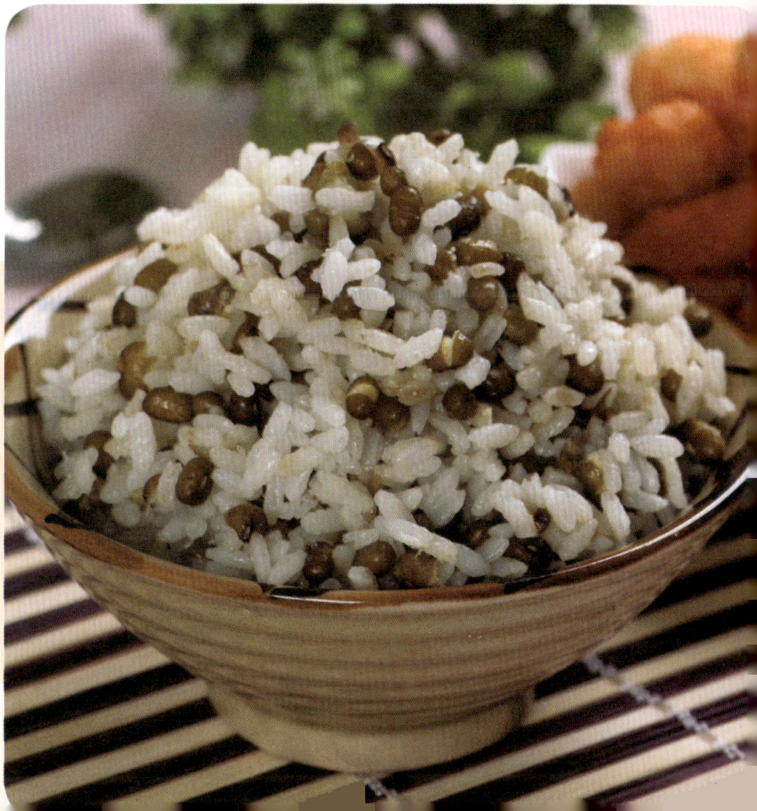

黑豆 血糖生成指数低

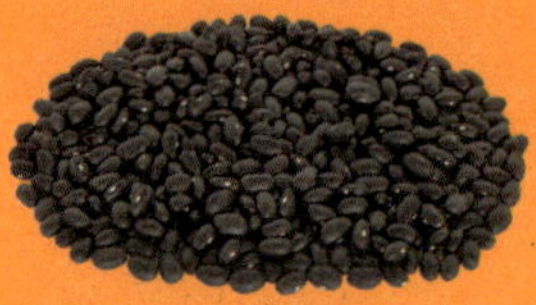

营养成分

◎ 蛋白质36.1克/百克，脂肪15.9克/百克，膳食纤维10.2克/百克。

◎ 18种氨基酸，特别是人体必需的8种氨基酸。

◎ 含有维生素B_1、维生素B_2、维生素C、烟酸和钙、镁、钾、磷、铁、锰、锌、铜、钼等元素。

功效 黑豆性平，味甘，无毒。有活血、利水、祛风、清热解毒、滋养健血、补虚乌发的功效。黑豆中含有的植物胆固醇，不能被人体吸收利用，却能抑制人体吸收胆固醇，降低胆固醇在血液中的含量。黑豆的血糖生成指数很低，只有18，因此，黑豆很适合糖尿病患者食用。

食用宜忌 一般人群均可食用。

宜 适合糖尿病患者食用。适合脾虚水肿、脚气水肿者食用。

忌 黑豆炒熟后，热性大，多食易上火，故不宜多食。

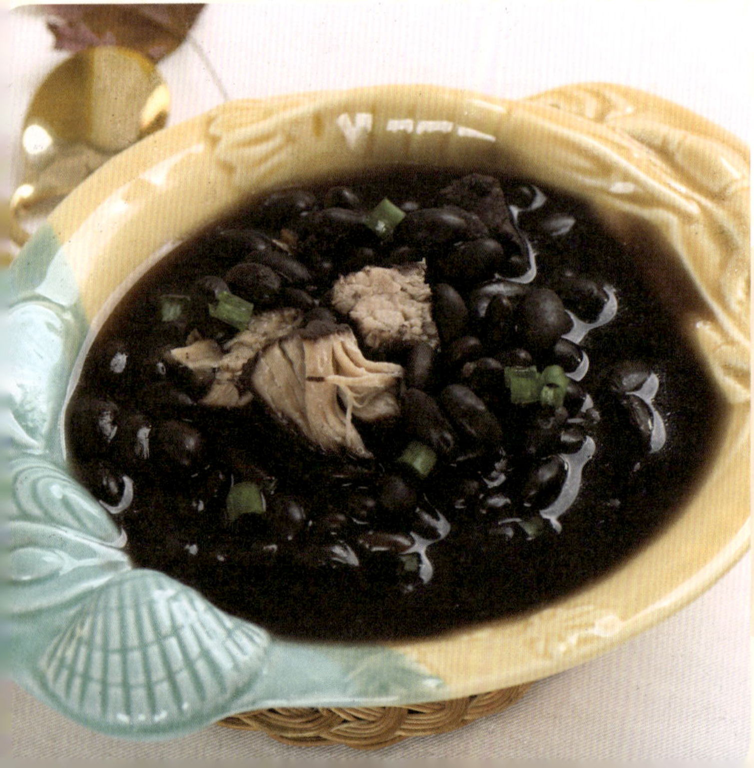

黑豆食疗方 推荐食谱

原料： 黑豆100克，精瘦肉50克。

做法：

1. 将黑豆拣去杂质，用清水浸泡30分钟。精瘦肉洗净，切片，备用。
2. 将黑豆、精瘦肉置入沙锅内，加水适量，同煮40分钟即可。

功效： 对肾炎水肿或营养不良性水肿有良好效果。

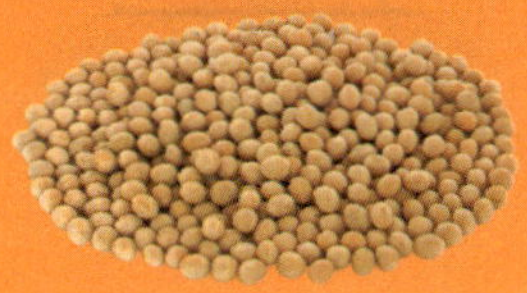

黄豆

改善脂肪代谢

功 效 黄豆有健脾利湿、清热解毒的功效。黄豆中富含大豆卵磷脂，可增加神经机能和活力，有助于预防老年痴呆。大豆卵磷脂还能促进脂溶性维生素的吸收，强健人体器官，改善脂肪代谢，有助于预防和辅助治疗心脑血管疾病。

食用宜忌 一般人群均宜食用。

忌 黄豆不可生吃，可能会引起腹胀、泄泻、呕吐等食物中毒症状。

营养成分

◎ 蛋白质36.1克/百克，脂肪15.9克/百克，膳食纤维10.2克/百克。

◎ 必需氨基酸较全，尤其富含赖氨酸。

◎ 含有磷、钙、铁、钾、钠、胡萝卜素、B族维生素、大豆黄酮苷、皂苷等营养成分。

雪里蕻黄豆 推荐食谱

原料： 黄豆50克，雪里蕻50克，葱、姜、生抽、盐、香油适量。

做法：

1. 黄豆置容器中加水浸泡一夜，沥干备用。
2. 雪里蕻洗净切碎，葱、姜洗净切碎。
3. 锅内油烧热，下入葱末、姜末炒香，倒入雪里蕻炒1分钟，再加入黄豆炒匀。
4. 加水与材料齐平，加少许生抽、盐调味。盖上锅盖大火烧开，中小火焖至汤汁收干，撒少许香油拌匀即可。

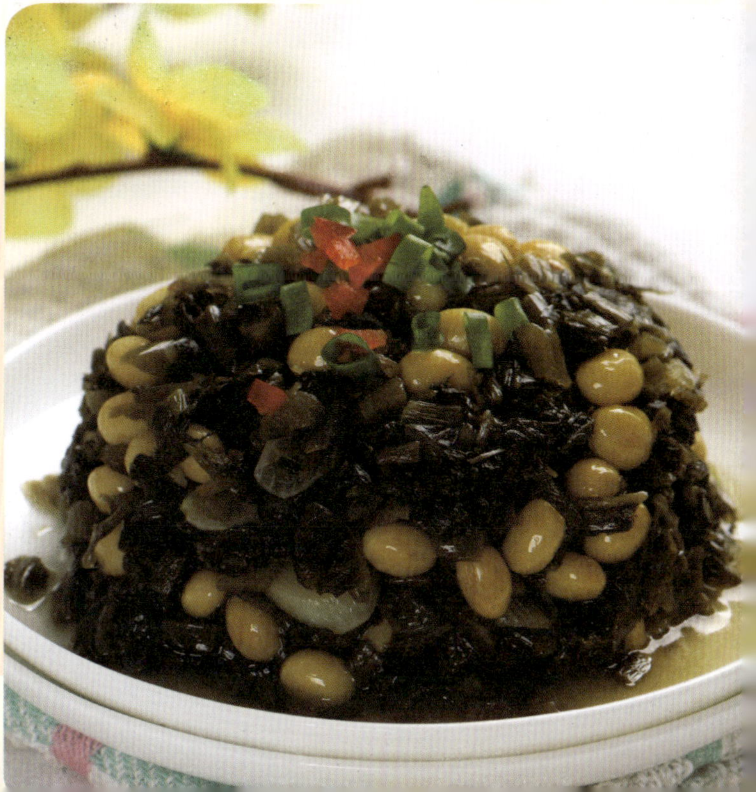

红小豆 润肠通便，调节血糖

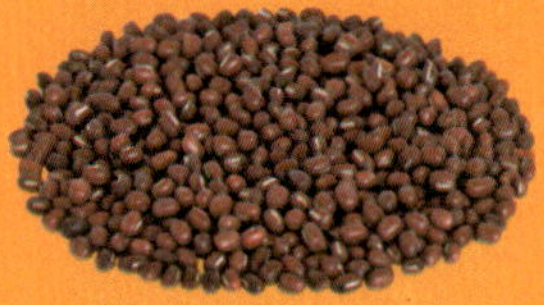

营养成分

- 蛋白质20.2克/百克，脂肪0.6克/百克，膳食纤维7.7克/百克。
- 富含膳食纤维、叶酸以及皂角苷等营养成分。

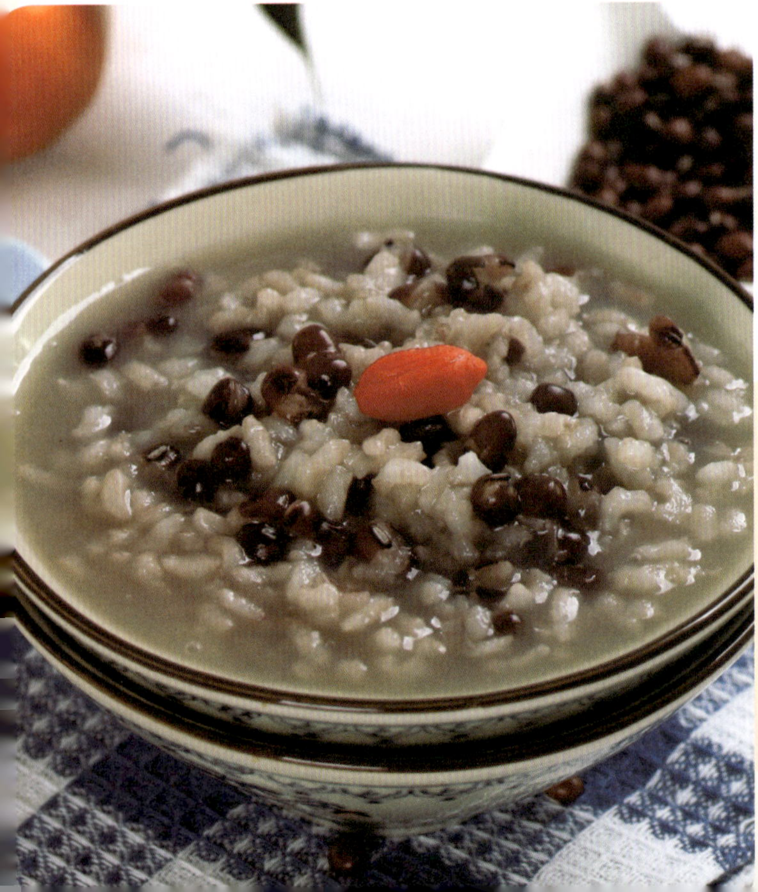

功 效 红小豆性平，味甘，无毒。它有化湿补脾、利小便、消肿、止吐的功效。红小豆含有较多的皂角苷，有良好的利尿作用，有助于防治心脏病、肾病、水肿等疾病。红小豆还富含叶酸，产妇、乳母多吃有催乳的功效。红小豆含有较多的膳食纤维，具有良好的润肠通便、消脂降压、调节血糖作用。

食用宜忌 一般人群均可食用。

宜 适合水肿和肥胖症患者食用，适合产后缺奶的产妇食用。

忌 红小豆通水利尿，故尿多之人忌食。

赤豆粥 推荐食谱

原料： 红小豆30克，粳米100克。

做法：

1. 红小豆洗净，置入容器加水提前浸泡一夜。粳米淘洗干净。
2. 锅内加水将红小豆煮至半熟，放入粳米与红小豆一同煮，煮至红小豆酥烂即可，以清淡为宜。

功效： 有健脾益胃、清热解毒等功效。

禽肉篇

优质蛋白助健康

肉类是人体蛋白质的主要来源之一，与植物蛋白相比，动物蛋白结构更接近人体蛋白，因此更易被人体消化、吸收和利用。特别是富含不饱和脂肪酸的水产品更能提供优质蛋白。

肉类含热量和脂肪较多，能比较显著地增强饱腹感，有利于糖尿病患者的主食控制，适当进食肉类对糖尿病患者有利无害；但肉类含热量和脂肪，过量食用会对血糖、血脂以及体重控制产生不良影响。因此，糖尿病患者吃肉应注意控制食用量。

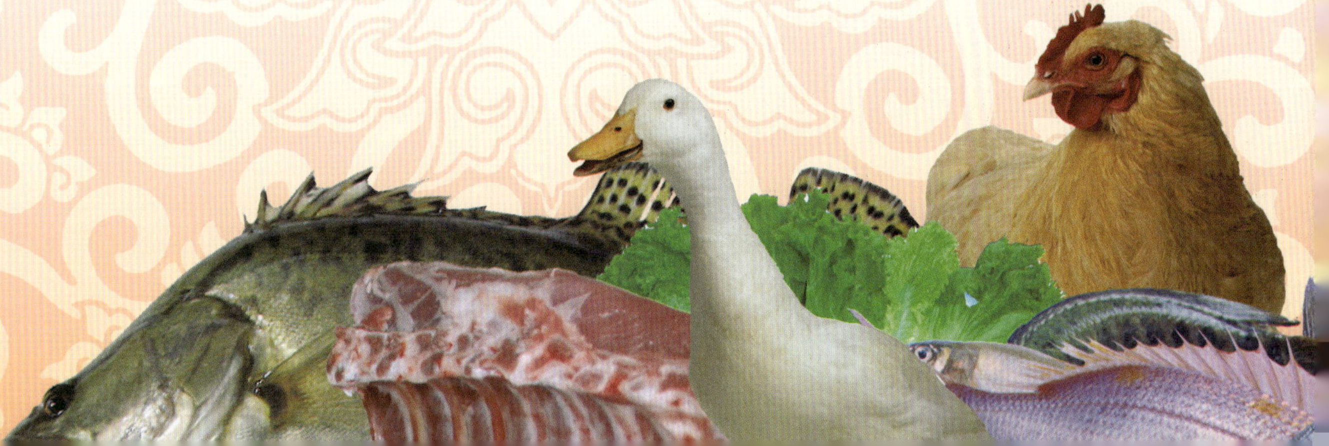

蛤蜊 加速胆固醇排泄

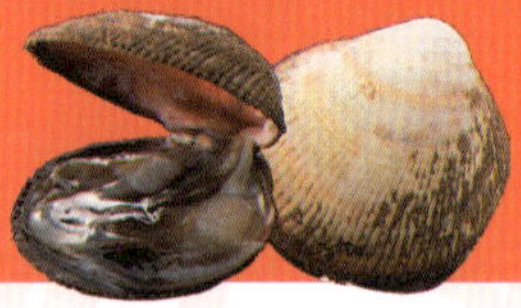

营养成分

◎ 蛋白质10.8克/百克，脂肪1.6克/百克，碳水化合物4.6克/百克。

◎ 丰富的碘和抗坏血酸等物质。钙、磷、铁等营养物质。

◎ 高蛋白、高微量元素、高铁、高钙、少脂肪。

功效 蛤蜊性寒，味咸。有滋阴润燥、利尿消肿等功效。蛤蜊肉含一种可以降低血清胆固醇的物质，能加速胆固醇排泄，有降低胆固醇、调节糖代谢的作用。糖尿病患者食用蛤蜊，有助于降低胆固醇和血糖。

食用宜忌 一般人群均宜食用。

宜 尤其适合糖尿病、高血脂、甲状腺肿大、支气管炎患者食用。

忌 蛤蜊等贝类性寒，脾胃虚寒者不宜多吃。切勿食用未熟透的蛤蜊等贝类，以免引起寄生虫病、传染性肝炎等传染病。

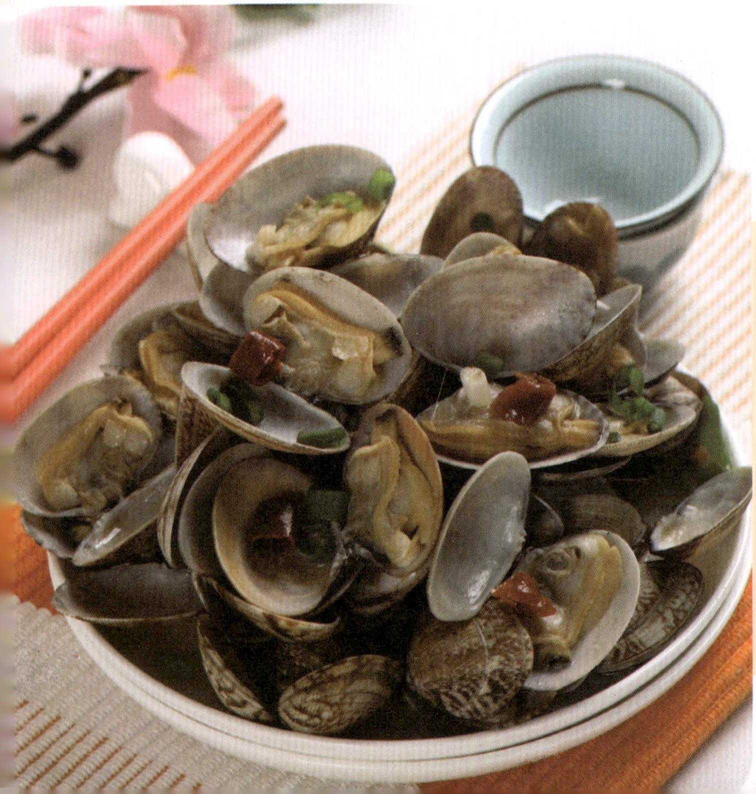

炒花蛤蜊 推荐食谱

原料： 花蛤蜊200克，姜、红干辣椒各少许，料酒、葱、盐适量。

做法：

1. 活花蛤蜊提前置入盐水中浸泡1天，搓洗、换水3~4次，促使蛤蜊吐出泥沙。
2. 锅内放适量油，烧热，放入葱花、姜以及红干辣椒爆炒。放入洗好的花蛤蜊，大火翻炒至蛤蜊壳微微张开，放入少许料酒、盐即可。

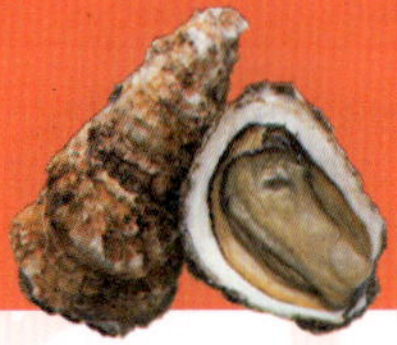

牡蛎

增加胰岛素的敏感性

功效 牡蛎性平，味甘、咸，无毒。有滋阴益血、养心安神的功效。牡蛎提取物有明显抑制血小板聚集的作用，有降血脂、促进胰岛素分泌和利用的功能，又能使恶性肿瘤细胞对放射线敏感性增强，并对其生长有抑制作用。牡蛎肉还能增加胰岛素的敏感性，可以辅助治疗糖尿病。

营养成分

◎ 蛋白质15.0克/百克，脂肪0.9克/百克，胆固醇148毫克/百克。

◎ 含锌最高的天然食品之一。

◎ 钾、钠、钙、镁、锌、铁、铜、磷、硒、维生素A等营养成分。

食用宜忌

宜 适合糖尿病、干燥综合征、高血压、动脉硬化、高脂血症患者食用。

忌 患有急、慢性皮肤病患者忌食。脾胃虚寒、滑精、慢性腹泻、便溏者不宜多吃。

番茄酱拌牡蛎 推荐食谱

原料： 牡蛎100克，鸡蛋1个，盐水、绍酒、淀粉、色拉油各少许，葱、姜、番茄酱、酱油、盐适量。

做法：

1. 用盐水将牡蛎洗净，擦去水分后铺在盘中，再放入姜、葱，加入少许绍酒。
2. 鸡蛋打散，加入少许盐，将牡蛎置入蛋液中蘸匀，再蘸上淀粉，最后平铺在涂有色拉油的盘上，放入微波炉高温烤制1分钟。
3. 将葱、姜、番茄酱、酱油、盐水搅匀倒在牡蛎上即可。

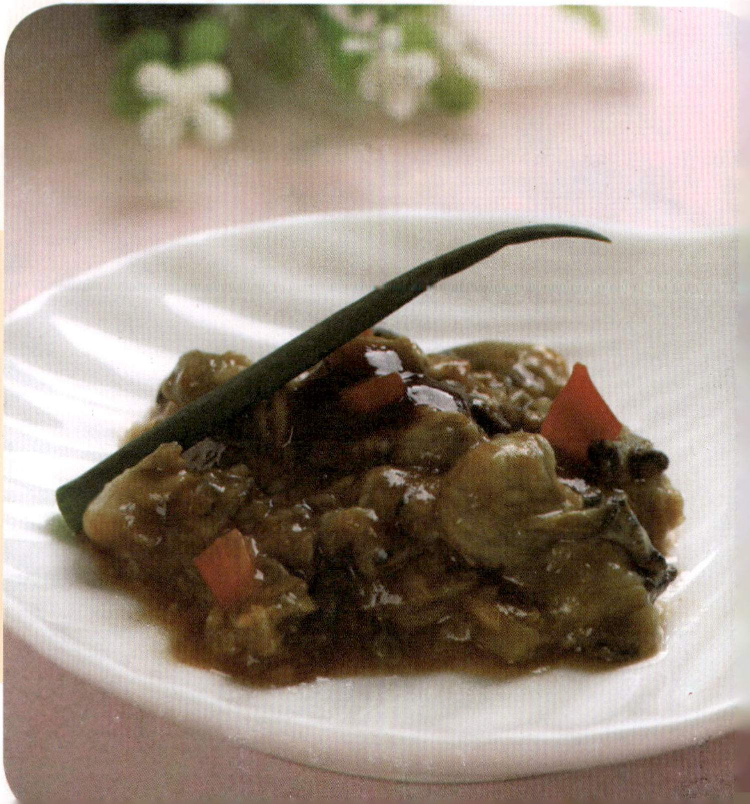

黄花鱼 补益肝肾，养肝明目

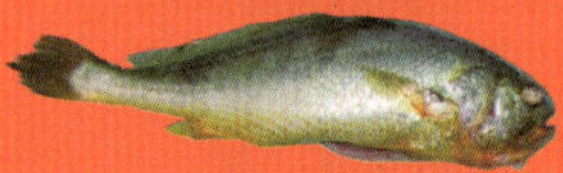

营养成分

◎ 蛋白质17.9克/百克，脂肪3.0克/百克，热量99千卡/百克。

◎ 丰富的微量元素硒。

◎ 维生素B_2、烟酸、钙、磷、钾、钠、碘、铁、锌、铜等营养元素。

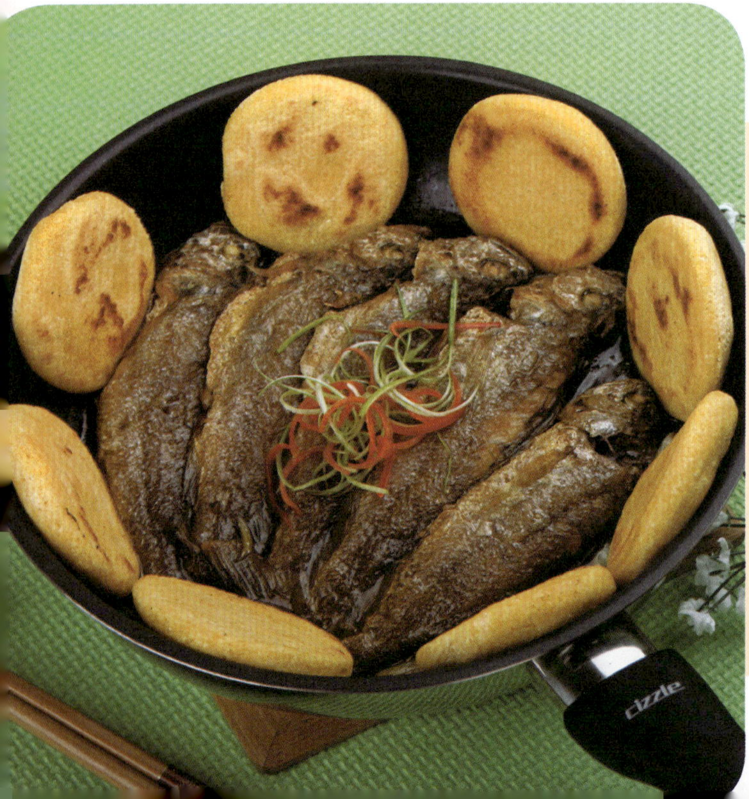

功效 黄花鱼味甘、咸，性平。有补益肝肾、养肝明目的功效。对贫血、失眠、头晕、食欲不振及妇女产后体虚有良好功效，也是婴幼儿及病后体虚者的滋补和食疗佳品。黄花鱼含有丰富的微量元素硒，能清除人体代谢产生的自由基，延缓衰老，并对多种癌症有防治功效。

食用宜忌 一般人群均可食用。

宜 适合贫血、失眠、头晕、食欲不振者及产妇食用。

忌 哮喘病人和过敏体质的人应慎食。

玉米锅贴熬黄花鱼 推荐食谱

原料： 黄花鱼150克，玉米面50克，面粉50克，泡打粉少许，葱、姜、盐、醋、料酒、胡椒粉、酱油适量。

做法：

1. 玉米面、面粉、泡打粉拌匀，加清水和成面团，盖湿布发15分钟；将黄花鱼洗净，去除鳃和内脏，用纸巾吸干鱼身的水分；葱、姜切片备用。
2. 发好的面团揉匀，分成剂子，再将每个剂子揉圆、按扁，放入加油烧热的煎锅内，小火将饼两面烙成金黄色。
3. 煎锅油烧热，逐个放入黄花鱼，中火煎至两面微黄，放入葱、姜炒出香味，加酱油、料酒、胡椒粉炒匀，再放入盐、味精和适量水，大火烧开，转中火熬至锅内汤汁浓稠，锅边摆上玉米饼即可。

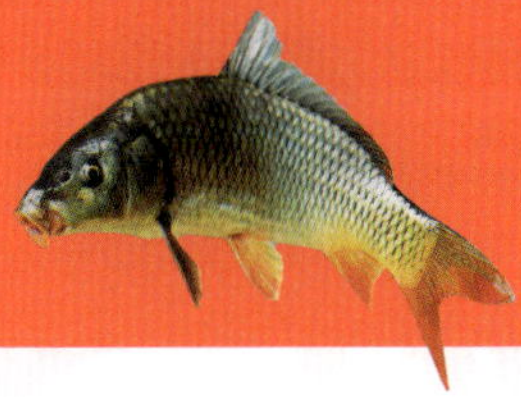

鲤鱼

调整糖尿病患者血脂代谢

功 效 鲤鱼性平，味甘。它有补脾健胃、利水消肿的功效。鲤鱼的脂肪多为不饱和脂肪酸，可使人体内胆固醇酯化，降低血液中胆固醇和三酰甘油含量。有降低血液黏稠度、改善血液微循环的功效，有利于调解糖尿病患者血脂代谢。

营养成分

◎ 蛋白质17.6克/百克，脂肪4.1克/百克，胆固醇0.084克/百克。

◎ 胱氨酸、谷氨酸、组氨酸、甘氨酸等20余种氨基酸。

◎ 维生素A、维生素B_1、维生素B_2、蛋白酶、钙、磷、铁等营养成分。

食用宜忌 一般人群均宜食用。

宜 适合肾炎水肿、黄疸肝炎、肝硬化腹水、心脏性水肿、营养不良性水肿、哮喘患者食用。

忌 鲤鱼是发物，恶性肿瘤、淋巴结结核、红斑性狼疮、支气管哮喘、小儿痄腮、血栓闭塞性脉管炎、痈疽疔疮、荨麻疹、皮肤湿疹等疾病患者忌食。

糯米炖鲤鱼 推荐食谱

原料： 鲤鱼1尾，糯米50克。姜、绍酒、色拉油、盐适量。

做法：

1. 将鲤鱼从头至尾剖开，取出内脏，然后在鱼鳃和鱼尾附近的鱼皮上各划一刀，挑出白筋，将鲤鱼冲洗干净，沥干水。
2. 将糯米淘洗干净，沥干水，加盐、色拉油拌匀，放入鲤鱼肚内，用针线缝密，以免糯米流出。
3. 将鲤鱼放入滚水中煮1分钟后捞起沥干水。再将鲤鱼放入器皿，加入绍酒、姜，再加入适量开水，置入微波炉中火加热40分钟即可。

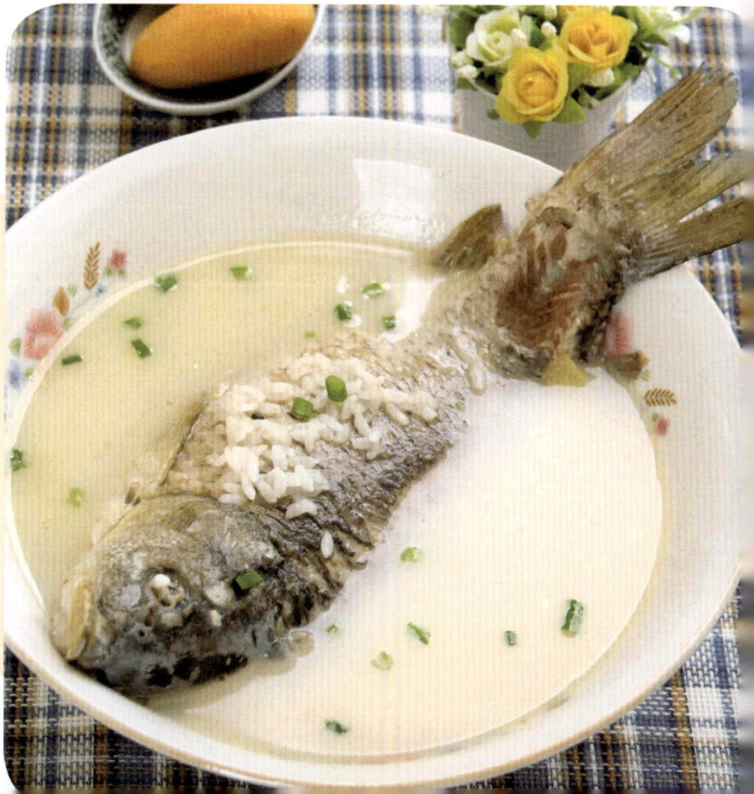

鳕鱼 促进生长，增强免疫力

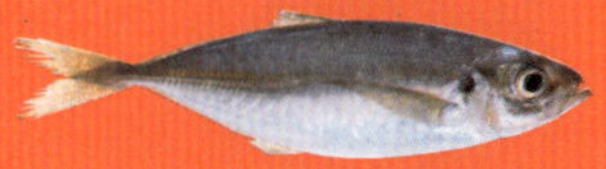

营养成分

- ◎ 蛋白质20.4克/百克，脂肪0.5克/百克，热量88千卡/百克。
- ◎ 鳕鱼鱼脂中含有球蛋白、白蛋白及含磷的核蛋白。
- ◎ 丰富的镁元素，不饱和脂肪酸和钙、磷、铁、B族维生素等。

功 效 鳕鱼性平，味甘。有活血止痛、通便的功效。鳕鱼富含不饱和脂肪酸，有抗炎、抗癌、增强免疫功能以及促进生长的功效。鳕鱼肉中含有丰富的镁元素，有助于调节人的心脏活动，可以预防高血压、心肌梗死等心血管疾病。

食用宜忌 一般人群均宜食用。

宜 特别适合心血管疾病、骨质疏松症、糖尿病患者食用。

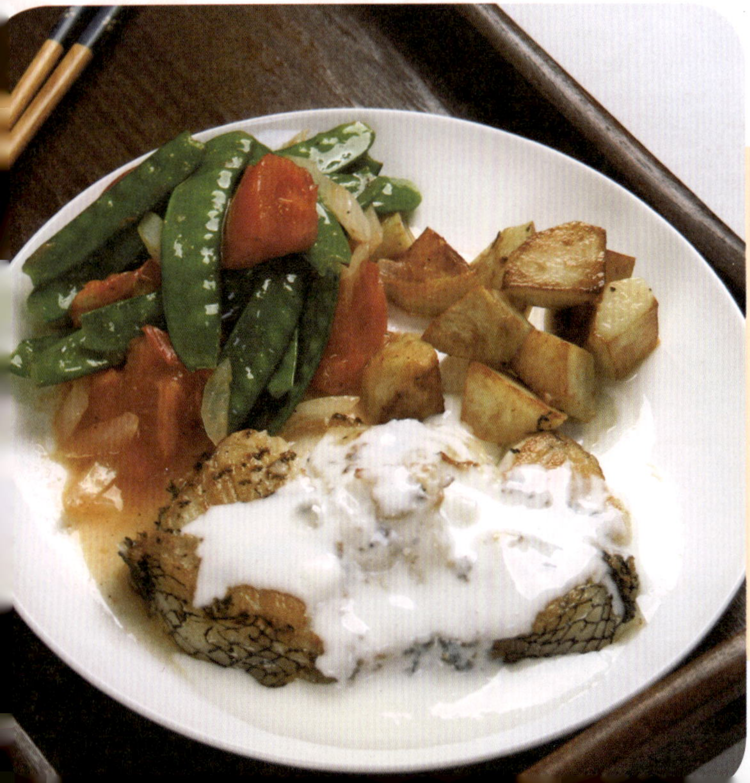

香草扒鳕鱼配酸奶汁 推荐食谱

原料： 鳕鱼50克，荷兰豆、西红柿、土豆各少许，无糖酸奶、香草、料酒、柠檬汁、洋葱末、盐、胡椒适量。

做法：

1. 鳕鱼洗净，切成厚片，用香草、料酒、柠檬汁、盐、胡椒腌渍。荷兰豆、西红柿洗净，西红柿切成片，土豆切成块，煮熟。
2. 将鳕鱼扒上色，然后放入烤箱烤熟。
3. 炒锅加油，烧热，倒入荷兰豆、西红柿、洋葱末、土豆炒熟。
4. 将烤好的鳕鱼装盘，盘边配以荷兰豆、西红柿和土豆、洋葱，再将酸奶淋在鱼肉上即可。

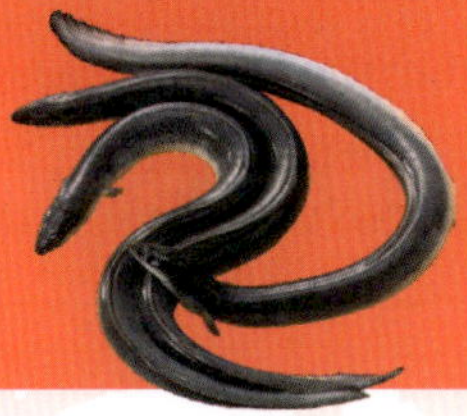

调节血糖 鳗鱼

功效 鳗鱼味甘，性平，无毒。有补虚壮阳、除风湿、强筋骨、调节血糖的功效。鳗鱼含有丰富的维生素A、维生素E，有益于保护视力、保护肝脏、恢复精力。对糖尿病、虚劳阳痿、风湿、筋骨软等疾病均有辅助治疗功效。鳗鱼还有良好的强精壮肾的功效，是年轻夫妇、中老年人的保健佳品。

营养成分

◎ 锌、高度不饱和脂肪酸含量很高。

◎ 富含维生素A和维生素E，二者含量分别是普通鱼类的60倍和9倍。维生素B_1、维生素B_2含量丰富。

食用宜忌 一般人群均宜食用。

宜 适合中老年人、体质虚弱者及年轻夫妇食用。

忌 鳗鱼为发物，感冒、发热患者以及有水产品过敏史的人不宜食用。

粉蒸鳗鱼 推荐食谱

原料： 鳗鱼150克，米粉、荷叶各少许，葱、姜末、盐、料酒、胡椒粉、红油、豆瓣酱、鸡精适量。

做法：

1. 将鳗鱼宰杀，洗净，切成薄片；荷叶浸入水中泡软，葱、姜去皮切末。
2. 将鱼放入碗中，调入红油、豆瓣酱、米粉、盐、鸡精、料酒、胡椒粉、姜末，拌匀腌入味。
3. 将荷叶放入蒸笼底部，放上腌好的鱼块，蒸20分钟，取出，撒上葱花即可。

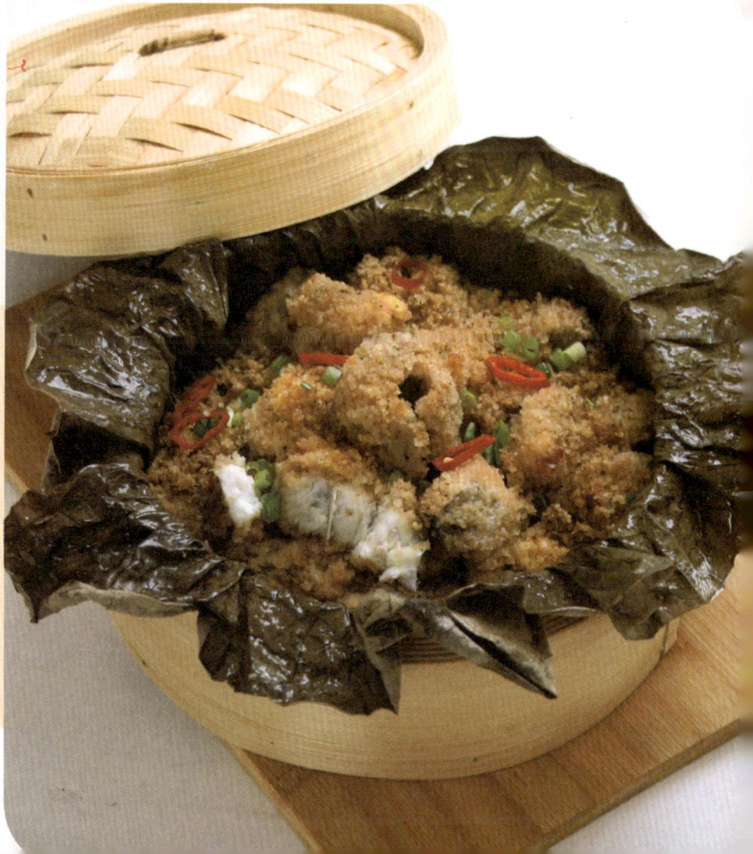

金枪鱼 减少血液中的胆固醇

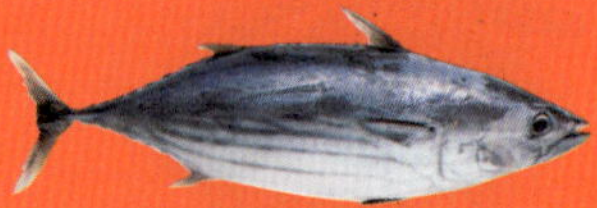

营养成分

◎ 优质蛋白，低脂肪，低热量。

◎ 金枪鱼肉中脂肪酸多为不饱和脂肪酸，人体所需8种氨基酸均有。

◎ 丰富的铁、钾、钙、碘等多种营养元素。

功效 金枪鱼有低脂肪、低热量和优质蛋白质的特点，其中含有的蛋白质、牛磺酸均有降低胆固醇的功效，能有效地减少血液中的胆固醇，减少血脂，疏通血管，有助于预防心脑血管疾病。金枪鱼还有促进脑细胞再生、提高记忆力、预防老年痴呆症、预防贫血等功效。

食用宜忌 一般人群均宜食用。

宜 适合心脑血管疾病患者食用；它还是女性美容、减肥的健康食品。

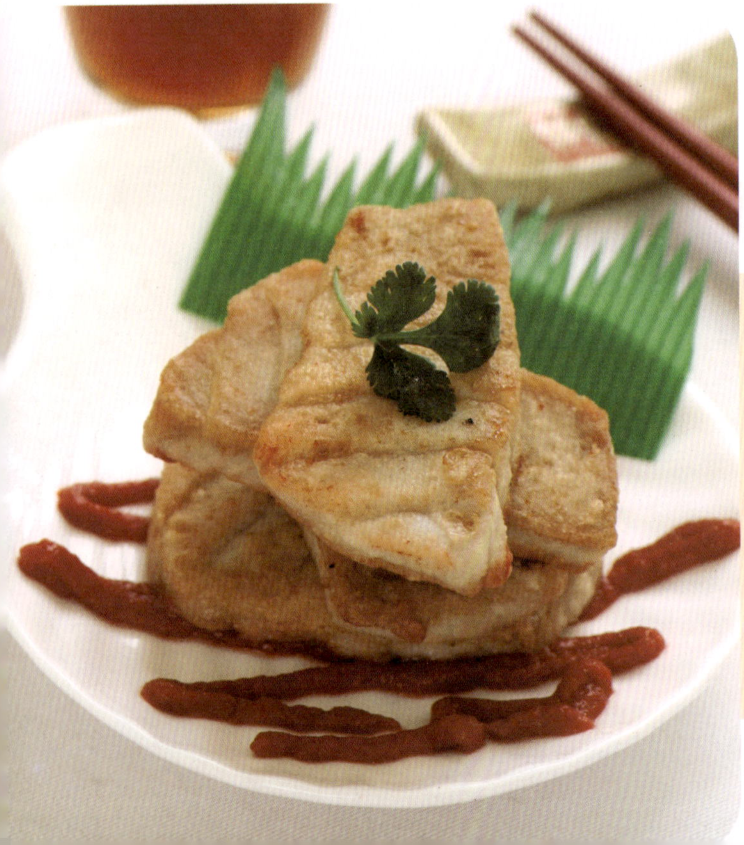

香酥金枪鱼排 推荐食谱

原料： 金枪鱼排4片，番茄酱适量。

做法：

1. 冷冻金枪鱼排不需解冻，取出便可直接油炸。
2. 锅中倒入油，烧至八分热时，放入金枪鱼排，用小火炸。放入后不要翻动，约炸3分钟后，便可翻面再炸。约炸4分钟后，可开大火再炸半分钟，见鱼排呈金黄色，便可捞出。
3. 配以番茄酱蘸食即可。

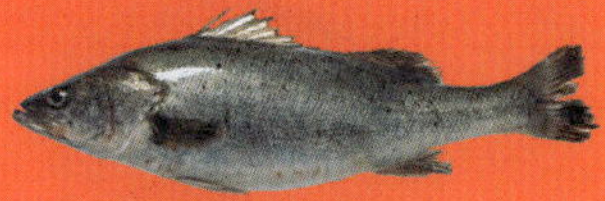

有助于预防老年痴呆 三文鱼

功 效 三文鱼中含有丰富的不饱和脂肪酸，能有效降低血脂和低密度脂蛋白胆固醇，防治心血管疾病。它含有的Ω-3脂肪酸更是脑部、视网膜及神经系统必不可少的物质，有增强脑功能、防治老年痴呆等作用，还能辅助治疗和预防帕金森症、脑中风、视力减退等疾病。三文鱼对糖尿病等慢性疾病有良好的预防和辅助治疗作用，具有很高的营养价值，享有“水中珍品”的美誉。

营养成分

◎ 蛋白质19.8克/百克，脂肪0.5克/百克，热量150千卡/百克。

◎ 丰富的不饱和脂肪酸和Ω-3脂肪酸。

◎ 维生素A、维生素B_1、维生素B_2、维生素D、钙、铁、锌、镁等营养元素。

食用宜忌 一般人群均宜食用。

宜 特别适合心血管疾病患者和脑力劳动者食用。

跳水三文鱼 推荐食谱

原料： 三文鱼30克，白萝卜适量，泡菜水、味精、味极鲜酱油适量 。

做法：

1. 将三文鱼洗净，切成长方形片，白萝卜切丝。
2. 用白萝卜丝垫底，将三文鱼片整齐地摆在萝卜丝上，淋上泡菜水、酱油、味精即成。

提示： 生食三文鱼，一定要选用新鲜无污染者。

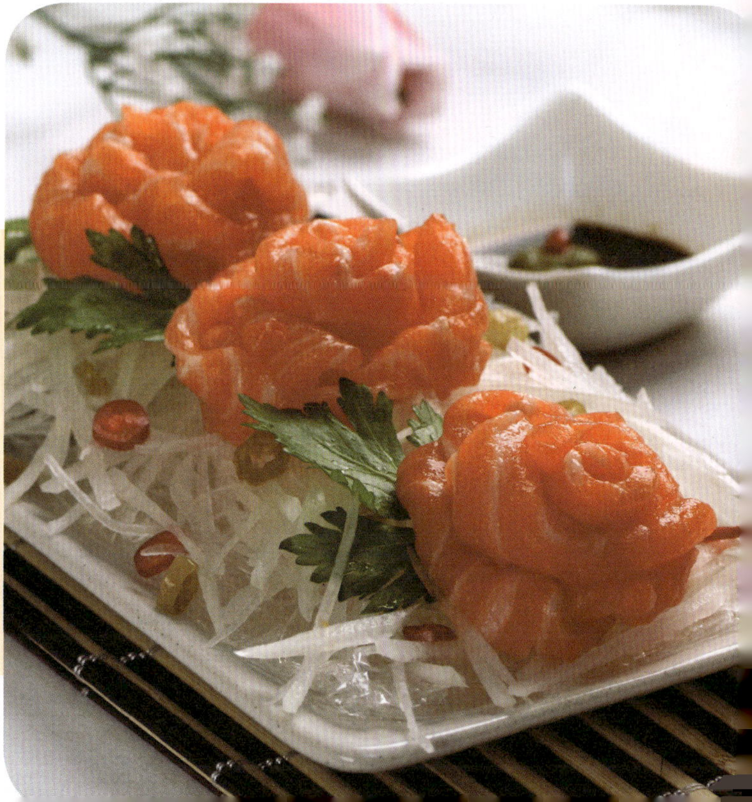

黄鳝 降低血糖，调节糖代谢

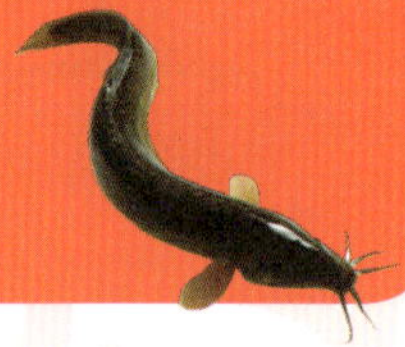

营养成分

◎ 蛋白质18.8克/百克，脂肪0.9克/百克。

◎ 丰富的DHA和卵磷脂。

◎ 维生素A含量非常高。富含钙、磷、铁、烟酸等营养成分。

功效 黄鳝性温，味甘。它有补中益气、养血益脾、强精止血、滋肝补肾、祛风通络等功效。黄鳝含有大量维生素A，可以增进视力，促进视网膜新陈代谢。它含有丰富的DHA和卵磷脂，是脑细胞不可缺少的营养。黄鳝含的特种物质“鳝鱼素”，有降低血糖、调节糖代谢的功效，可辅助治疗糖尿病。

食用宜忌 一般人群均宜食用。

宜 适合糖尿病、心脑血管疾病患者食用；适合身体虚弱、气血不足、营养不良者食用。

忌 哮喘、淋巴结结核、癌症、红斑狼疮、瘙痒性皮肤病患者忌食。不宜食用死掉的鳝鱼。

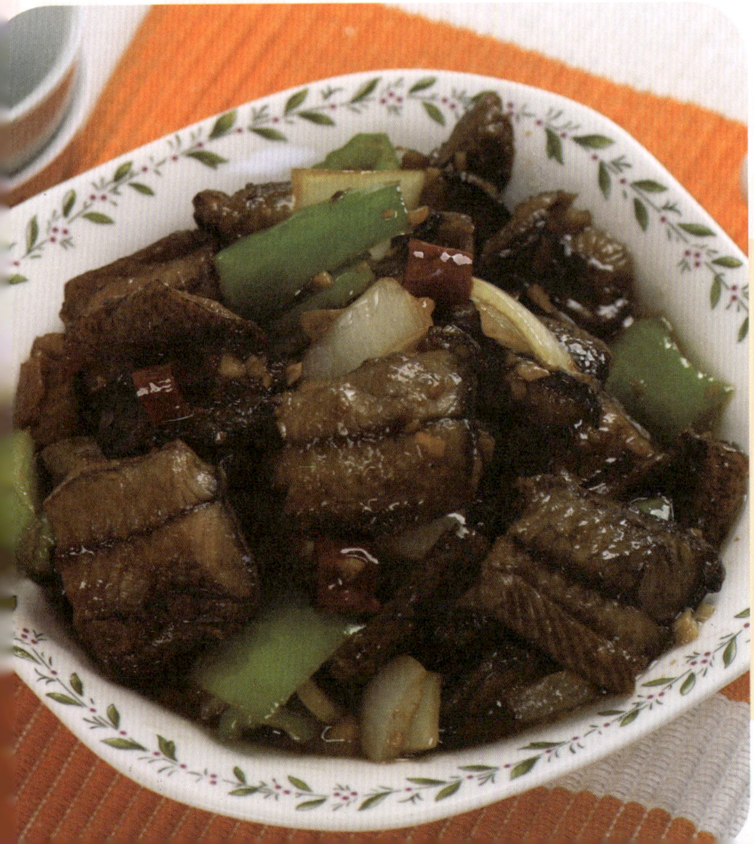

炒鳝鱼 推荐食谱

原料： 鳝鱼200克，白皮洋葱50克，高汤、酱油、大蒜、料酒、淀粉、生姜、香油、胡椒粉适量。

做法：

1. 将活鳝鱼宰杀，放干血，头部钉住，用小刀从头至尾剖开，取出内脏和脊骨，洗净。然后将鳝鱼片成长片。
2. 洋葱去皮，洗净，切成片；生姜、大蒜洗净，均切成末备用。
3. 炒锅油烧热，倒入鳝鱼片爆炒，至鱼片起卷时，放入洋葱、酱油、姜、料酒，加盖焖煮片刻后，放入高汤适量继续焖煮。待汤汁收浓，撒上蒜末，淋入香油，装盘，撒上胡椒粉即成。

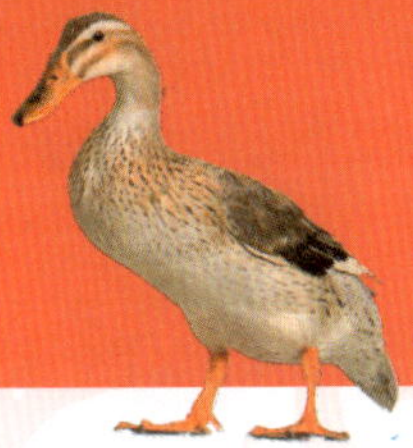

鸭肉

滋阴补血，消水肿

功效 鸭肉性寒，味甘。它有滋阴补血、清肺解热、大补虚劳、消水肿等功效。鸭肉含较多的B族维生素和维生素E，能有效防治脚气病、神经炎等多种疾病，还能抗衰老。鸭肉中含有较为丰富的烟酸，它是构成人体内两种重要辅酶的成分之一，适合心血管疾病患者食用。

营养成分

◎ 蛋白质15克/百克，脂肪1.5克/百克，热量240千卡/百克。

◎ 泛酸、维生素B_1、维生素B_2、烟酸等营养物质。

食用宜忌 一般人群均宜食用。

宜 尤其适合上火、低热、体质虚弱、食欲不振、大便干燥和水肿者食用。

忌 腹泻、腰痛、寒性痛经以及肥胖、动脉硬化、慢性肠炎患者应少食；感冒患者不宜食用。

蒜苗炒鸭肉 推荐食谱

原料： 熟鸭肉（可用烤鸭鸭架肉）150克，蒜苗50克，胡萝卜、杭椒各少许，盐、生抽、料酒、米醋适量。

做法：

1. 将鸭肉用手撕成条；蒜苗、杭椒洗净，斜切成段，胡萝卜切片。
2. 锅内油烧热，放入胡萝卜略炒，再放入杭椒、鸭肉翻炒1分钟左右，放入蒜苗炒匀。加入盐、生抽、料酒、米醋调味，再用大火翻炒1分钟即可。

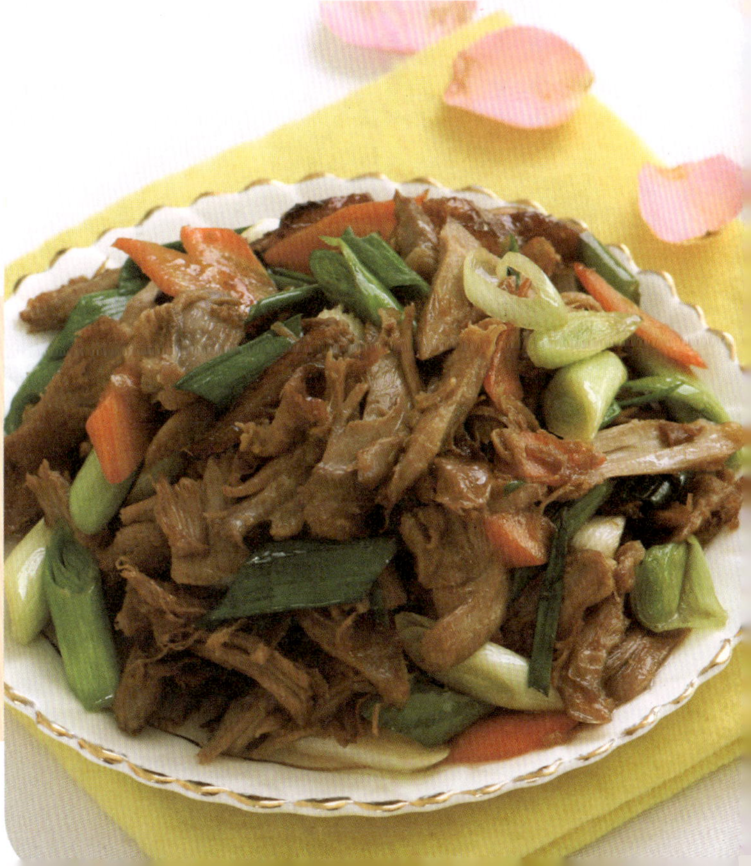

乌鸡 提高身体机能

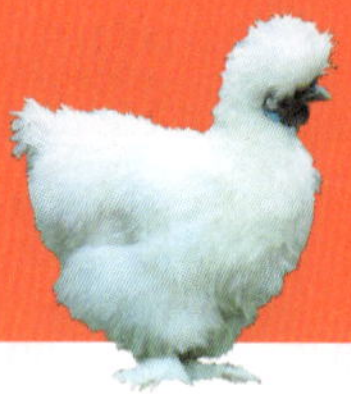

营养成分

◎ 丰富的黑色素和蛋白质，胆固醇和脂肪含量很低。

◎ 烟酸、维生素E、磷、铁、钾、钠的含量均高于普通鸡肉。

功效 乌鸡性平，味甘。有滋阴清热、补肝益肾、健脾止泻等功效。乌鸡含有的蛋白质，高于鸭肉、鹅肉。食用乌鸡可以提高生理机能，延缓衰老，强筋健骨，对防治骨质疏松、佝偻病、妇女缺铁性贫血症等有明显功效。

食用宜忌 一般人群均宜食用。

宜 适合体虚血亏、肝肾不足、脾胃不健者食用。

忌 乌鸡多食会生痰动风，因此患有严重皮肤疾病、感染性疾病的患者应少食或忌食。

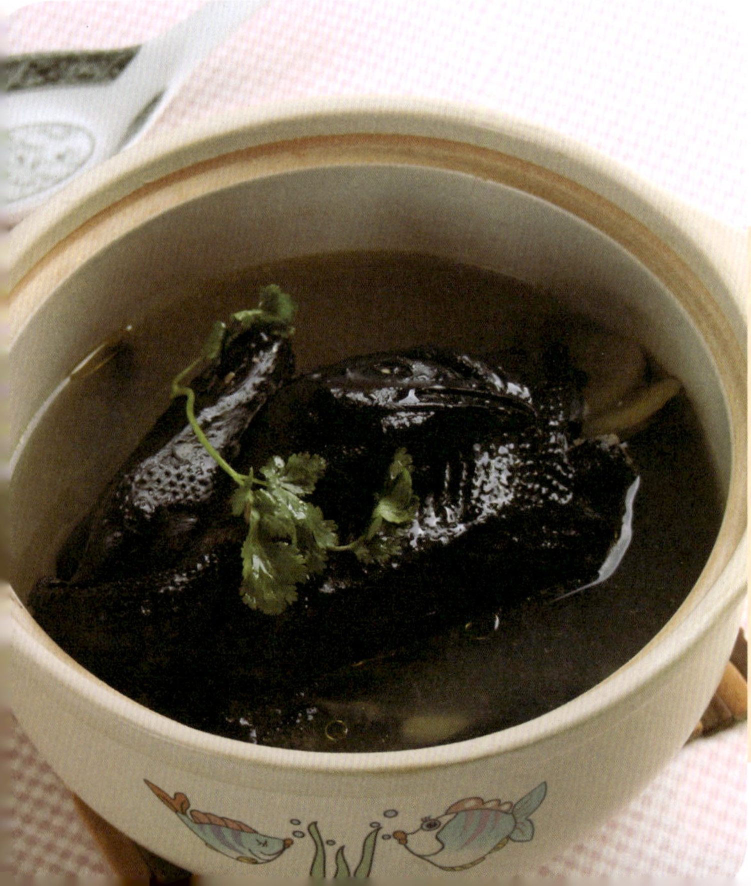

清炖乌鸡汤 推荐食谱

原料： 乌鸡 300克， 料酒、大葱、姜、盐适量。

做法：

1. 将乌鸡宰杀洗净后，从颈剖刀口处向下剖开，取出内脏，剁去翅尖、爪尖、鸡腔上囊等。葱切段、姜切片备用。
2. 将乌鸡放入沸水锅中汆一下，捞出用温水洗净。
3. 将锅置于旺火上，倒入清水，放入乌鸡块、料酒、葱段、姜片，烧沸后，撇净浮沫，盖上锅盖，改用小火炖至乌鸡肉酥烂后，加入盐调味，再炖片刻即可。

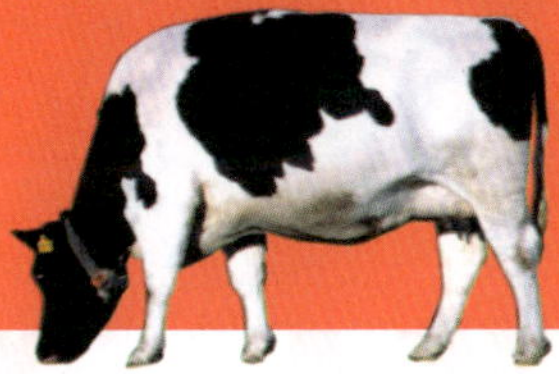

牛肉

滋养脾胃，强健筋骨

功 效 牛肉味甘，性平。有补中益气、滋养脾胃、强健筋骨、化痰止渴的功效。牛肉含有丰富的蛋白质，氨基酸组成比猪肉更接近人体需要，能提高机体抗病能力。

牛肉含丰富的锌、镁元素。锌是促进肌肉生长的抗氧化剂，与谷氨酸盐和维生素 B_6 共同作用，能增强人体免疫功能。镁有促进蛋白质的合成、增强肌肉力量的功效。

营养成分

◎ 蛋白质19.8克/百克，脂肪3.2克/百克，胆固醇84毫克/百克。

◎ 人体必需的氨基酸含量丰富，胆固醇含量不高。

◎ 钙、磷、铁、维生素 B_1、维生素 B_2、烟酸等营养物质。

食用宜忌 一般人群均宜食用。

宜 适宜于生长发育期及术后、病后调养的人食用。

忌 感染性疾病、肝病、肾病、痔疮患者慎食。

五香牛肉 推荐食谱

原料： 牛肉200克，五香粉、桂皮、姜、葱、酱油、料酒适量。

做法：

1. 牛肉洗净，沥干，葱、姜洗净切丝备用。
2. 锅烧热，倒入油，倒入牛肉煸炒，待炒出香味后，加入料酒、五香粉、桂皮及水，旺火烧至水沸，再转文火烧至熟透。
3. 将牛肉盛出。炒锅加油烧热，放入葱、姜爆香，倒入牛肉，加酱油、料酒、汁液烧沸后转中火，其间不断翻动牛肉以免粘锅，直至卤汁收干。取出牛肉放凉后切成薄片即可。

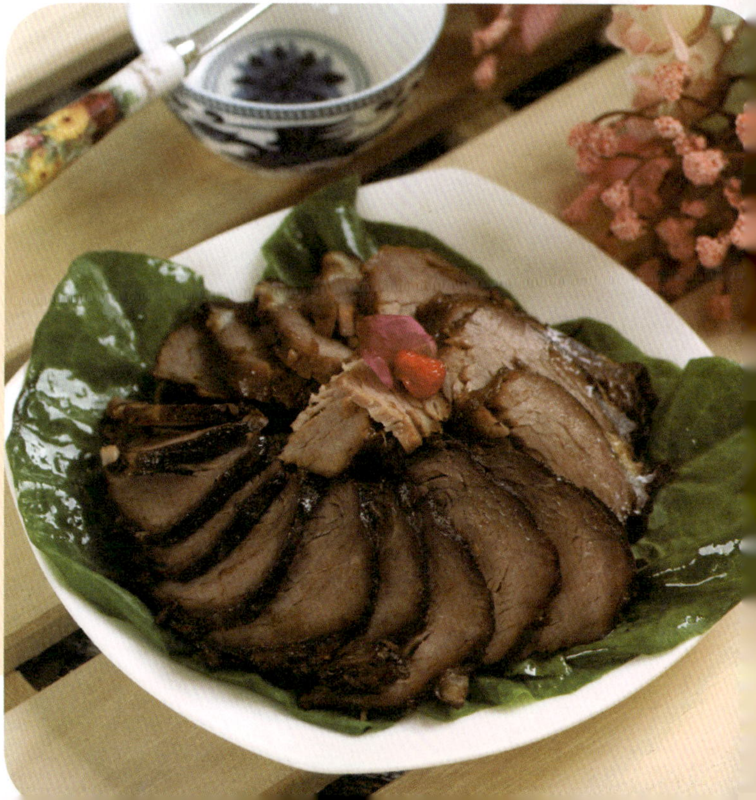

兔肉 保护血管壁，阻止血栓形成

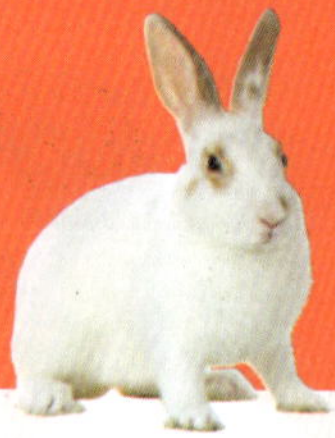

营养成分

◎ 高蛋白质，低脂肪，低胆固醇。

◎ 高达24%的全价蛋白，丰富的B族维生素复合物。

◎ 富含铁、磷、钾、钠、钴、锌、铜等营养元素。

功效 兔肉性凉，味甘。有补中益气、凉血解毒、清热止渴等功效。所含的脂肪和胆固醇低于所有其他肉类，脂肪多为不饱和脂肪酸。常吃兔肉，可强身健体，但不会增肥，是肥胖患者理想的肉食。兔肉含有丰富的卵磷脂，经常食用可保护血管壁，阻止血栓形成。

食用宜忌 一般人群均宜食用。

宜 是肥胖者和肝病、糖尿病患者的理想肉食。

忌 孕妇及经期女性、有四肢发冷等明显阳虚症状的女子、脾胃虚寒者不宜食用。

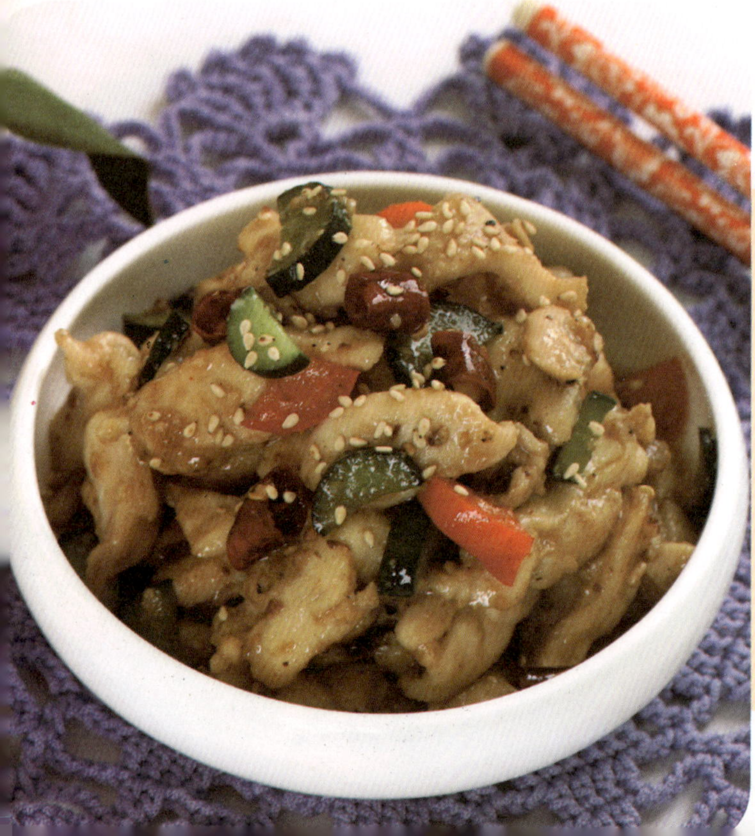

麻辣兔肉 推荐食谱

原料： 兔肉片200克，鸡蛋30克，干红辣椒、黄瓜片少许，淀粉、盐、料酒、酱油、芝麻、姜、葱、花椒面适量。

做法：

1. 将兔肉洗净，切成均匀的薄片，放入容器，加清水浸泡半小时。待兔肉发白后，沥干水分，加入盐、料酒，用鸡蛋、淀粉上浆，拌匀。
2. 锅烧热，倒入油，烧至四成热时，下入兔肉片，待肉片炒熟，将其倒入漏勺沥干油。
3. 净锅再次烧热，放入油，烧至五成热时，放入干红辣椒段，炸香，捞出，再下入花椒面，炒匀，下入葱、姜、黄瓜片，倒入兔肉片，加盐、料酒、酱油调味，翻炒均匀，撒入少许芝麻，出锅即可。

蔬菜篇

治疗糖尿病　蔬菜来帮忙

蔬菜大都含有丰富的抗氧化成分，对糖尿病、心脏病、高血压等慢性疾病有很好的预防和控制作用，不少蔬菜还具有一定的防癌功效。此外，一些绿叶蔬菜含有大量的镁元素，能有效降低 2 型糖尿病的发病风险。合理进食蔬菜对糖尿病患者控制血糖有很大帮助。

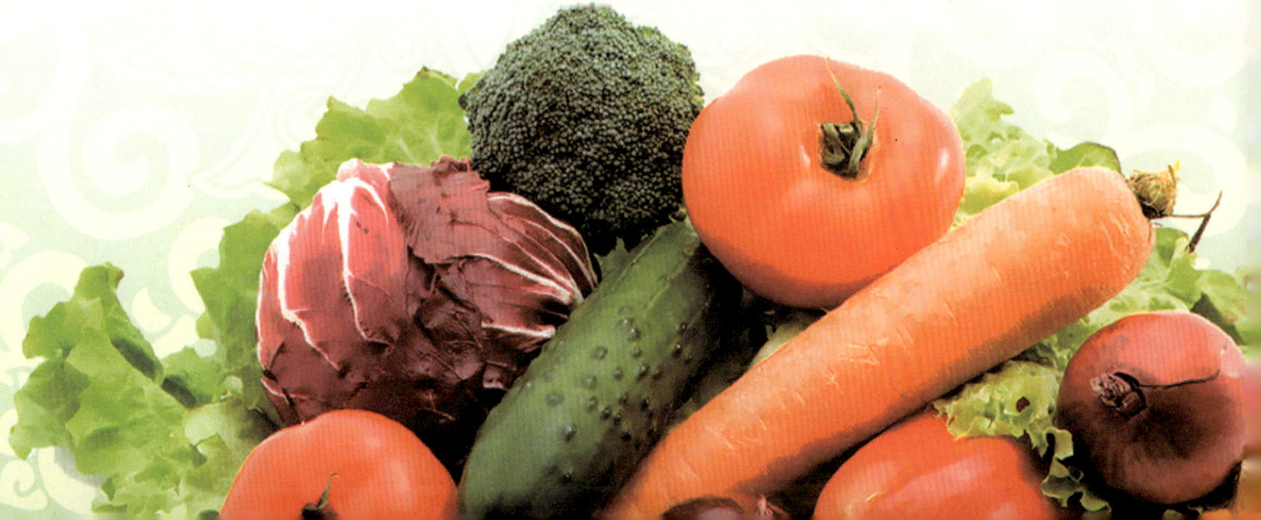

大白菜 糖尿病患者的理想食品

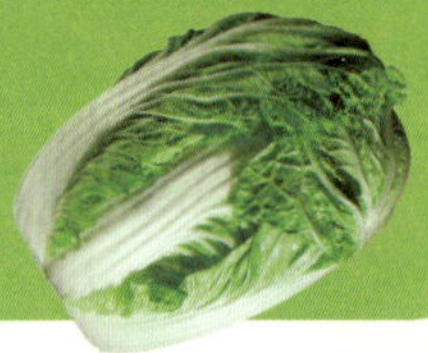

营养成分

◎ 蛋白质1.5克/百克，脂肪0.3克/百克，膳食纤维1.1克/百克。

◎ 含有能抑制亚硝酸胺吸收的钼。

◎ 富含钙、磷、铁、锌等营养物质及丰富的维生素。

功效 白菜微寒，味甘，性平。有解热除烦、通利肠胃、养胃生津、除烦解渴、利尿通便、清热解毒的功效，可用于肺热咳嗽、便秘、丹毒等症。大白菜膳食纤维含量丰富，有利于肠道的蠕动和废物的排出，是预防糖尿病和肥胖症的理想食品。

食用宜忌 一般人群均可食用。

宜 适合糖尿病患者食用。特别适合肺热咳嗽、便秘、肾病患者食用。

忌 大白菜性偏寒凉，胃寒腹痛、大便溏泄者不可多食。气虚胃冷、肺寒咳嗽者宜少食。腐烂、时间过长、没腌透而半生半熟、反复加热的大白菜不要食用。

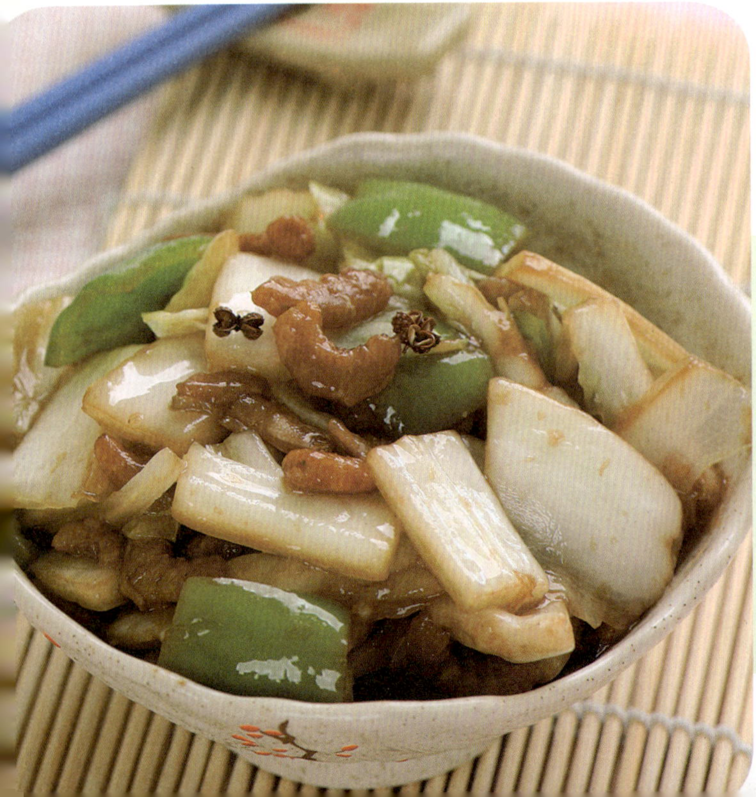

醋熘白菜 推荐食谱

原料： 白菜帮100克，海米2克，青椒少许，淀粉、高汤、花椒、香油、醋、味精、姜、蒜、酱油、盐适量。

做法：

1. 白菜帮切成长条，青椒切块。
2. 锅内放油，加热至五成热时放入花椒粒，炸成紫红色时，捞出花椒粒，然后把白菜条放入翻炒几下，放入姜丝、蒜片、海米，再炒几下，速加醋、味精、盐、高汤，加盖焖1分钟后去盖，白菜断生后加青椒块，翻炒几下，用湿淀粉勾芡，点香油出锅装盘即可。

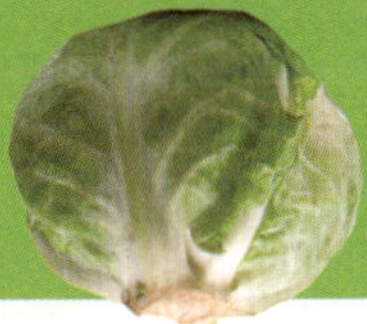

圆白菜

对多种慢性病有辅助疗效

功效 圆白菜性平，味甘。有润脏腑、益心力、壮筋骨、利脏器、祛结气、清热止痛等功效。圆白菜对癌症、心脑血管病等很多现代疾病有预防及辅助治疗功能，是糖尿病和肥胖患者的理想食物。

食用宜忌 一般人群均宜食用。

宜 特别适合动脉硬化、胆结石、肥胖、消化道溃疡患者食用。

忌 脾胃虚寒、泄泻以及小儿脾弱者不宜多食。另外，腹腔和胸外科手术后、胃肠溃疡及其出血特别严重时、腹泻及得肝病时不宜吃。

营养成分

◎ 蛋白质1.5克/百克，脂肪0.2克/百克，膳食纤维1.0克/百克。

◎ 总的维生素含量比西红柿多出3倍。

◎ 富含维生素C、维生素E、胡萝卜素等营养元素。

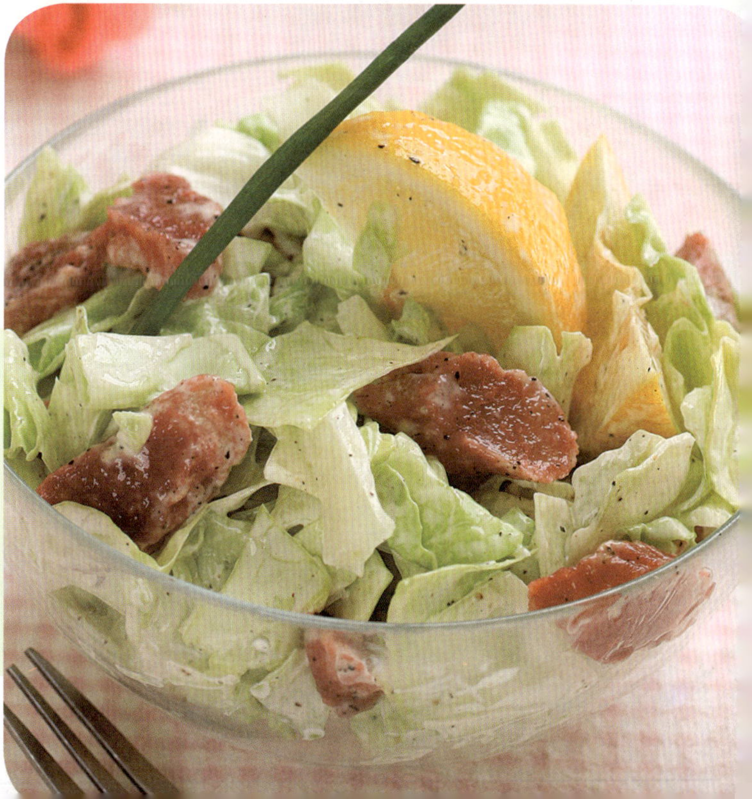

圆白菜香肠沙拉 推荐食谱

原料： 圆白菜150克，香肠30克，柠檬3片，无糖沙拉酱、胡椒粉适量。

做法：

1. 香肠用开水煮两分钟左右，斜着切片。
2. 圆白菜切块，柠檬切成6等份。
3. 把圆白菜、香肠、柠檬倒入容器，加入无糖沙拉酱，再撒少许胡椒粉拌匀即可。

紫甘蓝 天然的防癌药物

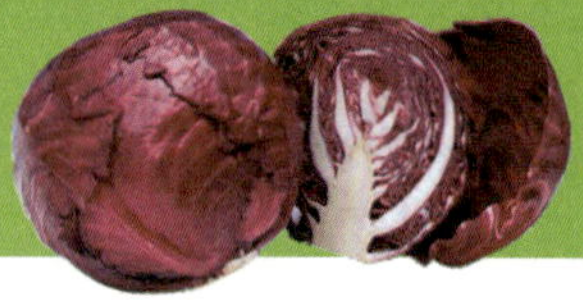

营养成分

◎ 蛋白质1.4克/百克，脂肪0.1克/百克，钙57毫克/百克。

◎ 尤其丰富的维生素C、维生素E。

◎ 富含磷、铁、β－胡萝卜素和B族维生素。

功 效 紫甘蓝具有降血糖、消暑止渴的功效。在10大日常健康食品中，紫甘蓝在防癌和护肝方面功能遥遥领先，是目前医学界非常推崇的十字花科植物之一。紫甘蓝中含有丰富的维生素及膳食纤维，具有重要的医学保健作用，是一种天然的防癌药物。

食用宜忌 一般人群均宜食用。

忌 在烹饪时最好加少许醋，以免炒熟后变成暗黑色。

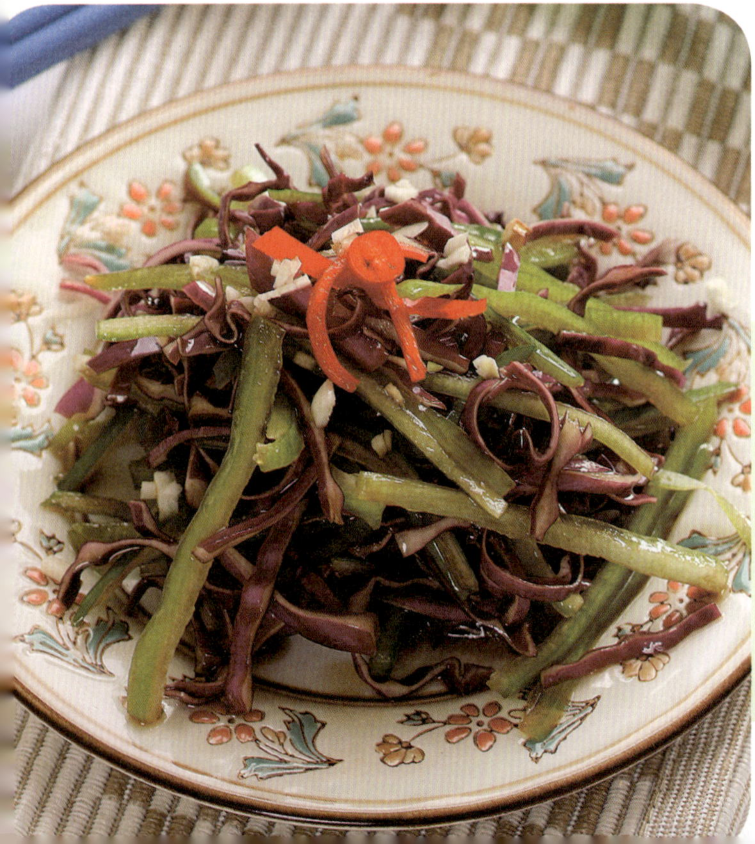

青椒拌紫甘蓝 推荐食谱

原料： 紫甘蓝100克，青椒50克，大蒜、葱、盐、味精、酱油、醋、花椒油、虾皮适量。

做法：

1. 大蒜剥皮，拍成蒜末；葱去根洗净切成丝。
2. 将青椒、紫甘蓝洗净，切成丝，装盘。
3. 将蒜末、葱丝和虾皮放入盘中，再加入盐、味精、酱油、醋、花椒油调味，拌匀即可。

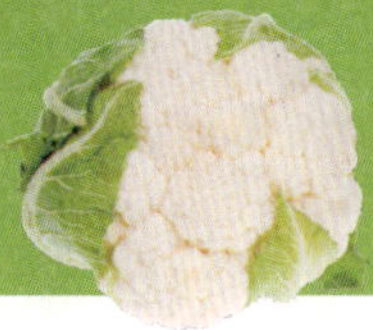

菜花

预防糖尿病并发症

功 效 菜花有助消化、增食欲、生津止渴等功效。菜花内含可溶性纤维，有助于维持血糖和胆固醇水平。菜花中含有丰富的维生素C，有助于2型糖尿病患者调节血糖、预防心血管疾病等并发症。同时，菜花中含有大量的胡萝卜素和维生素A，能有效降低白内障的发生率。

营养成分

◎ 蛋白质2.1克/百克，钾237毫克/百克，维生素C88毫克/百克。

◎ 维生素B_2、维生素E、维生素A和胡萝卜素等营养成分。

食用宜忌 一般人群均宜食用。

宜 中老年人、儿童等脾胃虚弱的人群及肥胖者、癌症患者宜食。

西红柿炒菜花 推荐食谱

原料： 菜花150克，西红柿1个，番茄沙司、生抽、盐、水淀粉适量。

做法：

1. 菜花洗净掰成小朵，用滚水焯一下，沥干水分备用；西红柿洗净后去蒂切成小块。
2. 锅中倒入清水，水沸后放入菜花焯烫两分钟，捞出备用。
3. 炒锅中倒入油，大火加热，待油七成热时，放入西红柿块炒至变软，放少许盐、番茄沙司炒成番茄酱糊状。
4. 放入焯烫过的菜花，翻炒两分钟，淋入水淀粉勾芡即可。

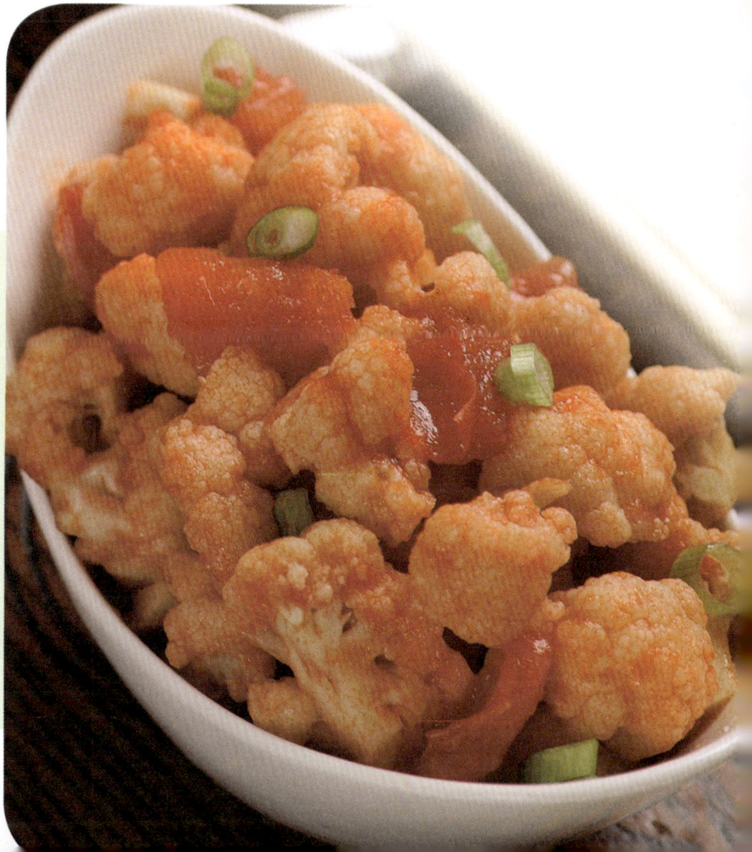

西兰花 降低胃肠对葡萄糖的吸收

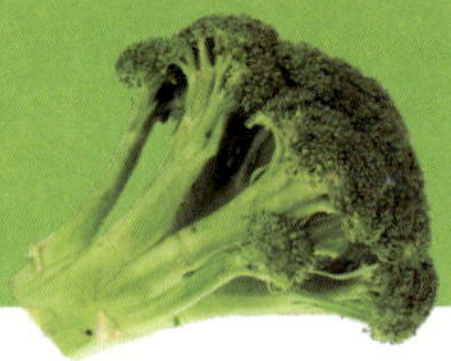

营养成分

◎ 蛋白质4.1克/百克，脂肪0.6克/百克，膳食纤维1.6克/百克。

◎ 矿物质、维生素C和胡萝卜素等营养成分。

功效 西兰花性凉、味甘。可补肾填精、健脑壮骨、补脾和胃。可以辅助治疗久病体虚、耳鸣健忘、脾胃虚弱、小儿发育迟缓等病症。西兰花含有丰富的抗坏血酸，能增强肝脏的解毒能力，提高机体免疫力。西兰花属于高纤维蔬菜，能有效降低肠胃对葡萄糖的吸收，进而降低血糖，有效控制糖尿病。

食用宜忌 一般人群均宜食用。

宜 特别适合生长发育期的儿童，对食欲不振、消化不良、大便干结者都有帮助。

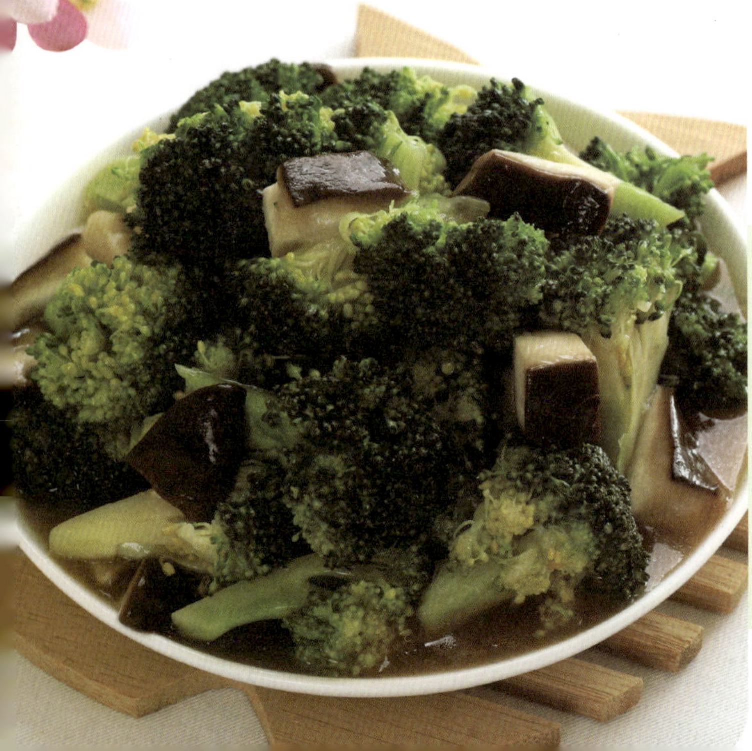

香菇西兰花 推荐食谱

原料： 西兰花100克，香菇（鲜）30克，淀粉、胡椒粉、盐、味精适量。

做法：

1. 西兰花择洗干净，掰成小朵，放入开水中焯透捞出，再过凉水降温。
2. 香菇用开水焯熟，捞出控水。
3. 锅中油烧热，同时放入西兰花、香菇煸炒，倒入一杯开水，再加入胡椒粉、盐、味精调味，用水淀粉勾芡，汤汁收浓即可。

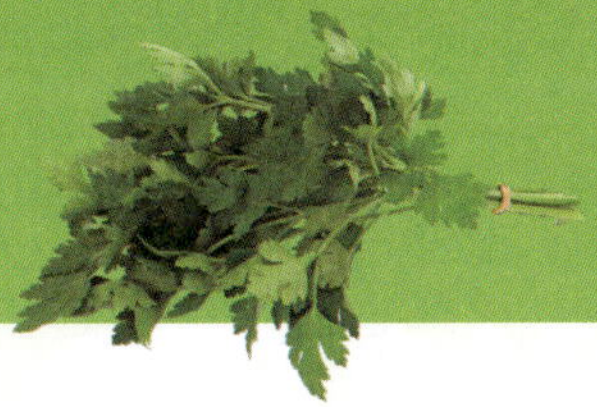

芹菜

理想的高纤维食品

功效 芹菜具有清热除烦、平肝降压、利水消肿、凉血解毒、止血等功效，可消除体内水、钠潴留。芹菜是高纤维食品,经过胃肠道消化会产生一种木质素或肠内脂的物质，可抑制肠内致癌物质的产生。它还可以缩短粪便在肠内的运转时间，减少致癌物质与结肠黏膜的接触，达到预防结肠癌的目的。芹菜汁还有降血糖作用。

营养成分

◎ 蛋白质2.6克/百克，脂肪0.6克/百克，膳食纤维2.2克/百克。

◎ 含铁量较高，养血补虚。

食用宜忌 一般人群均宜食用。

宜 特别适合高血压、动脉硬化、糖尿病、缺铁性贫血患者以及经期妇女食用。

忌 芹菜性凉，脾胃虚寒、大便溏薄者不宜多食，芹菜有降血压作用，故血压偏低者慎用。

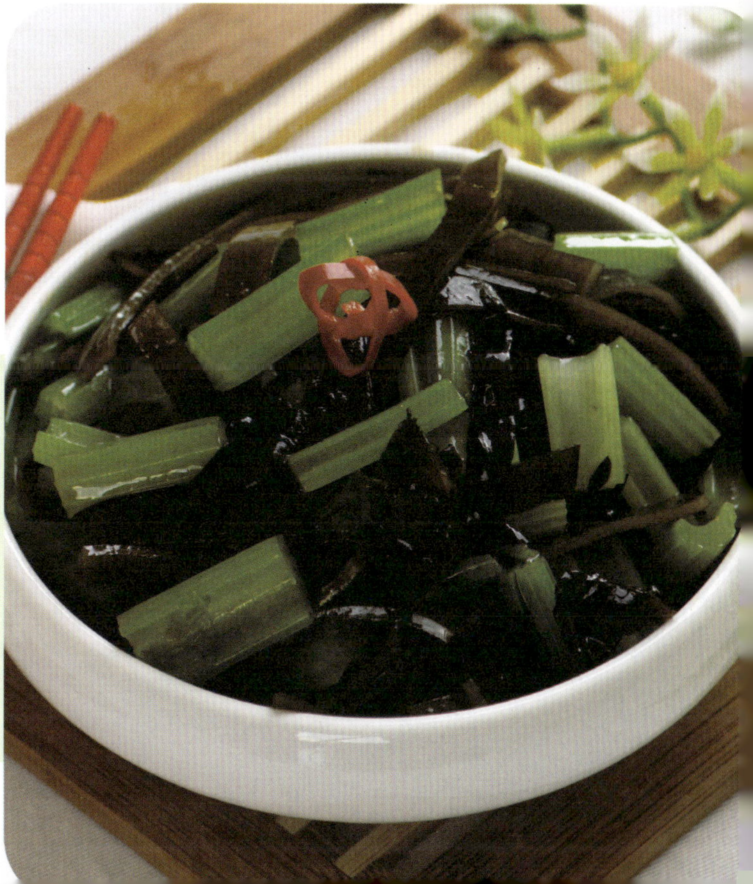

凉拌芹菜海带 推荐食谱

原料： 芹菜150克，水发海带50克，水发黑木耳30克，酱油、芝麻油、精盐、味精各适量。

做法：

1. 将海带、黑木耳洗净切丝，沸水焯熟。
2. 芹菜切成3厘米左右的长段,用沸水煮3分钟捞起。
3. 海带丝、黑木耳丝、芹菜段冷却后放入盘中，再加入酱油、芝麻油、精盐、味精调味即可。

功效： 平肝清热，活血化瘀。

芥蓝 富含膳食纤维

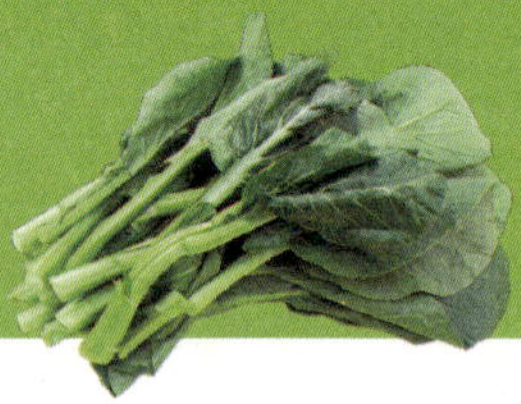

营养成分

◎ 富含有机碱，可增进食欲，有助消化。

◎ 胡萝卜素、维生素C含量很高。

◎ 含有大量的膳食纤维。

功效 芥蓝有解毒利咽、顺气化痰、平喘的功效。芥蓝中含有有机碱，能刺激人的味觉神经，增进食欲，还可加快胃肠蠕动，有助消化。它还含有大量的膳食纤维，能防止便秘，延缓食物中葡萄糖的吸收，且有降低胆固醇、软化血管、预防心脏病等功效。

食用宜忌 一般人群均宜食用。

宜 特别适合食欲不振、便秘、高胆固醇等人群食用。

忌 芥蓝最好采用炒、炝的方法，不要烹制过熟，以保持“质脆”、“色美”、“味浓”的特点。

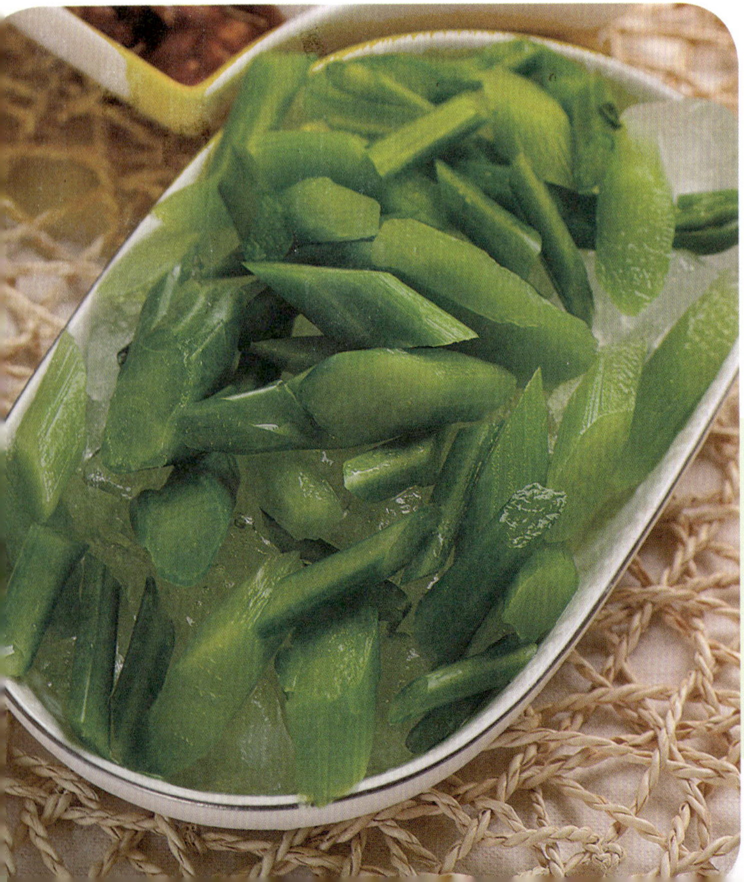

冰镇芥蓝片 推荐食谱

原料： 芥蓝100克，芥末豉油、食用冰块少许。

做法：

1. 芥蓝洗净去皮，切成芥蓝片。注意不可过薄或过厚，以0.5厘米左右为宜。
2. 把水烧开，将芥蓝片放入焯熟。将食用冰块敲成冰粒，放在容器中，再把芥蓝片放在冰粒上，加入芥末豉油调味即可。

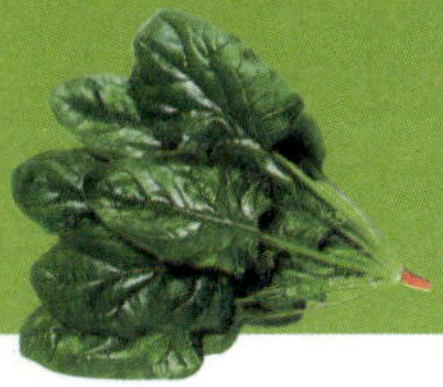

菠菜

有利于稳定血糖

功 效 菠菜性凉，味甘辛，无毒。它有通血脉、开胸膈、下气调中、止渴润燥、通肠导便的功效。糖尿病患者（尤其 2 型糖尿病患者）经常吃些菠菜有利于稳定。

食用宜忌 一般人群均宜食用。

宜 菠菜适合高血压、便秘、贫血、坏血病患者以及皮肤粗糙者、过敏者食用。

忌 菠菜中草酸含量较高，一次不宜食用过多。另外，脾虚便溏、肾炎、肾结石患者不宜多食。

营养成分

◎ 蛋白质2.6克/百克，脂肪0.3克/百克，膳食纤维1.7克/百克。

◎ 丰富的维生素A、维生素B_1、维生素B_2、维生素C。

猪血菠菜汤 推荐食谱

原料：猪血100克，菠菜100克，姜、葱、料酒、盐适量。

做法：

1. 菠菜洗净切段，猪血切条。
2. 锅内倒入油，烧热，放入葱、姜煸香，再倒入猪血煸炒，加入料酒，煸炒至水干。
3. 加入菠菜，加水煮沸后，加盐调味即可。

功效：此汤适宜体弱及老人便秘、痔疮便血者食用。

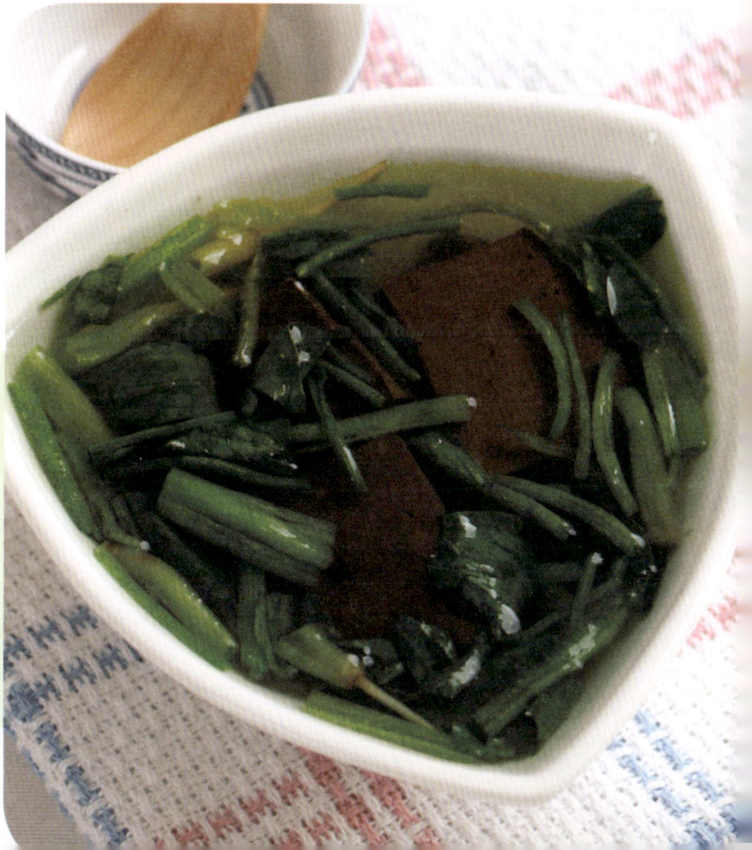

香菜 健胃消食，助降血糖

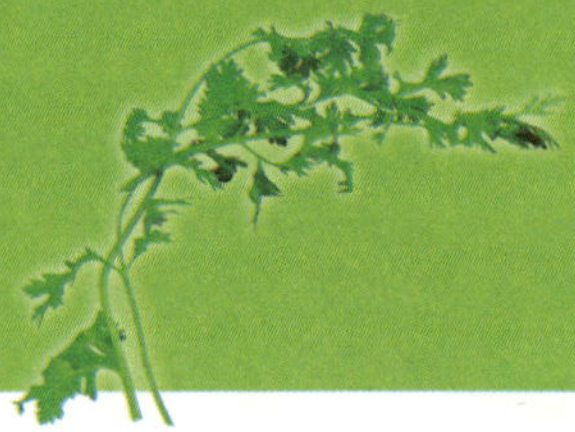

营养成分

◎ 蛋白质2.0克/百克，碳水化合物6.9克/百克，脂肪0.3克/百克，钙170毫克/百克。

◎ 胡萝卜素含量是西红柿、黄瓜的10倍以上。

◎ 富含多种维生素及矿物质。

功效 香菜性温，味甘。有健胃消食、发汗透疹、利尿通便、祛风解毒的功效。适用于感冒、小儿麻疹或风疹透发不畅、饮食积滞、消化不良等症，对某些食物中毒有解毒作用。食用香菜可以解除发热时引起的头痛，还有利尿、降血糖的良好功效。

食用宜忌 一般人群均宜食用。

宜 风寒外感、脱肛及食欲不振者尤其适合。

忌 有口臭、狐臭、严重龋齿、胃溃疡、生疮者慎食。

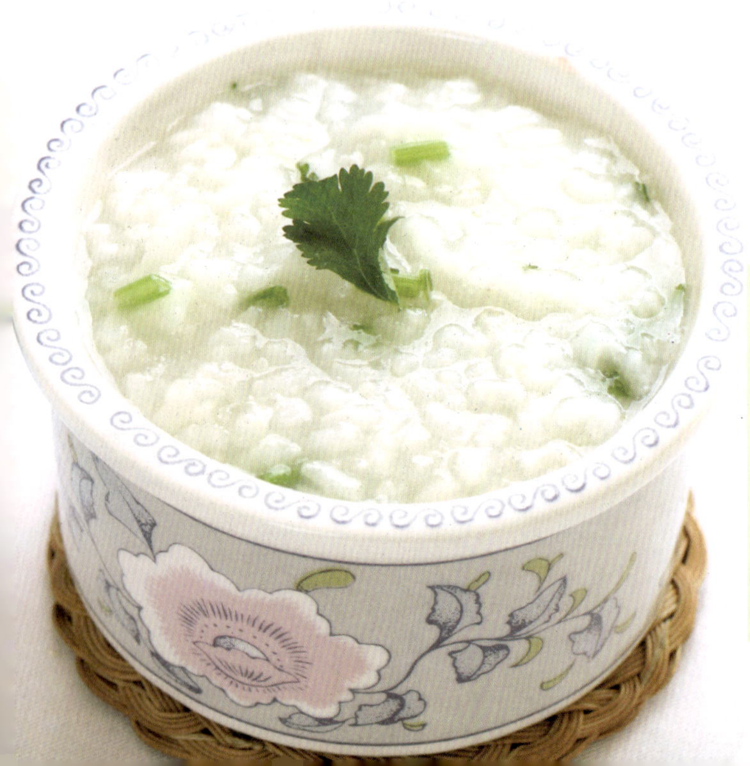

香菜粥 推荐食谱

原料： 粳米50克，香菜10克，橘皮、生姜、盐适量。

做法：

1. 香菜洗净切碎，粳米淘洗干净。
2. 锅内水烧开，放入粳米煮至浓稠，可在煮粥时放入消食理气的橘皮、温胃散寒的生姜，即将出锅时撒入香菜末，加盐调味即可。

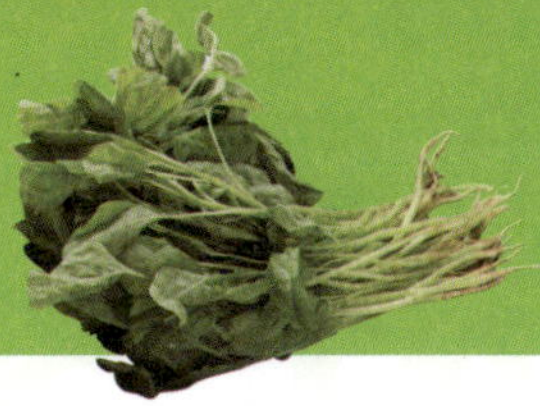

苋菜

清火排毒，防止便秘

功效 苋菜性凉，味甘。它能清利湿热、清肝解毒、凉血散瘀，对于湿热所致的赤白痢疾及肝火上炎所致的目赤目痛、咽喉红肿等，均有一定的辅助治疗作用。常食苋菜可以减肥轻身，促进排毒，防止便秘。

食用宜忌 一般人群均宜食用。

宜 适合老年人、幼儿、妇女、减肥者食用。

忌 脾胃虚寒及便溏者慎食。孕妇禁食。

营养成分

- ◎ 蛋白质1.8克/百克，钙180毫克/百克，磷46毫克/百克，铁3.5毫克/百克。
- ◎ 其中的蛋白质比牛奶更能被人体充分吸收。
- ◎ 其中所含的胡萝卜素比西红柿、茄子、辣椒等茄果类蔬菜高2倍以上。

炒苋菜 推荐食谱

原料： 苋菜150克，大蒜、盐适量。

做法：

1. 将苋菜洗净，切段；大蒜捣细成泥备用。
2. 锅烧热，放入苋菜煸炒几下，然后放入盐、蒜泥再炒3分钟，见苋菜软嫩、略有汤汁时，装盘即成。

功效： 能健胃，促进食欲，并有解毒治痢作用。用于痢疾，湿热腹泻。

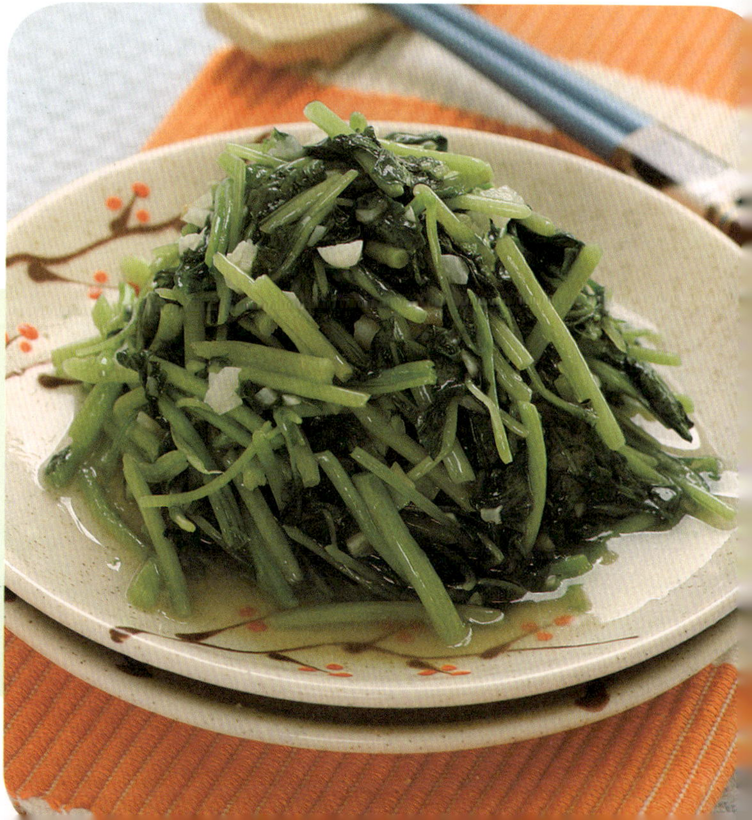

荠菜 有益于糖尿病性白内障患者

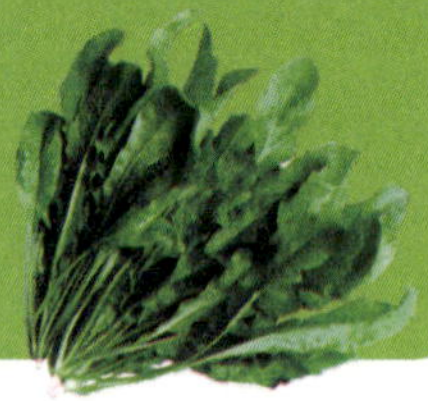

营养成分

◎ 蛋白质2.9克/百克，脂肪0.4克/百克，膳食纤维2.2克/百克。

◎ 丰富的钙、铁、磷、维生素B_2、烟酸等成分。

功效 荠菜具有健脾利水、止血解毒、降压明目等功效。常吃荠菜，对防治麻疹、皮肤角化、呼吸系统感染、软骨病、前列腺炎、泌尿系统感染等均有较好的疗效。荠菜全草均可入药，其花是止血良药，种子还可以明目祛风，治疗眼病和黄疸，有益于糖尿病性白内障患者。

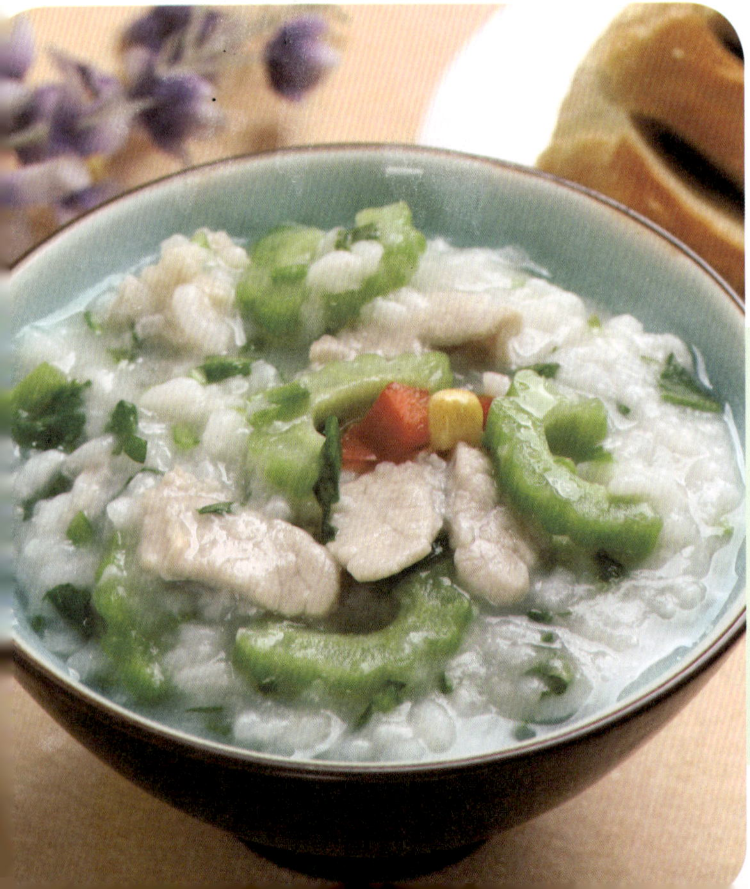

食用宜忌 一般人群均宜食用。

宜 特别适合体征衰弱、头昏目暗、慢性肾炎、气虚浮肿、二便带血的中老年患者。

忌 体质虚寒、便溏者慎食。

荠菜苦瓜瘦肉粥 推荐食谱

原料： 鲜荠菜50克，鲜苦瓜50克，猪瘦肉20克，粳米50克，料酒、盐适量。

做法：

1. 瘦猪肉洗净，切成片，用料酒、盐腌10分钟，入沸水焯熟备用。荠菜洗净，切段。苦瓜洗净，切成片。
2. 锅内加入清水，将粳米熬粥约30分钟，加入苦瓜、荠菜和瘦肉片，再煮10分钟，加适量盐调味即可。

功效： 有清热润燥、清肝明目的功效。

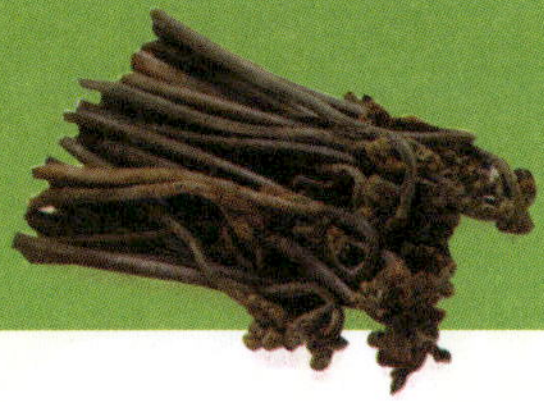

蕨菜

扩张血管，降低血压

功效 蕨菜有清热解毒、杀菌消炎、止泻利尿、降低血压等功效。蕨菜的某些有效成分能扩张血管、降低血压，丰富的膳食纤维能促进胃肠蠕动，具有下气通便的作用。

营养成分

◎ 蛋白质6.6克/百克，脂肪0.9克/百克。

◎ 丰富的膳食纤维、胡萝卜素、维生素、钾、钙、镁、胆碱等元素及多种氨基酸。

食用宜忌 一般人群均宜食用。

忌 脾胃虚寒者慎用。常人也不宜多食。

蕨菜炒肉丝 推荐食谱

原料： 蕨菜150克，瘦猪肉80克，胡萝卜1根，干辣椒、葱、姜各少许，盐、料酒、生抽、味精适量。

做法：

1. 锅中放水，烧开后放入蕨菜，两分钟后捞起，用清水再冲洗浸泡10分钟。捞起后切成段状。
2. 胡萝卜焯水后捞出。猪肉、胡萝卜切丝，姜蒜切末，干辣椒切碎。
3. 锅烧热，倒入油后放入葱姜末以及干辣椒煸香。放入肉丝大火翻炒至肉色变白，放入胡萝卜丝翻炒片刻。
4. 烹入料酒、生抽，放入焯好的蕨菜段大火翻炒片刻，调入适量盐、味精即可。

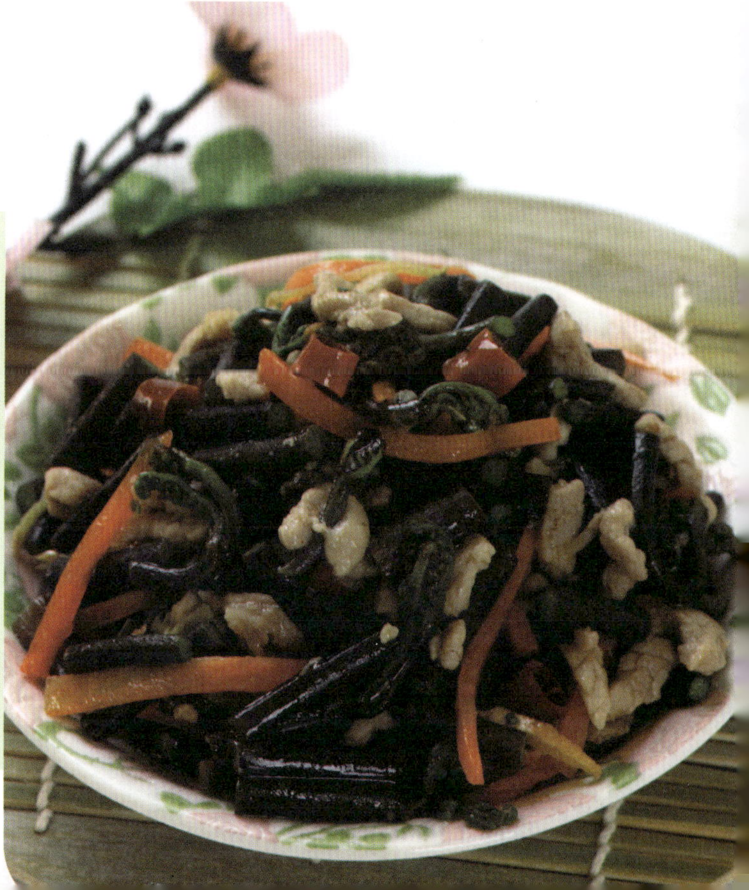

莼菜 增强机体免疫机能

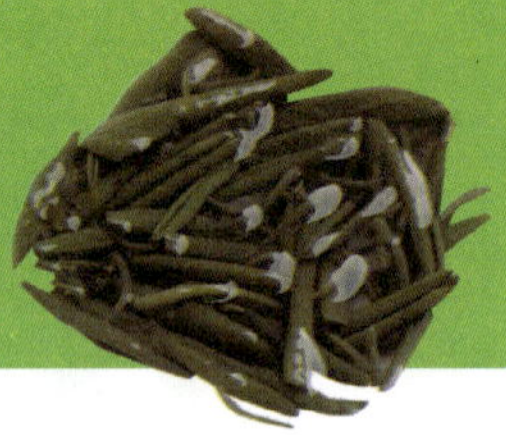

营养成分

- 蛋白质1.4克/百克，膳食纤维0.5克/百克。
- 富含胡萝卜素、维生素A、维生素B_2、维生素C、钾、钙、铁、锰、锌、铜、磷等元素。

功 效 莼菜具有清热、利水、消肿、解毒的功效。莼菜含有一种酸性杂多糖，能明显地促进巨噬细胞吞噬异物，是一种较好的免疫促进剂，可以增强机体的免疫功能，预防疾病的发生。莼菜还能辅助治疗糖尿病、抗癌和降血压。

食用宜忌 一般人群均宜食用。

忌 莼菜性寒而滑，多食易伤脾胃、发冷气，故不宜多食。

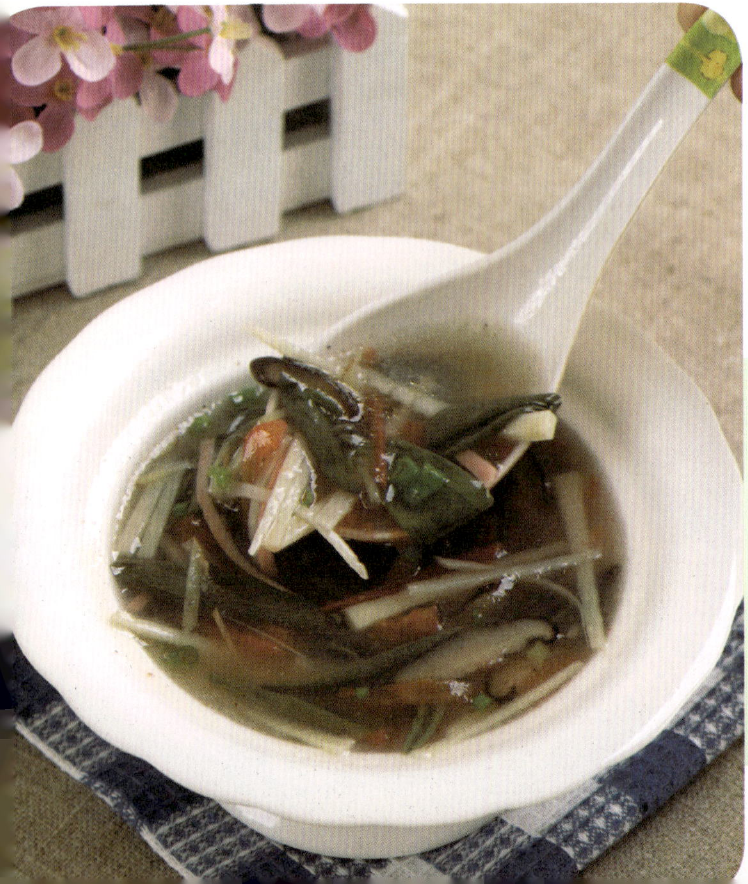

西湖莼菜汤 推荐食谱

原料： 莼菜50克，熟笋、西红柿、水发香菇各少量，高汤、姜末、味精、盐、香油适量。

做法：

1. 莼菜用沸水泡过后，沥干水分；水发香菇、熟笋切成丝，西红柿洗净切成条。
2. 炒锅放油，烧至五成热，放入姜末煸香，加入高汤、香菇丝，烧沸后放入笋丝、莼菜、西红柿，加入味精、盐，烧至入味，淋上香油即可。

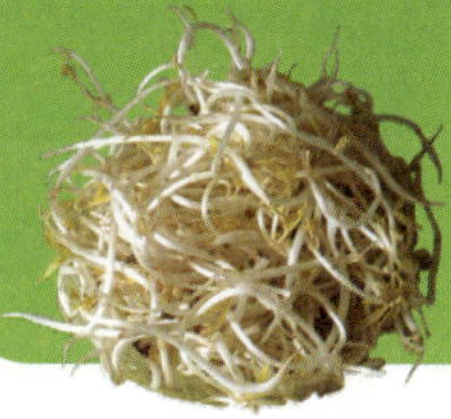

豆芽

控制餐后血糖上升

功 效 豆芽被认为是最适合肥胖人进食的蔬菜之一。绿豆芽具有清热解毒、利尿除湿的作用，适用于有饮酒过度、湿热淤滞、口干口渴、小便赤热、便秘、目赤肿痛等症者食用。黄豆芽具有清热解毒、降血压、美肌肤的作用。豆芽含有丰富的膳食纤维，有助于控制血糖。

营养成分

◎热量较低，水分和膳食纤维含量较高。

◎维生素C的含量尤其丰富。

◎富含烟酸、叶酸、胡萝卜素、钙、铁等多种成分。

食用宜忌 一般人群均宜食用。

宜 特别适合坏血病、口腔溃疡、消化道癌症患者和减肥人士食用。

忌 豆芽性寒，冬季烹调时最好放点姜丝，以中和其寒性。绿豆芽性更为寒凉，容易损伤胃气，且绿豆芽的纤维较粗，利肠道而易导致腹泻，因此慢性胃炎、慢性肠炎及脾胃虚寒者不宜多食。

素炒豆芽 推荐食谱

原料： 豆芽100克，木耳、胡萝卜少许，葱、姜、料酒、盐、生抽、醋适量。

做法：

1. 豆芽将尾部去掉洗净。木耳发好，胡萝卜洗净，分别切成丝。
2. 锅中放油，油热后，倒入葱姜末煸香，倒入豆芽翻炒，烹入料酒，加入胡萝卜丝和木耳丝，加入生抽、醋、盐调味，翻炒均匀即可。

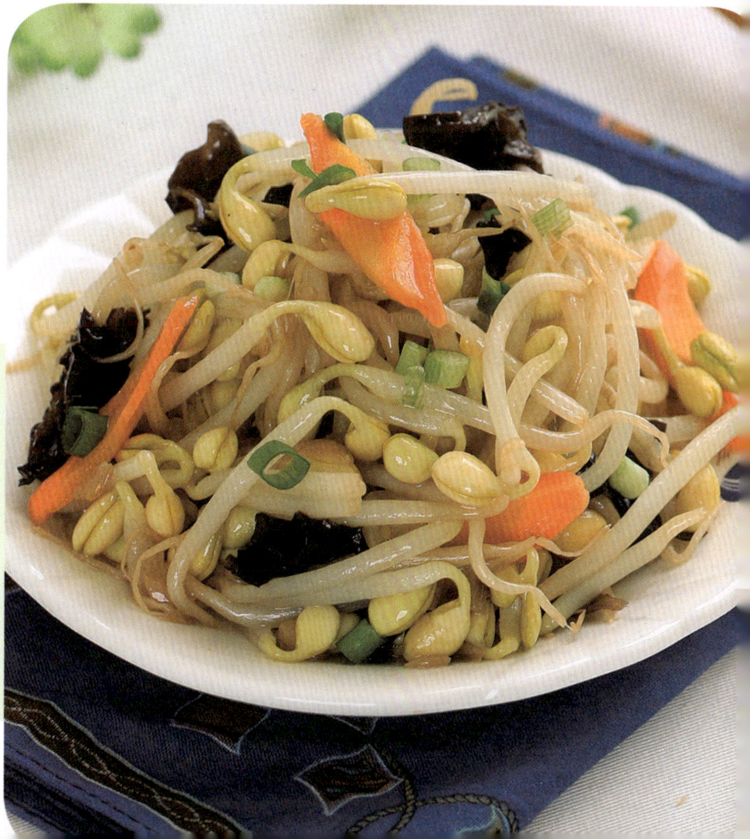

豌豆苗 清热解毒，防止癌症

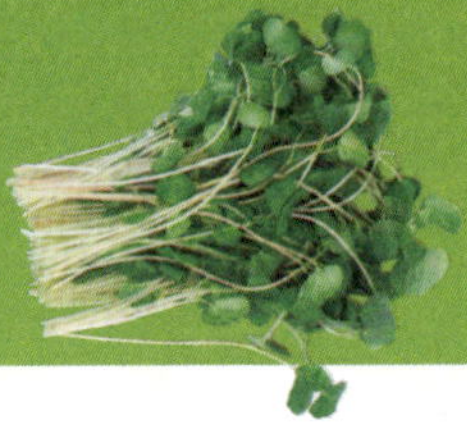

营养成分

- ◎ 丰富的维生素C和能分解体内亚硝胺的酶。
- ◎ 富含止杈酸、赤霉素A_{20}和植物凝素等物质。

功 效 豌豆苗性凉，味甘。具有清热、解毒、祛湿、降血压等功效。富含维生素C和能分解体内亚硝胺的酶，可以分解亚硝胺，具有抗癌、防癌的作用。它还可作为热毒痈疮、湿疹、高血压等病症的辅助食疗佳品。

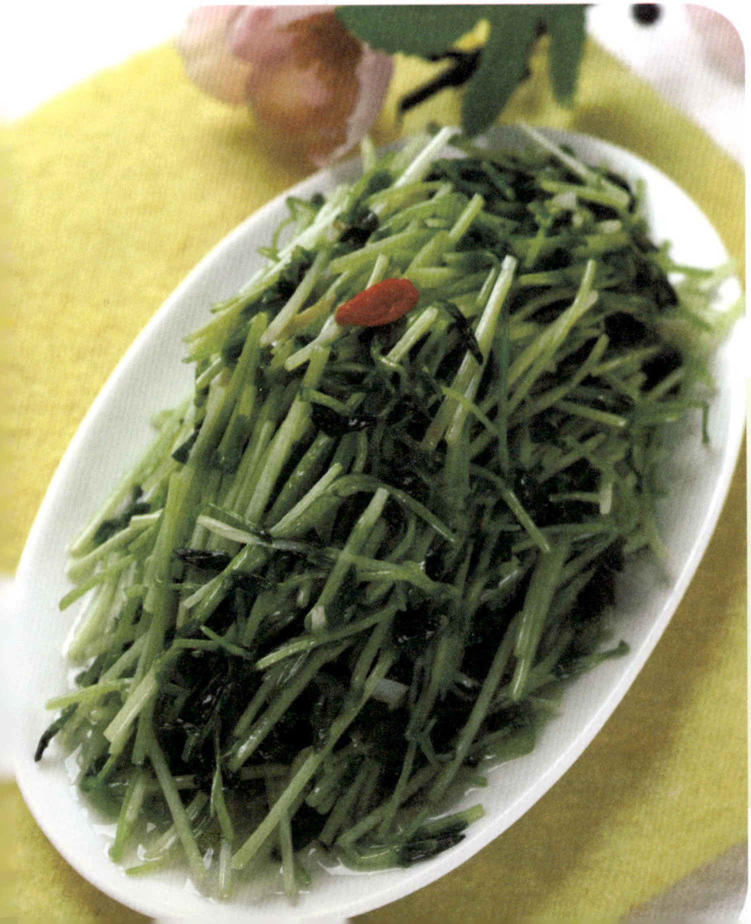

食用宜忌 一般人群均宜食用。

忌 豌豆苗不适宜烹煮太长时间，否则会导致维生素损失过多。

炒豌豆苗 推荐食谱

原料： 豌豆苗200克，盐、味精、葱花适量。

做法：

1. 择去豌豆苗中的杂质，清洗干净，沥干水。
2. 将炒锅置大火上烧热，倒入植物油，油热后放入葱花煸香，放入豆苗迅速煸炒，随即加入盐、味精和少许开水，炒匀出锅即可。

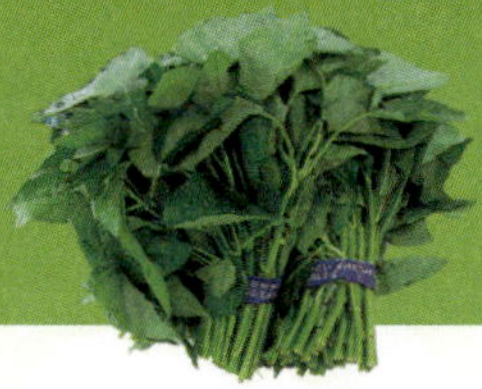

空心菜

润肠通便，清热凉血

功 效 空心菜性凉，味甘，无毒。空心菜不仅是美味的蔬菜，还具有一定的药用价值，其功效主要是润肠通便、清热凉血、疗疮解毒，尤其适合肠燥便秘者食用。

食用宜忌 一般人群均宜食用。

宜 适合便血、糖尿病、高胆固醇、高血脂等症的患者食用。

忌 空心菜性寒滑利，故体征虚弱、脾胃虚寒、大便溏泄者不宜多食，血压偏低、胃寒者慎食。

营养成分

◎丰富的膳食纤维。

◎钙含量比西红柿高12倍多，还有较多的胡萝卜素。

◎富含烟酸、维生素C、钾、氯等营养成分。

日式空心菜 推荐食谱

原料： 空心菜150克，大蒜2～3粒，酱油、盐适量。

做法：

1．把清水放入锅中，加入少许盐烧开。
2．把洗好、切好的空心菜放进去煮；将大蒜去皮拍扁，放在碗里。
3．空心菜煮好捞起沥水，放入有大蒜的碗里面，不用搅拌。
4．用盘子盖在碗上，倒扣让空心菜闷3分钟。拿开盘子淋上些许酱油即可。

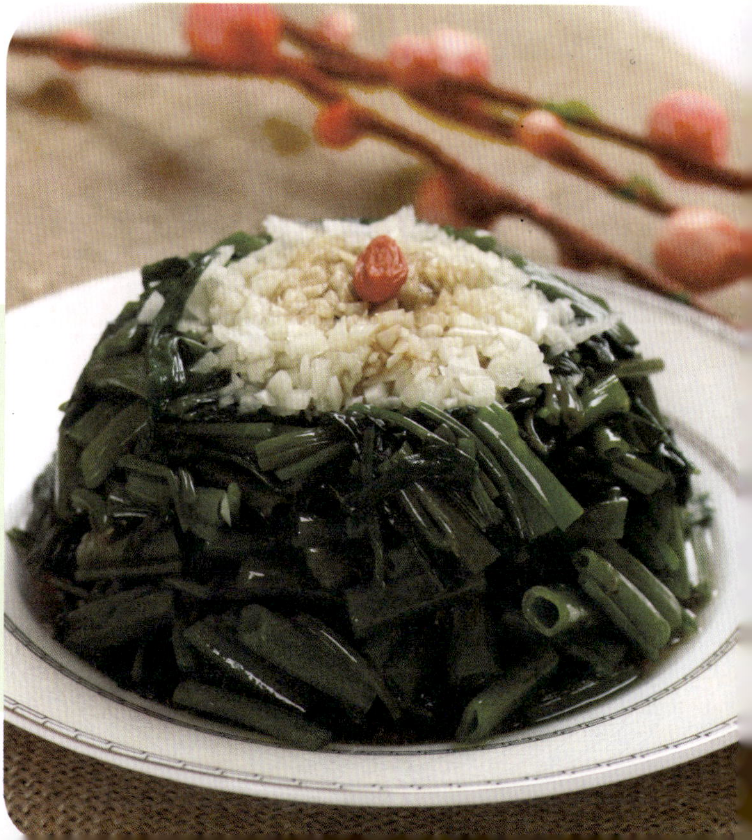

马齿苋 预防糖尿病视网膜病变

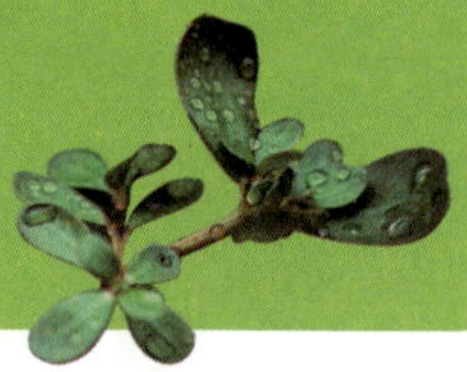

营养成分

- 蛋白质2.3克/百克，脂肪0.5克/百克，膳食纤维0.7克/百克。
- 大量去甲肾上腺素、钾盐及丰富的柠檬酸、苹果酸、氨基酸、生物碱等成分。
- 富含钙、磷、铁、胡萝卜素、维生素C等元素。

功效 马齿苋含有丰富的SL3脂肪酸及维生素A样物质。SL3脂肪酸是形成细胞膜，尤其是脑细胞膜与眼细胞膜所必需的物质；维生素A样物质能维持上皮组织如皮肤、角膜及结合膜的正常机能，参与视紫质的合成，增强视网膜感光性能，有助于预防糖尿病视网膜病变。

食用宜忌 一般人群均宜食用。

忌 马齿苋为寒凉之品，脾胃虚弱、大便溏泄及孕妇忌食；忌与胡椒、鳖甲同食。

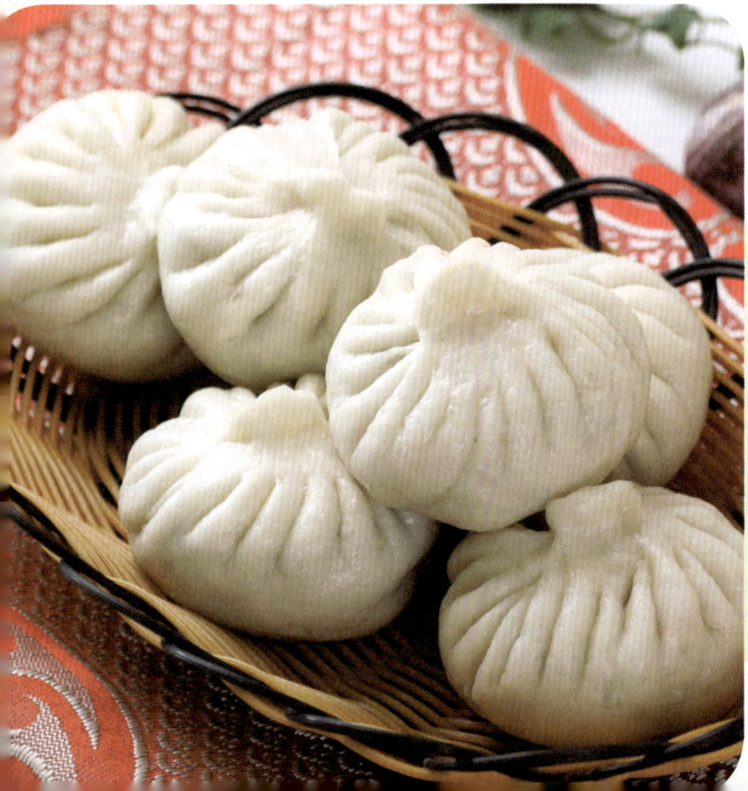

马齿苋包子 推荐食谱

原料： 面粉100克，马齿苋馅50克，油豆腐30克，油、盐、味精适量。

做法：

1. 将油豆腐切碎，与马齿苋馅搅拌均匀，加盐、味精、油，继续搅拌。
2. 将面粉放入泡好酵母的盆内和成面团，放入温暖处发酵。发酵好，将面团揉匀搓成长条，揪成小面剂，擀成包子面皮，包馅捏成包子，上笼蒸熟即可。

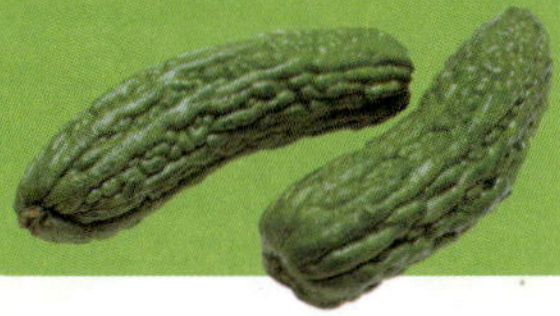

苦瓜

被誉为“植物胰岛素”

功效 苦瓜有清暑解热、解毒、降脂、降血糖的功效，可用于中暑发热、烦热口渴、痢疾、高脂血症、糖尿病等症的调养。苦瓜中的苦瓜苷被称为“植物胰岛素”，能促进糖分分解，有明显的降血糖作用。

食用宜忌 一般人群均宜食用。

宜 适合糖尿病、癌症患者食用。

忌 苦瓜性寒，脾胃虚弱者不宜食用；另外，苦瓜中含有奎宁，过量食用易刺激子宫收缩，引起流产，孕妇应慎食。

营养成分

◎蛋白质1.2克/百克，脂肪0.1克/百克，碳水化合物3克/百克。

◎维生素C含量丰富。

◎富含钾、钠、磷、胡萝卜素、烟酸、维生素B_1等元素。

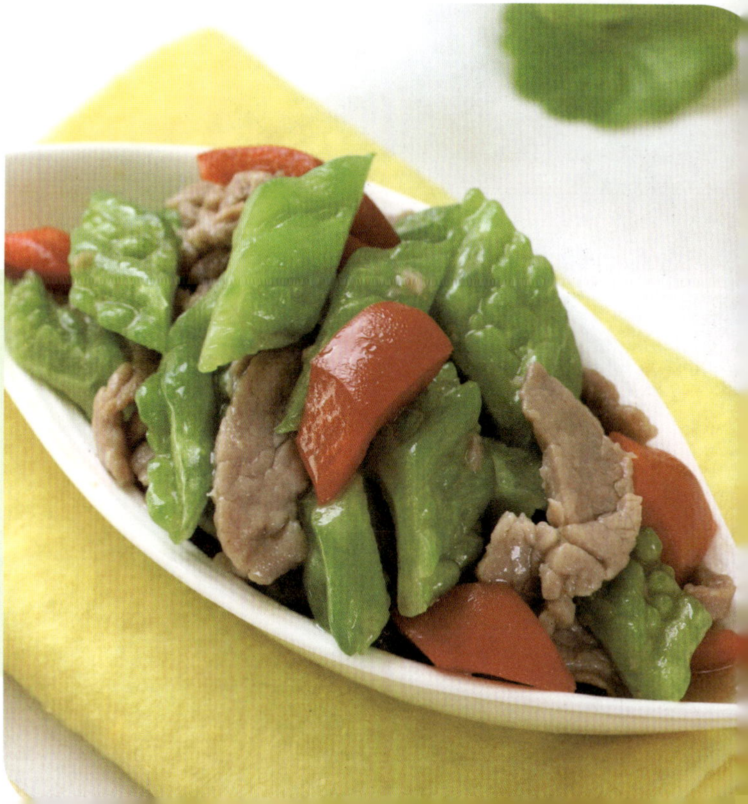

苦瓜炒肉片 推荐食谱

原料： 瘦猪肉150克，鲜苦瓜100克，葱、姜、红椒、盐、味精、淀粉适量。

做法：

1. 猪肉切柳叶形薄片，加精盐、水淀粉抓匀上薄浆，上锅炒熟待用；苦瓜去籽洗净，斜切成菱形片，焯水待用；红椒去蒂、去籽洗净，切菱形片。
2. 炒锅烧热，油烧热，放入葱、姜、红椒炒香，倒入苦瓜大火翻炒2分钟，倒入炒好的瘦肉炒匀，调入盐、味精调味，水淀粉勾芡即可。

黄瓜 糖尿病患者首选食物

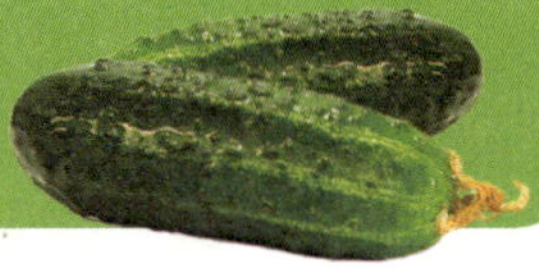

营养成分

◎ 水分约为98%，蛋白质0.8克/百克，膳食纤维0.5克/百克。

◎ 含有维生素C、胡萝卜素、蛋白质、钙、磷、铁等人体必需的营养素。

功 效 黄瓜肉质脆嫩，汁多味甘，生食生津解渴。鲜黄瓜中含有一种叫丙醇二酸的物质，有抑制糖类转化为脂肪的作用。黄瓜用作减肥美容的佳品，长久以来一直受到人们的青睐。黄瓜还含有葫芦素等，有清热解毒、利水消肿等作用。

食用宜忌 一般人群均宜食用。

宜 适宜肥胖、高血压、高血脂、水肿患者食用，是糖尿病患者首选食品之一。

忌 黄瓜性凉，胃寒、脾胃虚弱、肺寒咳嗽者应少吃。

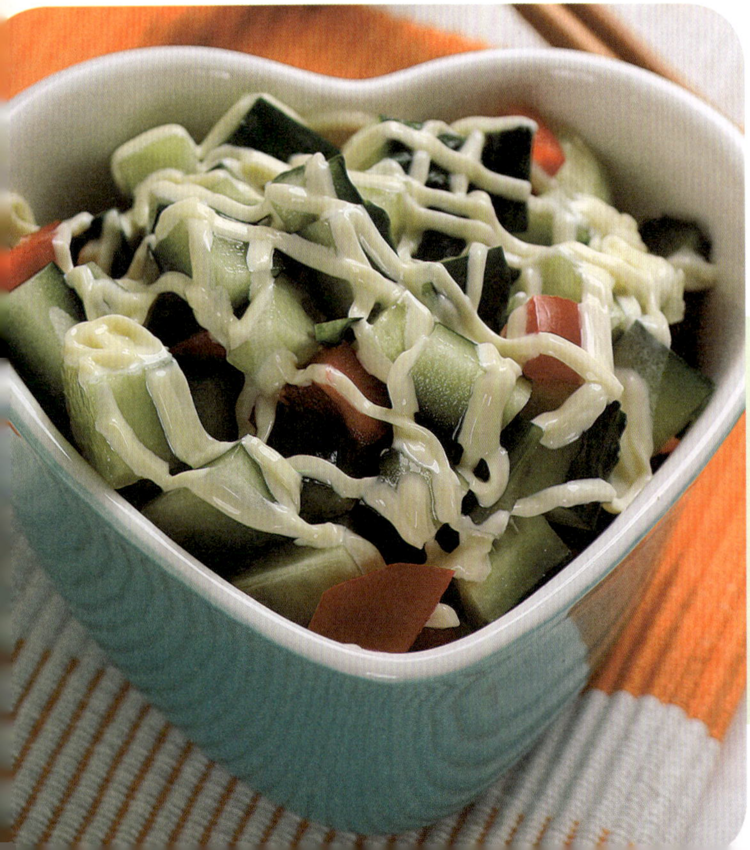

黄瓜色拉 推荐食谱

原料： 黄瓜1根，红椒10克，无糖沙拉酱、精盐少许。

做法：

1. 将黄瓜去皮，涂少许盐、切成小片；红椒洗好，切成丁。
2. 将黄瓜、红椒放入盘子中，加入无糖沙拉酱拌匀即成。

特点： 色泽鲜艳，爽口不腻，味美适口，营养丰富。

活跃人体新陈代谢 南瓜

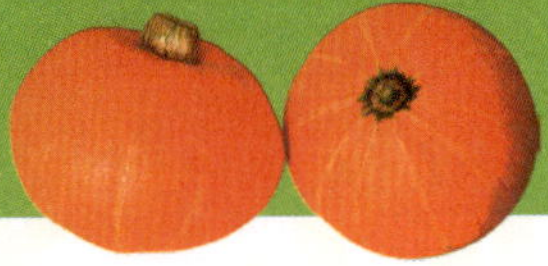

功 效 南瓜性温，味甘。有补中益气、健脾暖胃的功效。南瓜含有丰富的钴元素，能活跃人体的新陈代谢，促进造血功能，并且参与人体内维生素B_{12}合成，是人体胰岛细胞所必需的微量元素，有助于防治糖尿病，降低血糖。

食用宜忌 一般人群均宜食用。

宜 尤其适宜肥胖者、糖尿病患者和中老年人食用。

忌 患有脚气、黄疸、气滞湿阻病者忌食。

营养成分

◎蛋白质0.7克/百克，脂肪0.1克/百克，膳食纤维0.8克/百克。

◎丰富的瓜氨酸、精氨酸、天门冬酸、多种不饱和脂肪酸。

◎大量的维生素和多种微量元素等。

南瓜粥 推荐食谱

原料： 南瓜100克，大米50克，食盐适量。

做法：

1. 南瓜去皮，洗净切细条备用。大米淘洗干净，用清水浸泡1小时。
2. 锅中加清水适量煮沸，放入大米，当水再次烧开时转小火煮约20分钟，放入南瓜再煮十几分钟，视口味加盐调味即可。

功效： 补中益气、解毒祛虫，适用于脾胃虚弱、营养不良者。

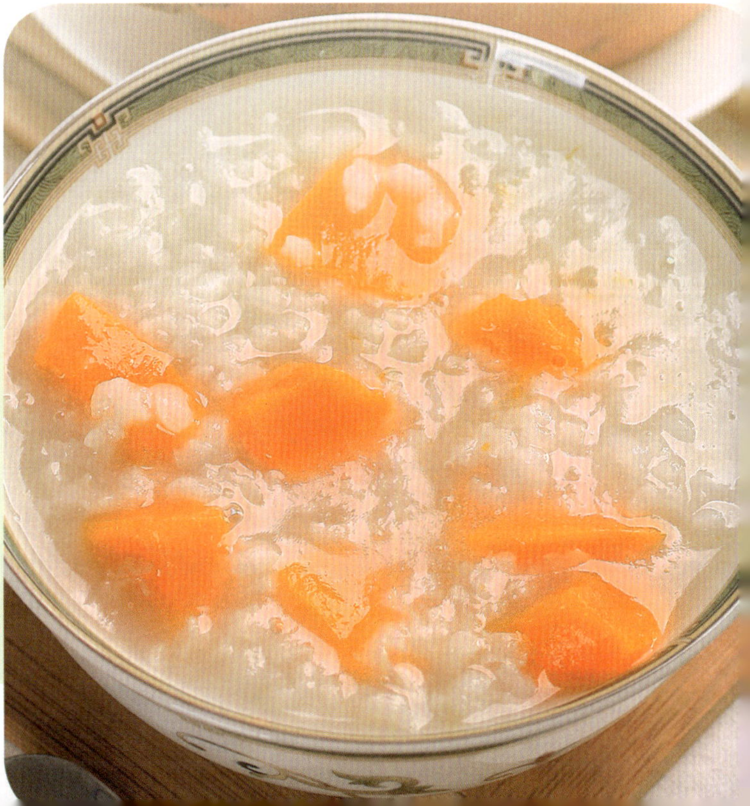

冬瓜 防止体内脂肪堆积

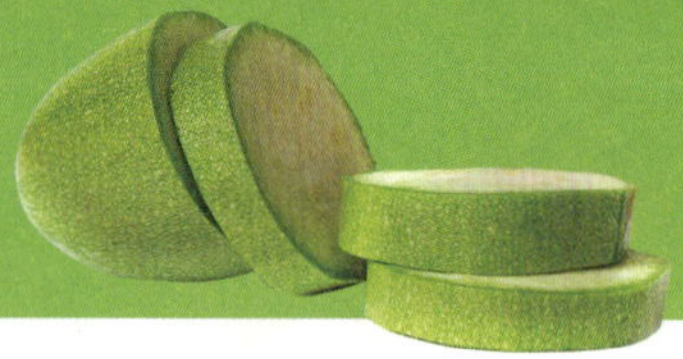

营养成分

◎ 蛋白质0.4克/百克，脂肪0.2克/百克，膳食纤维0.7克/百克。

◎ 含有防止体内脂肪堆积的丙醇二酸。

◎ 富含胡萝卜素、维生素C、烟酸以及钙、磷、铁、钾、钠等营养成分。

功效 冬瓜味甘，性凉。它有清热解毒、生津利水、润肺化痰、消肿利尿等功效。冬瓜中富含丙醇二酸，能有效控制体内的糖类转化为脂肪，防止体内脂肪堆积，对防治高血压、动脉粥样硬化及减肥有良好的效果。

冬瓜瓤、冬瓜子煎汁内服对治疗糖尿病、口渴等症效果较好。

食用宜忌 一般人群均宜食用。

宜 心烦气闷、烦渴、小便不利者宜食。适合糖尿病、高血压、高血脂患者食用。

忌 冬瓜性寒，阳虚肢冷、脾胃虚寒易泻者慎用。

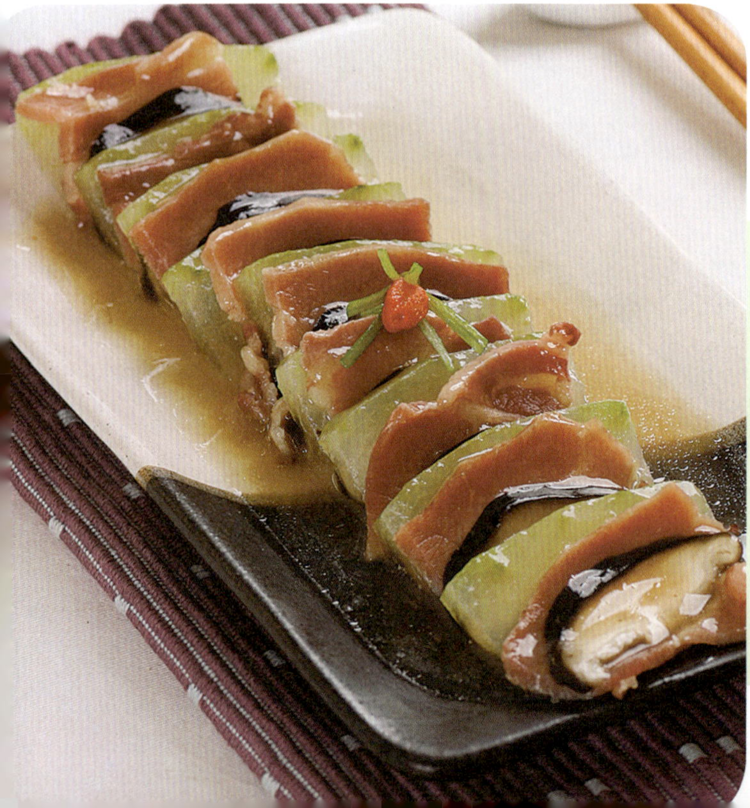

火腿冬瓜 推荐食谱

原料： 冬瓜200克，火腿50克，鲜香菇20克，高汤、葱、黄酒、盐、味精适量。

做法：

1. 冬瓜去皮切成1厘米厚的冬瓜片，每片中间切一刀，但要连片；香菇泡软。
2. 火腿切成与冬瓜大小相同的薄片，葱切小段。
3. 火腿片夹入冬瓜片内，放入深盘，香菇放在中间，加入葱、黄酒、盐、味精调味，淋上高汤，覆上微波薄膜，高火蒸18分钟，待冬瓜呈透明状即可。

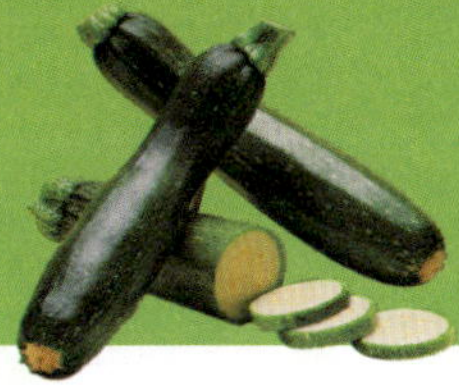

提高免疫力 西葫芦

功效 西葫芦具有清热利尿、除烦止渴、润肺止咳、消肿散结的功效，可用以辅助治疗腹胀、水肿、烦渴等症。西葫芦含有一种干扰素的诱生剂，可刺激机体产生干扰素，提高免疫力，起到抗病毒和抗肿瘤的作用。

营养成分

◎蛋白质0.8克/百克，脂肪0.2克/百克，膳食纤维0.6克/百克。

◎钙的含量极高。

◎富含维生素C、胡萝卜素等营养物质。

食用宜忌 一般人群均宜食用。

忌 脾胃虚寒的人应少吃。西葫芦不宜生吃，烹调时不宜煮得太烂，以免营养损失。

韭菜炒西葫芦 推荐食谱

原料： 韭菜100克，西葫芦80克，大蒜、酱油、食盐、食油各适量。

做法：

1. 将西葫芦洗净切成丝，韭菜洗净切段，大蒜拍成蒜蓉。
2. 将锅烧热放油，放入蒜末煸香，放入西葫芦丝，快速翻炒至变软，烹入酱油、盐调味，倒入韭菜段，炒匀即可出锅。

特点： 这道菜对于感冒、上呼吸道感染、扁桃体炎、便秘以及传染性肝炎、急性肾小球肾炎等病患者，有扶助正气、辅助治疗的作用。

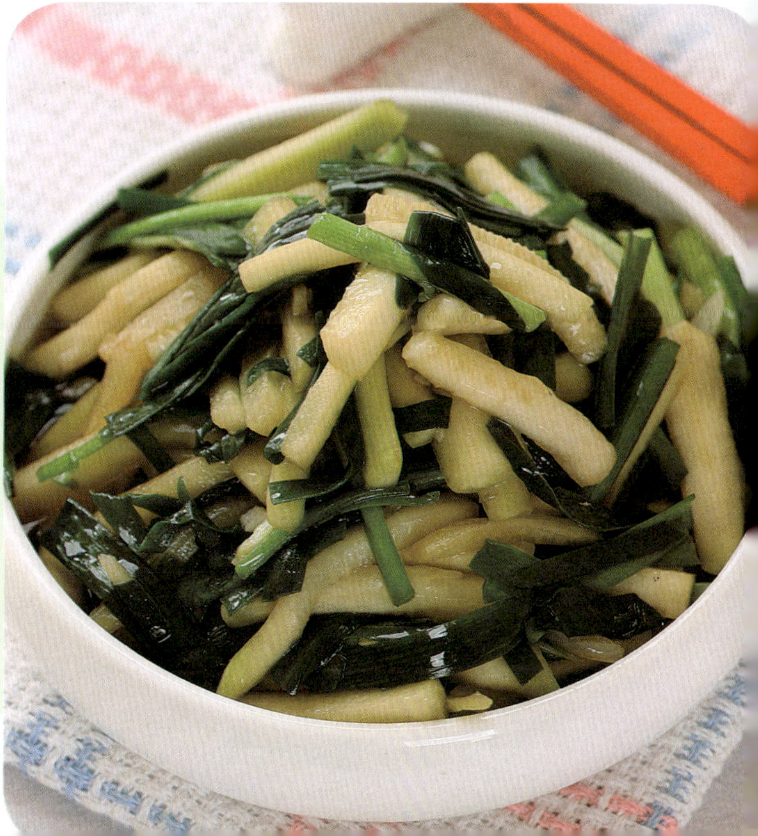

西红柿 超级抗氧化食品

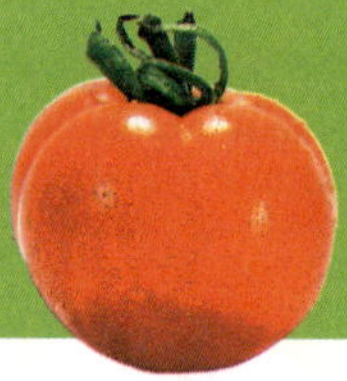

营养成分

◎ 蛋白质0.9克/百克，脂肪0.2克/百克，膳食纤维0.5克/百克。

◎ 抑菌作用的西红柿碱。

◎ 丰富的维生素A、维生素C及矿物质。

功效 西红柿性微寒，味酸甘。有生津止渴、健胃消食、清热解毒等功效，对发热、口渴、过食油腻所致的消化不良、中暑、胃热口苦、虚火发炎等病症有较好的辅助治疗效果。西红柿中的西红柿红素具有很强的抗氧化作用，可以有效地预防和减轻心血管疾病。每天只要食用100~200克新鲜的西红柿，就能保证人体所需要的维生素和矿物质。

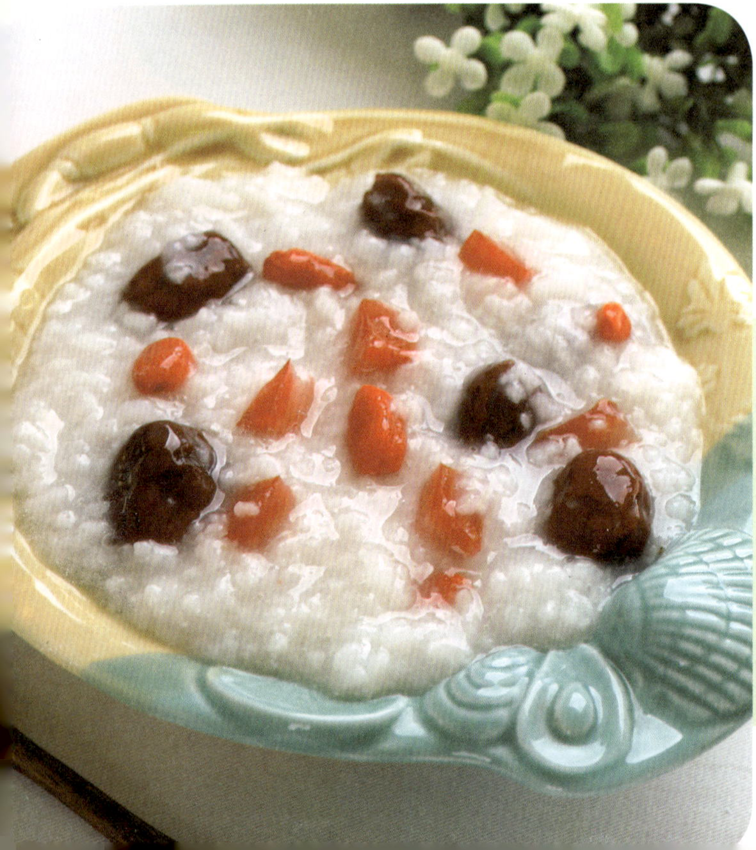

食用宜忌 一般人群均宜食用。

宜 适合口渴、高血压、急慢性肝炎、急慢性肾炎、夜盲症和近视眼患者食用。

忌 西红柿不宜在空腹时食用。脾胃虚寒者以及月经期间的妇女不宜生食西红柿。

西红柿红枣粥 推荐食谱

原料： 大米100克，西红柿125克，红枣10克，枸杞子少许。

做法：

1. 西红柿洗净，切成丁备用。
2. 红枣去核洗净，枸杞子洗净备用。
3. 大米淘洗干净，与红枣、枸杞子一同放入沙锅内加水，置旺火上煮滚，改文火继续熬成粥。
4. 加入切成丁的西红柿，再煮5分钟即可。

功效： 滋阴养血，养胃健脾，生津。

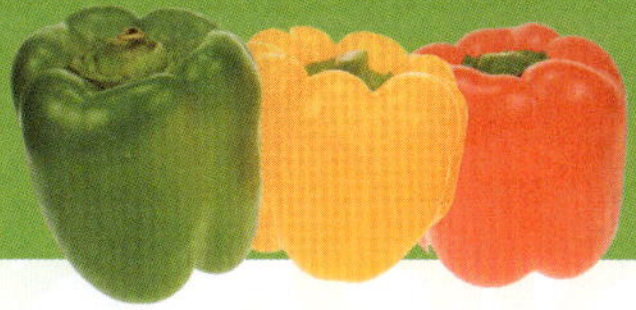

青椒

辅助调节血糖

功效 青椒有温中散寒、开胃消食的功效。青椒所含的辣椒素有刺激唾液和胃液分泌的作用，可促进肠蠕动，促进脂肪的新陈代谢，防止体内脂肪积存，有利于降脂、减肥，可辅助调节血糖。它还可以防治坏血病，对牙龈出血、贫血有辅助治疗作用。

营养成分

◎水分93.9%，碳水化合物约3.8%。

◎丰富的维生素C、维生素K。

◎钙、钠、钾、磷、镁等元素。

食用宜忌 一般人群均宜食用。

忌 眼疾、食管炎、胃肠炎、胃溃疡、痔疮患者应少吃或忌食；患有火热病症或阴虚火旺、高血压、肺结核患者慎食。

青椒肉片炒腐竹 推荐食谱

原料： 青椒50克，猪肉20克，干腐竹数根，姜、生抽、盐适量。

做法：

1. 腐竹提前泡发，泡好的腐竹沥水切成小段，猪肉切薄片，青椒切小块，姜切片。
2. 锅中放适量油，放姜片爆香。放入猪肉片拌炒，炒至肉色变白。
3. 放入腐竹拌炒，大火炒干水分。放适量盐、生抽调味。
4. 放入青椒一起拌炒。炒至青椒断生即可出锅。

提示： 维生素C不耐热，易被破坏，应避免使用铜质餐具。

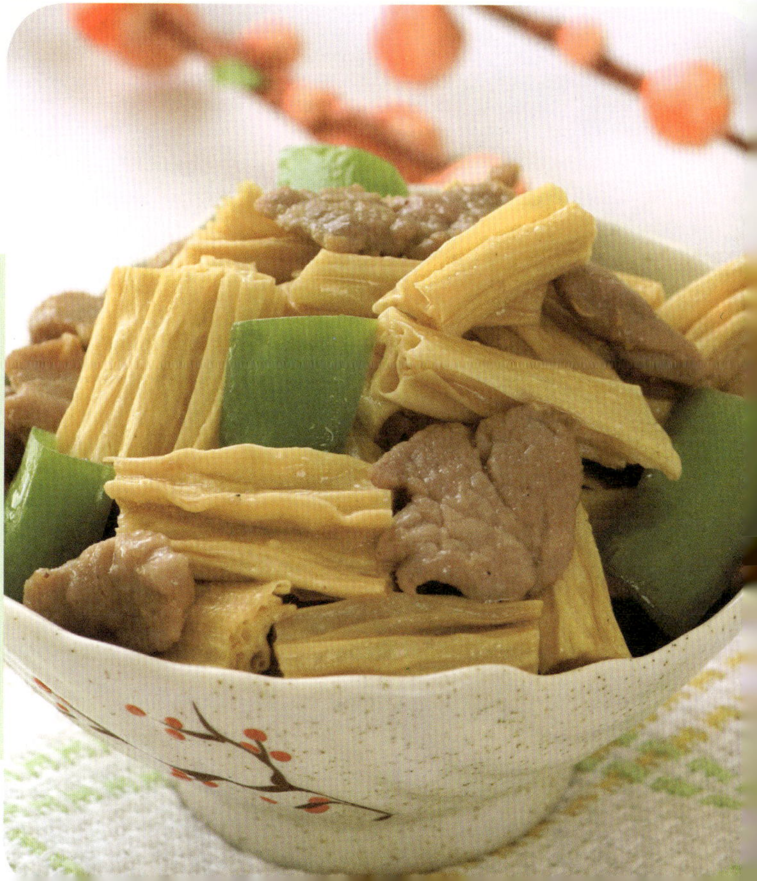

辣椒 蔬菜中的维C大王

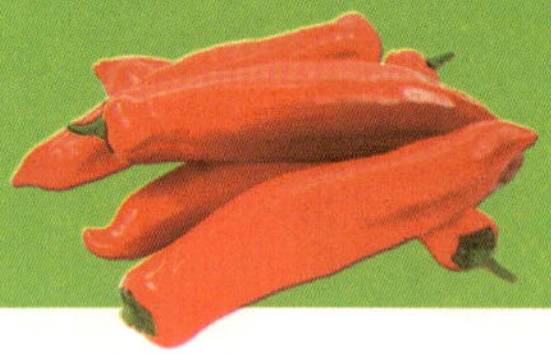

营养成分

◎ 蛋白质1.4克/百克，脂肪0.3克/百克，膳食纤维2.1克/百克。

◎ 维生素C的含量很高。

◎ 富含维生素A、维生素B_{12}、维生素C、钙、磷、胡萝卜素、铁、钴等元素。

功 效 辣椒性热，味辛。辣椒素可刺激大脑释放内啡肽，缓解疼痛感，亦可加快新陈代谢，降低胆固醇、低密度脂蛋白、三酰甘油含量。辣椒可显著降低血糖水平，促进血液循环，预防心脏病和中风等病症。辣椒还对感冒、动脉硬化、夜盲症和坏血病等症有预防和辅助治疗作用。

食用宜忌

忌 肺结核、支气管扩张、咽喉炎、甲状腺功能亢进、溃疡病、食管炎、红斑狼疮、牙痛、干燥综合征、原发性高血压、癌症、目赤肿痛、更年期综合征等患者不宜食用。消瘦者、阴虚火旺者不宜食用。肠胃功能不佳、口腔溃疡、痔疾和疖肿者不宜食用。产妇生产后1周内不宜吃辣椒。

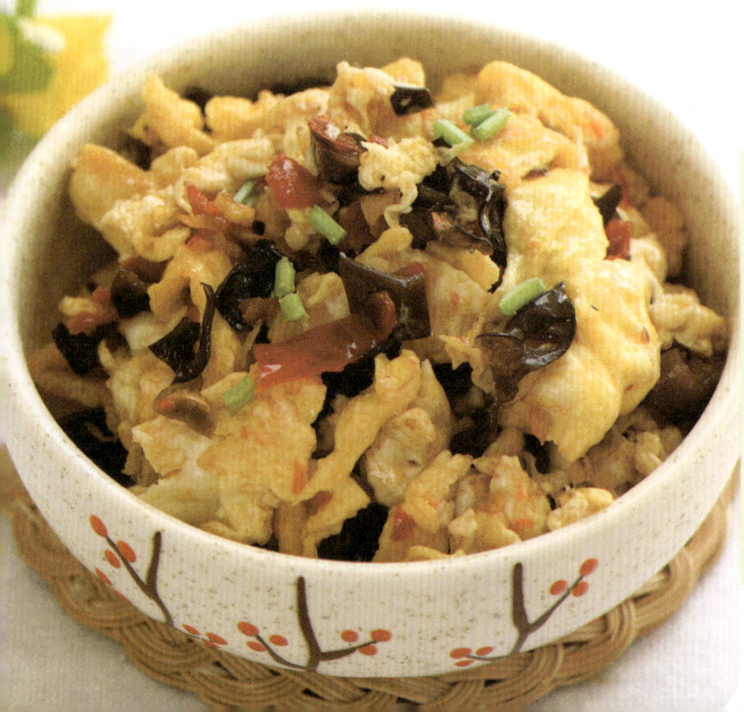

剁辣椒木耳炒鸡蛋 推荐食谱

原料： 黑木耳20克，鸡蛋1个，剁辣椒、白醋、生抽、盐、香油适量。

做法：

1. 将黑木耳用温水泡发择去杂质，洗净撕成小块。鸡蛋磕入碗中打散备用。
2. 锅里放油烧热，将蛋液下锅炒熟。倒入黑木耳拌炒，再加入两勺剁辣椒。
3. 加入一点白醋，加少许生抽炒匀。盐要适量，先尝尝咸淡。因为剁辣椒本身就有咸味，出锅的时候加点香油即可。

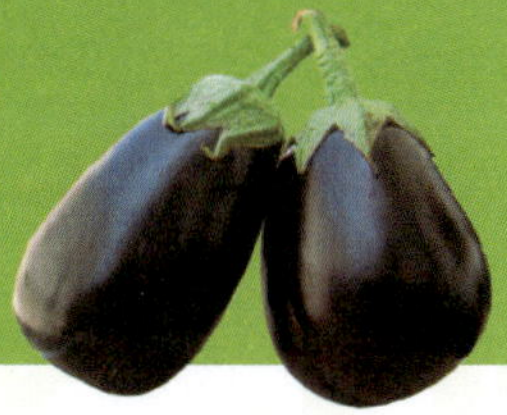

茄子

消肿止痛，预防出血

功效 茄子味甘性寒。具有清热解毒、活血散瘀、消肿止痛及止血等功效。茄子中富含的维生素P能使血管壁保持弹性和生理功能，防止硬化和破裂，所以经常吃些茄子，有助于防治高血压、冠心病、动脉硬化和出血性紫癜。

营养成分

- 蛋白质1.1克/百克，脂肪0.2克/百克，膳食纤维1.3克/百克。
- 维生素P的含量很高。
- 多种维生素以及钙、磷、铁等多种营养成分。

食用宜忌 一般人群均宜食用。

宜 茄子可清热解毒，对于容易长痱子、生疮疖的人尤为适宜。

忌 脾胃虚寒、哮喘、体弱、消化不良、容易腹泻者不宜多食。手术前不宜吃茄子。

鲜香紫茄 推荐食谱

原料： 紫皮茄子150克，大蒜4瓣，香油、甜面酱、盐、味精适量。

做法：

1. 将茄子洗净，带皮切成块状，放入沸水中氽一下，捞出沥干水。
2. 把大蒜洗净捣成蓉，放入茄子中，另放入盐、甜面酱、味精、香油拌匀即可食用。

功效： 具有健脾宁心，降压止血的功效。适用于动脉硬化、高血压、脑血栓及坏血病患者食之。

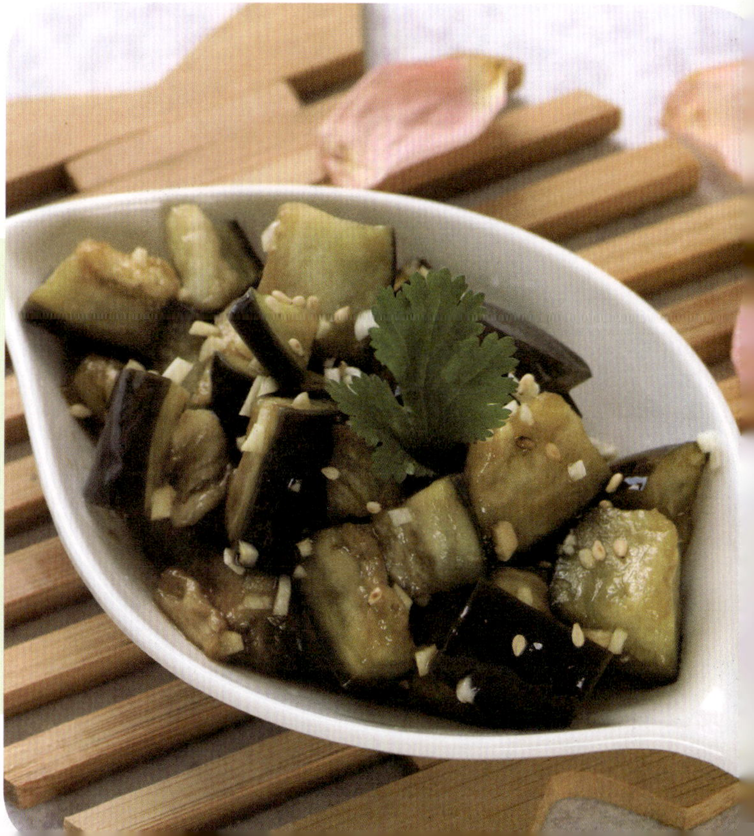

香菇 预防糖尿病并发症

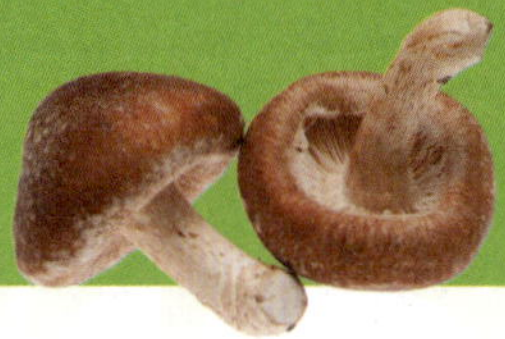

营养成分

◎ 蛋白质20克/百克，脂肪1.2克/百克，膳食纤维31.6克/百克。

◎ 含7种人体必需的氨基酸。

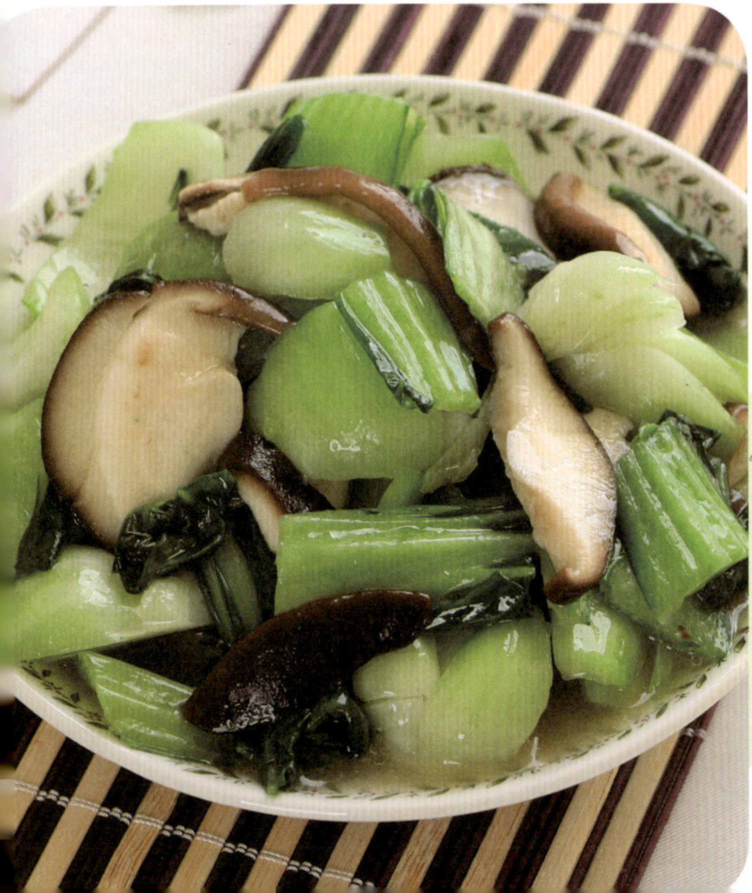

功 效 香菇味甘、平，凉。它有补肝肾、健脾胃、益气血之功效。香菇中含有嘌呤、胆碱、酪氨酸、氧化酶以及某些核酸物质，可以降血压、降胆固醇、降血脂，又可预防动脉硬化、肝硬化等疾病。

香菇含有的香菇素可以溶解胆固醇，对心脏病、高脂血症患者有降脂作用，对糖尿病视网膜病变、肾病患者都有利。

食用宜忌 一般人群均宜食用。

宜 气虚头晕、贫血、自身抵抗力下降以及年老体弱者宜食；高脂血症、原发性高血压、动脉硬化症、糖尿病患者及肥胖者宜食；癌症患者放疗、化疗后宜食。

忌 香菇为动风食物，顽固性皮肤瘙痒症患者忌食。

香菇油菜 推荐食谱

原料： 油菜200克，香菇10朵，高汤半碗，水淀粉、盐、味精适量。

做法：

1. 油菜洗净切段；香菇浸软去蒂，从中间切开。
2. 炒锅油烧热，先放入香菇炒香，再放入油菜、盐、味精，加入高汤加盖焖2分钟，淋水淀粉勾薄芡装盘即可。

功效： 降脂、抗衰、补血、通便。

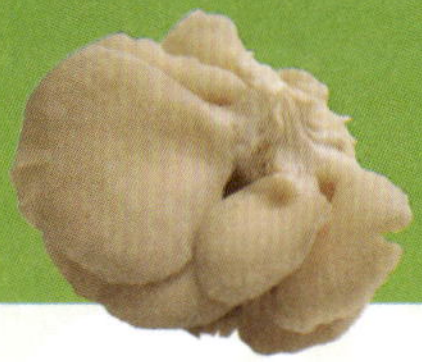

平菇

增强人体免疫力

功 效 平菇中的多糖体对癌细胞有很强的抑制作用，而且能提高人体免疫力，有防癌功效。经常食用平菇，不仅能起到改善人体新陈代谢、调节自主神经的作用，而且对减少人体血清胆固醇、降低血压和防治原发性高血压、糖尿病等疾病有明显的效果。

营养成分

◎蛋白质2.7克/百克，脂肪0.1克/百克，膳食纤维2.1克/百克。

◎具有高蛋白、低脂肪的特点。

食用宜忌 一般人群均宜食用。

炒三样 推荐食谱

原料： 平菇150克，水发黑木耳80克，青椒1个，葱、盐、酱油、味精、花椒粉、水淀粉适量。

做法：

1. 将平菇用水洗净，入沸水烫一下取出，撕成片状。水发黑木耳切片。青椒洗净切成丝。
2. 锅内加少量油烧热，倒入葱花炒香，将青椒放入油锅炒八成熟，再放入黑木耳、平菇爆炒1分钟左右，加盐、酱油、花椒粉炒入味，用水淀粉勾薄芡即成。

特点： 白黑绿三色相间，滋味鲜美。

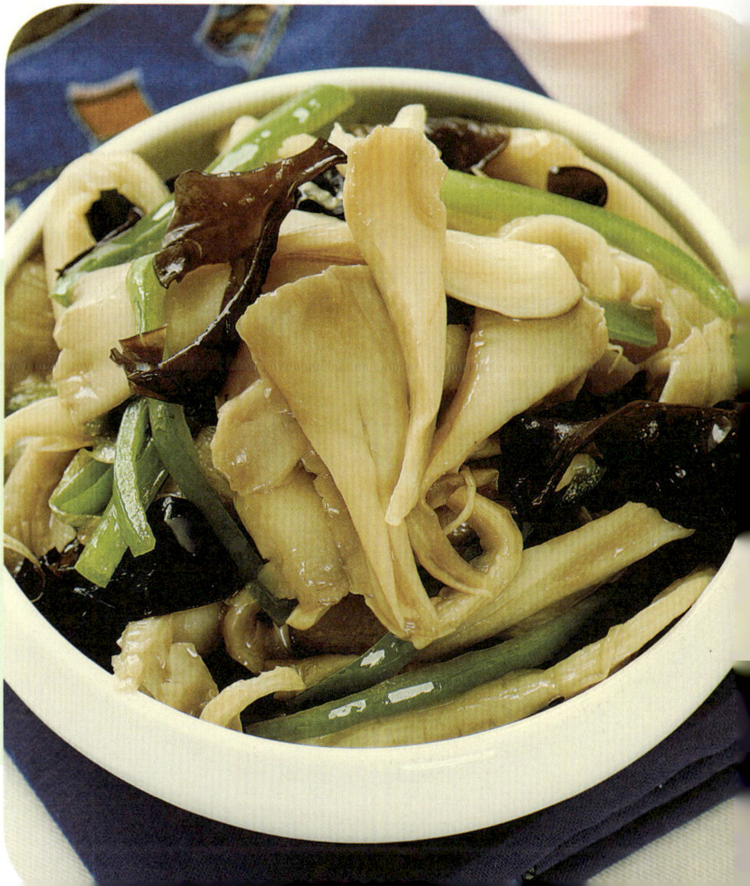

草菇 抗癌、解毒佳品

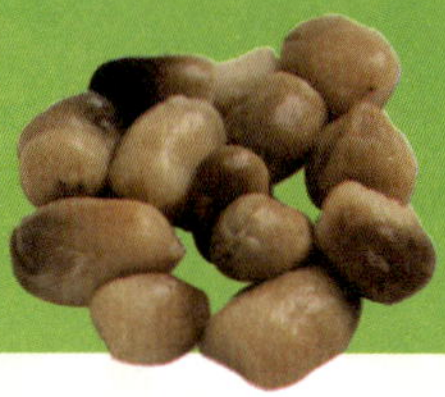

营养成分

◎ 蛋白质由18种氨基酸组成，平菇包含人体必需的8种氨基酸。

◎ 维生素$B_1$0.35毫克/百克，烟酸46.88毫克/百克，维生素C206.29毫克/百克。

◎ 磷、钙、铁、钠、钾等多种元素。

功效 草菇性平，味甘。能补脾益气、清暑热、降血压、抗肿瘤，有降低胆固醇，提高人体抗癌、解毒的能力。经常食用草菇，可降低血浆胆固醇含量。草菇还能够减慢人体对碳水化合物的吸收，从而控制血糖，是糖尿病患者的良好食品。

食用宜忌 一般人群均宜食用。

宜 尤其是糖尿病患者的良好食品。

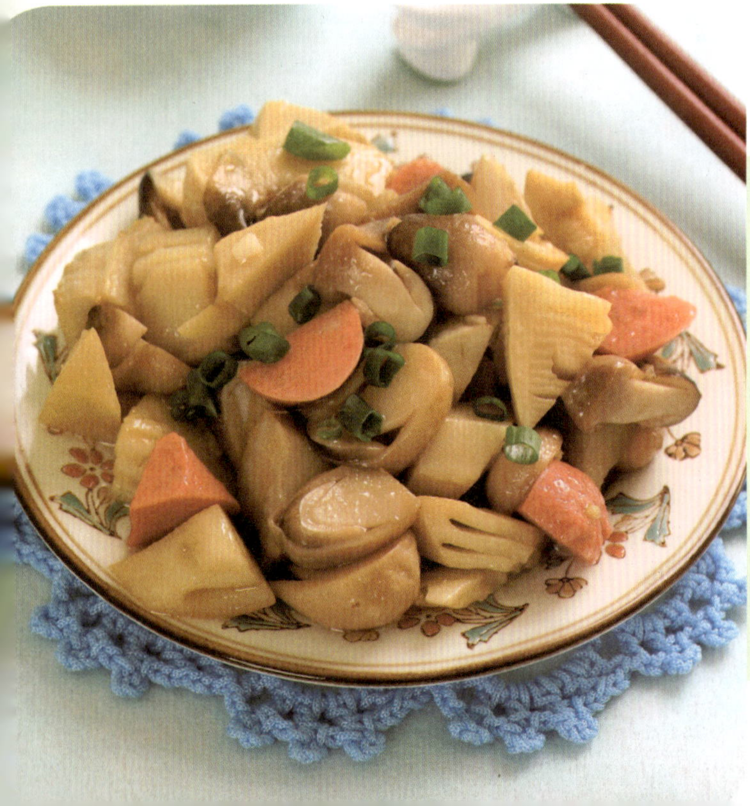

草菇烧笋 推荐食谱

原料： 冬笋150克，草菇50克，火腿肠1根，姜末少许，盐、味精、淀粉适量。

做法：

1. 将冬笋洗净，切成滚刀块，火腿肠斜切成块，草菇洗净切半待用。
2. 将草菇置入沸水中焯30秒，捞起沥干；冬笋过沸水氽烫去生。
3. 炒锅内油烧热，爆香姜末，倒入火腿翻炒，再倒入草菇和冬笋拌炒。
4. 倒入1碗清水，加盖小火焖煮30分钟，煮至汤汁浓稠，加入盐、味精调味，倒入水淀粉勾芡即可。

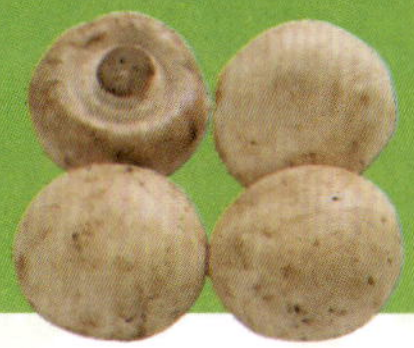

口蘑

促进排毒，控制血糖

功 效 口蘑性平，味甘、温。有健脾补虚、润肺止咳之功效。口蘑含大量植物纤维，具有防止便秘、促进排毒、预防糖尿病及大肠癌、降低胆固醇含量的作用，能有效帮助糖尿病患者控制血糖，还有防癌抗癌及提高人体免疫功能和健脾的作用。

营养成分

◎大量含氮浸出物，8 种人体必需氨基酸。

◎丰富的膳食纤维、蛋白质和多种维生素。

◎叶酸、铁、钾、硒、铜、维生素B_2等营养成分。

食用宜忌 一般人群均宜食用。

宜 尤其适合癌症、心血管系统疾病、肥胖、便秘、糖尿病、肝炎、肺结核、软骨病患者食用。

口蘑豆腐汤 推荐食谱

原料： 北豆腐 200克，口蘑50克，冬笋片25克，油菜25克，高汤、盐、味精适量。

做法：

1. 将豆腐切成小片，入沸水锅中略焯后捞出，用冷水过凉，捞出控水。
2. 水发口蘑洗净，去蒂，入开水锅中烫一烫捞出。
3. 炒锅置火上，倒入高汤，下豆腐块、口蘑烧沸，撇去浮沫，加入盐、油菜、笋片、味精，入味即成。

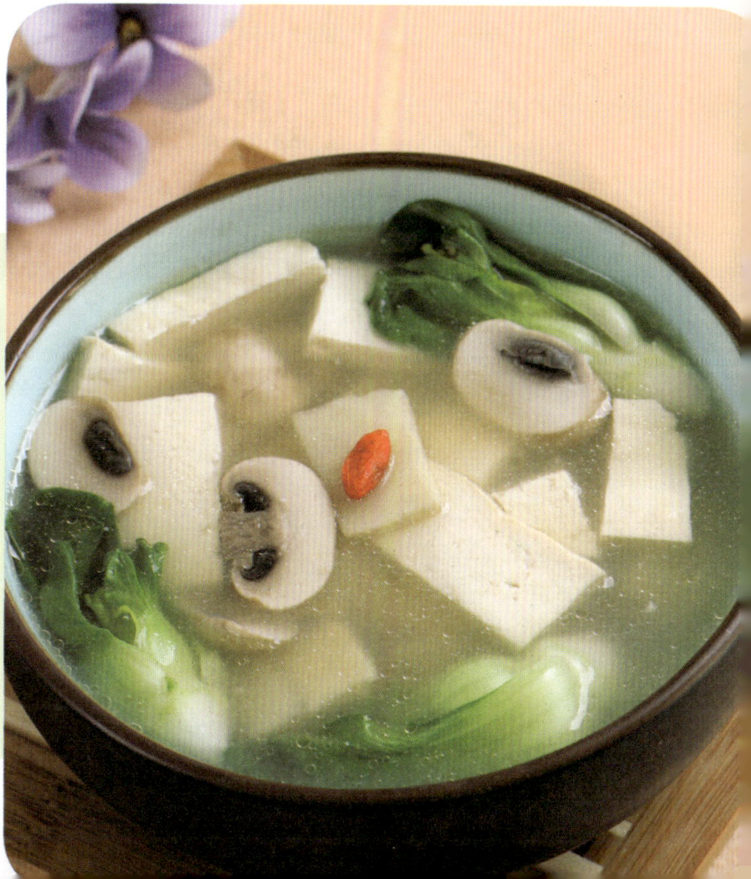

松茸 中老年人保健佳品

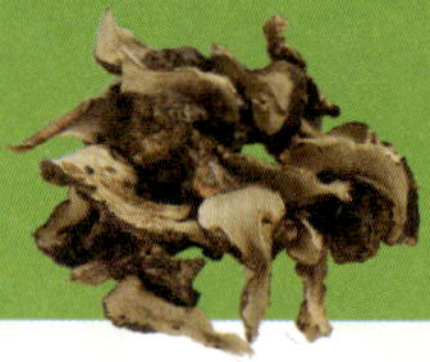

营养成分

◎ 丰富的蛋白质、7种人体必需的氨基酸和9种其他氨基酸、维生素。

◎ 富含维生素B_1、维生素B_2、维生素C及烟酸、钙、磷、铁等营养物质。

功效 松茸菌不但味道鲜美，而且还具有益肠胃、理气化痰、驱虫等功能，又有提高免疫力、防治肿瘤的功效。松茸能预防高血压、动脉硬化、糖尿病，对改善更年期内分泌紊乱、性功能失调等症状也有一定的作用，是中老年人补肾健脑、抗衰强体的保健佳品。

食用宜忌 一般人群均宜食用。

宜 特别适合中老年人、糖尿病患者食用。

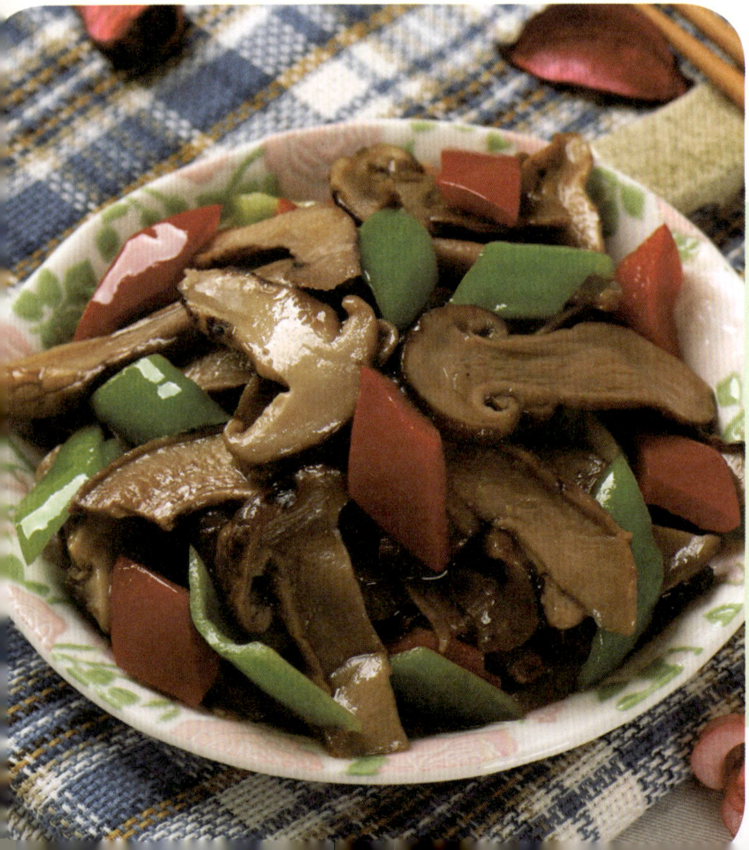

清炒松茸 推荐食谱

原料： 干松茸20克，青椒、红椒各少许，蒜、高汤、淀粉、盐、鸡精、香油适量。

做法：

1. 将干松茸泡发，洗净切片，青、红椒切块，蒜切片。
2. 锅内倒入油烧热，油温六成热时，倒入松茸爆炒出锅，锅内留余油，油热放入蒜片炒出香味后，加入青、红椒块和爆炒后的松茸，调入盐、鸡精调味，淋上高汤，用淀粉勾薄芡，翻炒均匀，出锅前淋入香油即可。

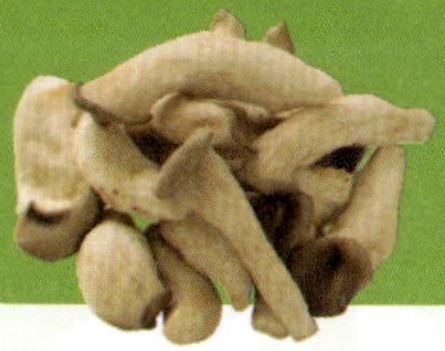

鸡腿菇

益脾胃，助消化

功效 鸡腿菇性平，味甘。具有清神益智、清心安神、益脾胃、助消化、增加食欲和防治痔疮等功效。鸡腿菇中所含的脂肪多为不饱和脂肪酸，食用后不会增加血液中的胆固醇含量，可以预防动脉硬化、心脏病及肥胖症等。

食用宜忌 一般人群均宜食用。

宜 尤其适合食欲不振、糖尿病、痔疮患者食用。

营养成分

◎蛋白质25.4克/百克，脂肪3.3克/百克。

◎含有20种氨基酸，人体必需的8种氨基酸全部具备，还含有其他氨基酸12种。

◎含有钾、钠、钙、镁、磷、铁、铜、锌、锰、钼、钴等元素。

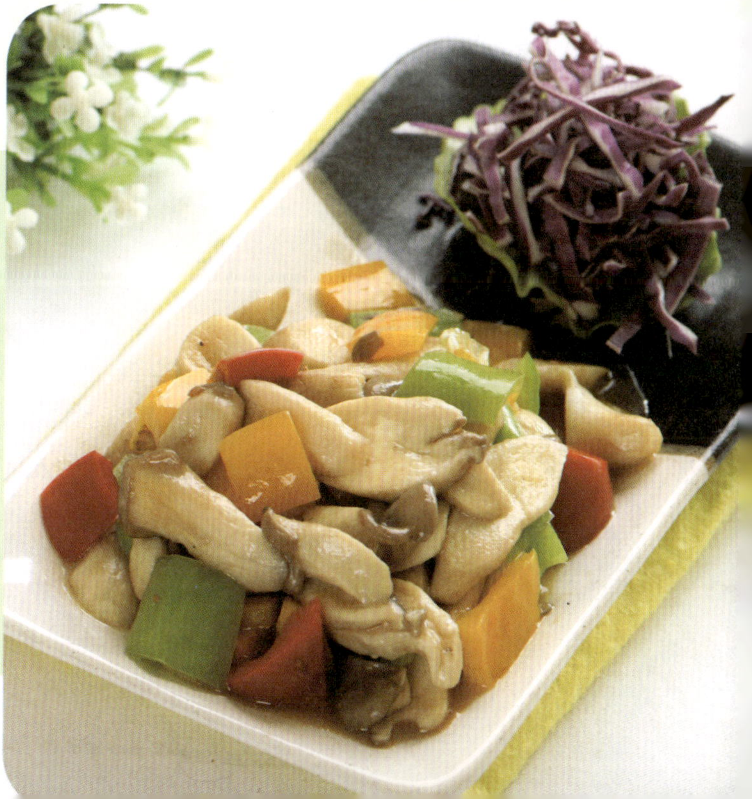

素烹鸡腿菇 推荐食谱

原料： 鸡腿菇100克，红、绿、黄椒各1/4个，生菜叶、紫甘蓝各少许，蚝油、油适量。

做法：

1. 所有材料洗净。紫甘蓝叶切细丝；生菜擦干表面；红、绿、黄椒切小块；鸡腿菇斜切成椭圆片状。
2. 大火加热炒锅中的油，放入鸡腿菇翻炒片刻，再放入红、绿、黄椒同炒，调入蚝油汁炒匀即可。
3. 取大平盘，先在一侧摆上生菜片，再于另一侧盛入炒好的鸡腿菇，最后将紫甘蓝菜丝撒在生菜叶上即可。

金针菇 延缓糖尿病并发症

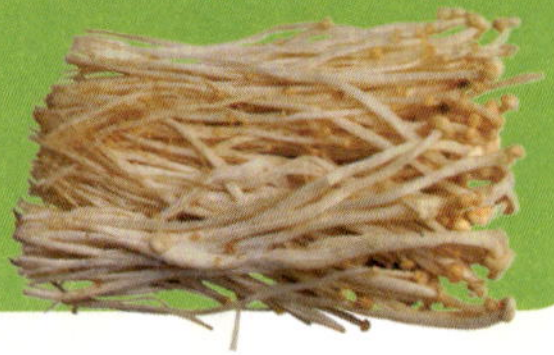

营养成分

- 蛋白质2.4克/百克，碳水化合物3.3克/百克，矿物质7.56克/百克。
- 维生素B_2、维生素C、胡萝卜素、多种氨基酸和核酸。

功效 金针菇性寒，味咸，滑润。有益肠胃、利肝脏、增智、抗癌等功效。金针菇是一种高钾低钠食品，经常食用可以降低胆固醇，对高血压、胃肠道溃疡、肝病、高血脂等有一定的防治功效，可有效减轻或延缓糖尿病并发症的发生。

食用宜忌 一般人群均宜食用。

宜 适合气血不足、营养不良的老人和儿童食用。

忌 脾胃虚寒者不宜多吃。金针菇宜熟食，不宜生吃，变质的金针菇不要吃。

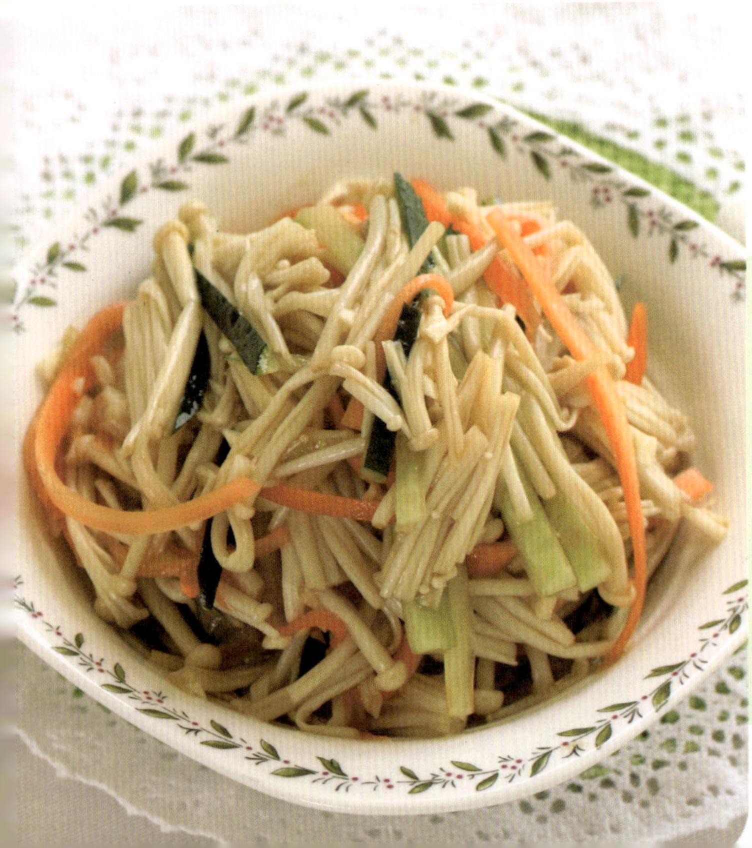

凉拌金针菇 推荐食谱

原料： 金针菇30克，黄瓜1根，胡萝卜少许，盐、香油、酱油、味精、醋、芥末油适量。

做法：

1. 将金针菇洗净，黄瓜、胡萝卜洗净切成丝。
2. 金针菇放入开水中焯一下，取出放凉。
3. 将黄瓜丝、胡萝卜丝、金针菇盛盘，加入盐、香油、酱油、味精、醋、芥末油搅拌均匀即可。

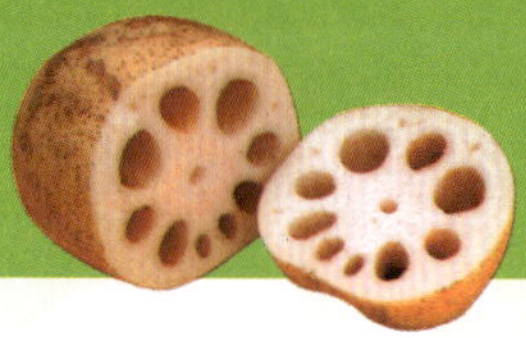

莲藕

清热凉血，生津止渴

功 效 莲藕在《本草纲目》中记载为“灵根”，味甘，性寒，无毒，视为祛瘀生津之佳品。莲藕有清热凉血、通便止泻、益血生肌、止血散瘀、生津止渴等功效。它且有调节血压、改善末梢神经血液循环的功用。

营养成分

◎蛋白质1.9克/百克，脂肪0.2克/百克，膳食纤维1.2克/百克。

◎各种维生素、矿物质的含量丰富。

食用宜忌 一般人群均宜食用。

宜 中老年、儿童、体弱多病者尤其适宜，也适宜高热病人以及高血压、肝病、缺铁性贫血患者食用。

忌 产妇不宜过早食用莲藕，在产后1～2周后食用，有助于活血化瘀。脾胃消化功能低下、大便溏泄者不宜生吃莲藕。

莲藕排骨汤 推荐食谱

原料： 莲藕100克，排骨50克，料酒、花椒、姜、盐适量。

做法：

1. 将莲藕放入锅中用小火炖40分钟，或在高压锅中压20分钟。可在莲藕孔内放数粒绿豆,以平衡汤水之热气。
2. 放入排骨，烧沸后打去浮沫，再放料酒、花椒、生姜，沸后改小火炖1小时，放盐再继续炖1小时即可。

提示： 莲藕种类有红花、白花、麻花等。麻花藕最适合煨汤。以刀背拍过可令莲藕吃起来更粉嫩。

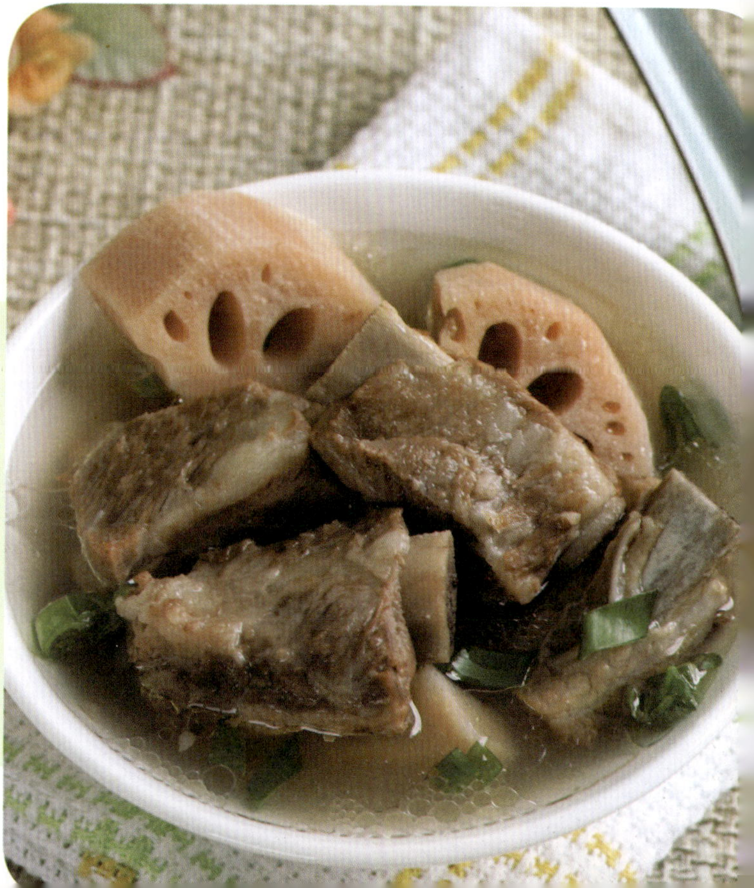

山药 上等保健品和药材

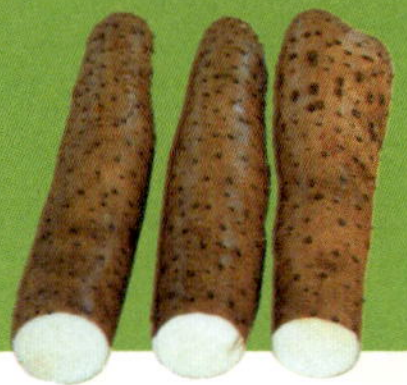

营养成分

◎ 多种蛋白质和具有降血糖作用的多糖。

◎ 富含钡、钴、铬、铜、锰、磷、锌等元素。

◎ 富含氧化钠、氧化钾、氧化铝、氧化铁、氧化钙、氧化镁等营养成分。

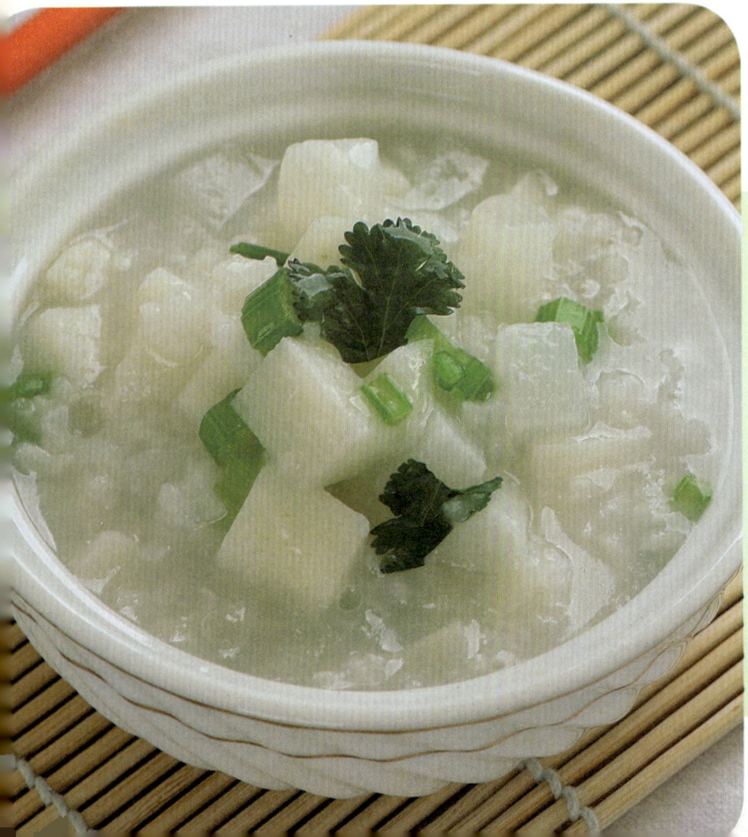

功 效 山药性味平、甘，无毒。有益肾气、强筋骨、健脾胃、化痰涎、治泻精健忘等功效，是一种上等的保健食品及中药材料。山药能够供给人体大量的黏液蛋白质，对人体有特殊的保健作用，能预防心血管系统的脂肪堆积，防止血管动脉粥样硬化过早发生，减少皮下脂肪堆积，还能有效控制餐后血糖升高。

食用宜忌 一般人群均宜食用。

宜 适宜糖尿病患者、腹胀和病后虚弱者、慢性肾炎患者和长期腹泻者食用。

忌 湿热寒邪以及便秘者不宜食用。

萝卜山药粥 推荐食谱

原料： 白米100克，山药50克，白萝卜1/2个，芹菜末少许，盐、胡椒粉、香菜适量。

做法：

1. 白米洗净沥干，山药和白萝卜均去皮洗净切小块。
2. 锅中加水煮开，放入白米、山药、白萝卜稍微搅拌，至再次滚沸时，改中小火熬煮30分钟。
3. 加盐拌匀，食用前撒上胡椒粉、芹菜末及香菜即可。

功效： 山药能预防心血管系统的脂肪堆积；萝卜则有排水利尿、帮助消化、避免脂肪堆积等功效。此方益于减脂减肥，利于心血管保健。

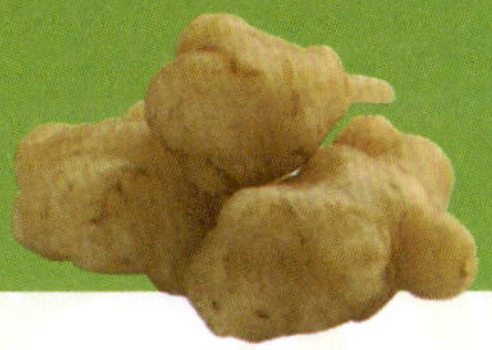

菊芋

理想的利尿剂

功效 菊芋块茎性味甘、平，无毒。有利水去湿、和中益胃、清热解毒等功效。可作为利尿剂，用于糖尿病的辅助治疗。将块茎捣碎外敷，可消除肿毒等。菊芋具有很高的医疗、药用价值。

食用宜忌 一般人群均宜食用。

宜 适宜于糖尿病患者食用。可煮熟食用，也可洗净生吃，或者腌制成酱菜食用。

营养成分

◎水分占79.8%，脂肪0.1克/百克，碳水化合物16.6克/百克，膳食纤维0.6克/百克。

◎富含钙、磷、铁、维生素B_1、维生素B_2、烟酸、维生素C等营养物质。

菊芋炒肉丝 推荐食谱

原料： 菊芋块茎100克，猪肉30克，黄酒、酱油、精盐、姜丝、食油、淀粉适量。

做法：

1. 将菊芋块茎洗净，刮去皮后切丝。猪肉切丝，并将黄酒、酱油、少许盐、淀粉混合放入肉丝中拌匀待用。
2. 炒锅烧热后放油，放入肉丝、姜丝，炒至肉丝散开转色便可盛出待用。
3. 锅放油烧热，下菊芋丝煸炒，加入适量盐、少量水，煮片刻，倒入肉丝和少量黄酒，旺火炒匀即成。

功效： 具有滋阴润燥、补中益气作用。

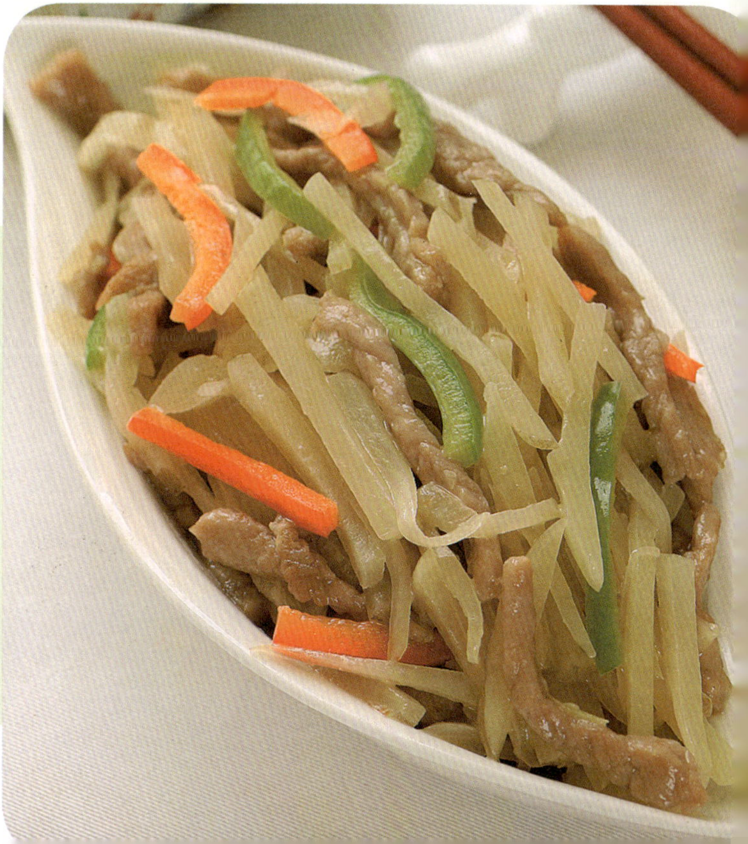

荸荠 凉血解毒，利尿通便

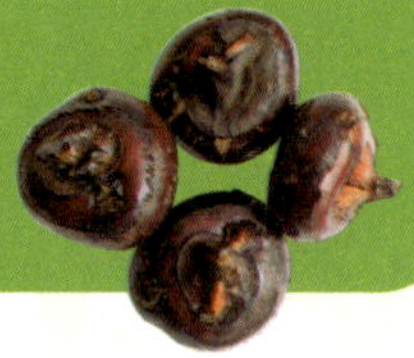

营养成分

◎ 蛋白质1.5克/百克。

◎ 含磷量是根茎蔬果中最高的。

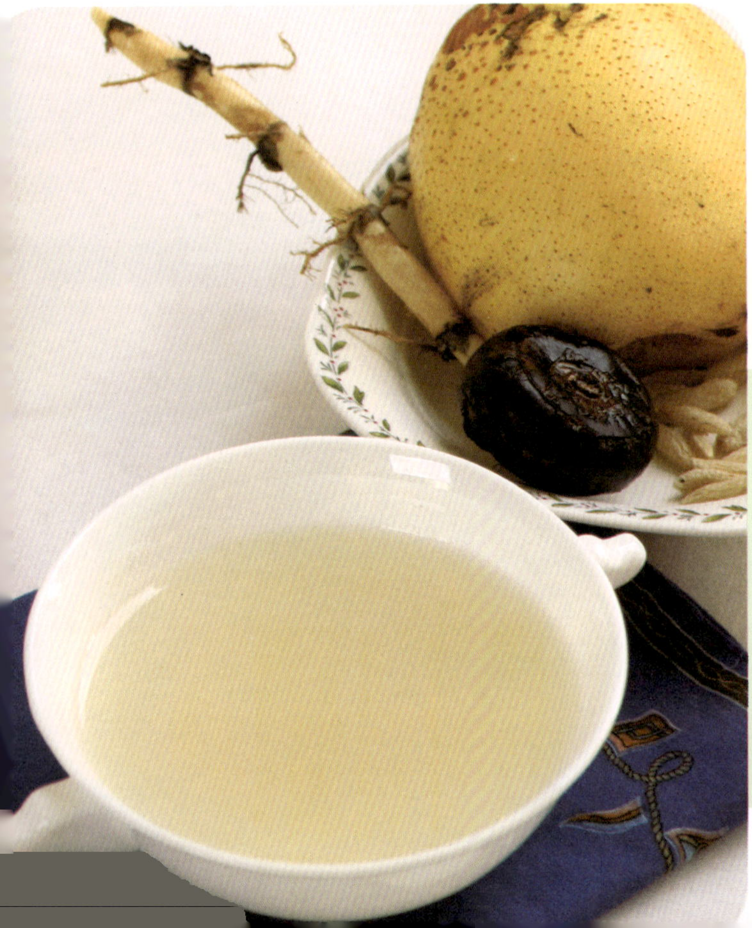

功效 荸荠是寒性食物，有清热泻火的良好功效。它既可清热生津，又可补充营养，具有凉血解毒、利尿通便、化湿祛痰、消食除胀等功效。荸荠中含磷量是根茎蔬果中最高的，能促进人体生长发育和维持生理功能，对牙齿、骨骼等的发育大有好处。用荸荠做成的荸荠饮清香甘甜，代茶饮用具有清热利尿，通淋消肿作用。

食用宜忌 一般人群均宜食用。

宜 儿童和发热病人最宜食用。

忌 荸荠性寒，脾胃虚寒者不宜食用。

五汁饮 推荐食谱

原料： 梨30克，荸荠20克，莲藕20克，麦冬10克，芦根20克。

做法：

1. 将梨、荸荠、鲜藕去皮洗净并切碎，将麦冬与芦根洗净切碎。
2. 将五味一同混合后用纱布包好绞取其汁，或用榨汁机取汁即可。

功效： 具有清热生津、养胃止渴之功效，适用于表现为胃热、口渴的糖尿病患者饮用。

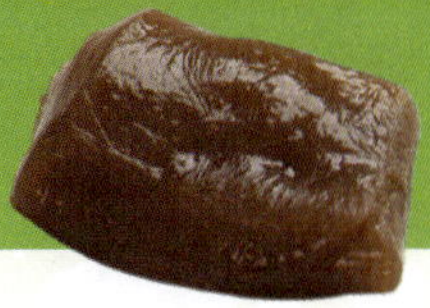

魔芋

有效降低餐后血糖

功 效 魔芋中所含的葡萄甘露聚糖对降低糖尿病患者的血糖有较好的效果，其分子量大、黏性高，可延缓葡萄糖的吸收，有效地降低餐后血糖，从而减轻胰岛负担，是糖尿病患者和体胖减肥者的理想食品。魔芋中的膳食纤维有促进胃肠蠕动以及润肠通便的功能，能有效地防止便秘。

营养成分

◎蛋白质1.5克/百克。

◎丰富的葡萄甘露聚糖及氨基酸，含有16种氨基酸，其中7种为人体必需氨基酸。

◎含有钙、磷、铁、锌、锰、铬、铜等矿物质。

食用宜忌 一般人群均宜食用。

宜 尤其是糖尿病患者和肥胖者的理想食品。

酸辣魔芋丝 推荐食谱

原料： 魔芋150克，干辣椒、青椒、红椒、紫甘蓝各少许，姜、蒜、盐、生抽、醋、胡椒、味精适量。

做法：

1. 魔芋洗净，切丝备用。
2. 姜、蒜切丝；青椒、红椒、紫甘蓝切丝备用。
3. 锅内加油，爆炒姜、蒜，下入干辣椒煸炒。
4. 加入魔芋丝爆炒2分钟，加入盐、胡椒、生抽、醋等调味。
5. 倒入青椒、红椒、紫甘蓝等炒至断生即可。

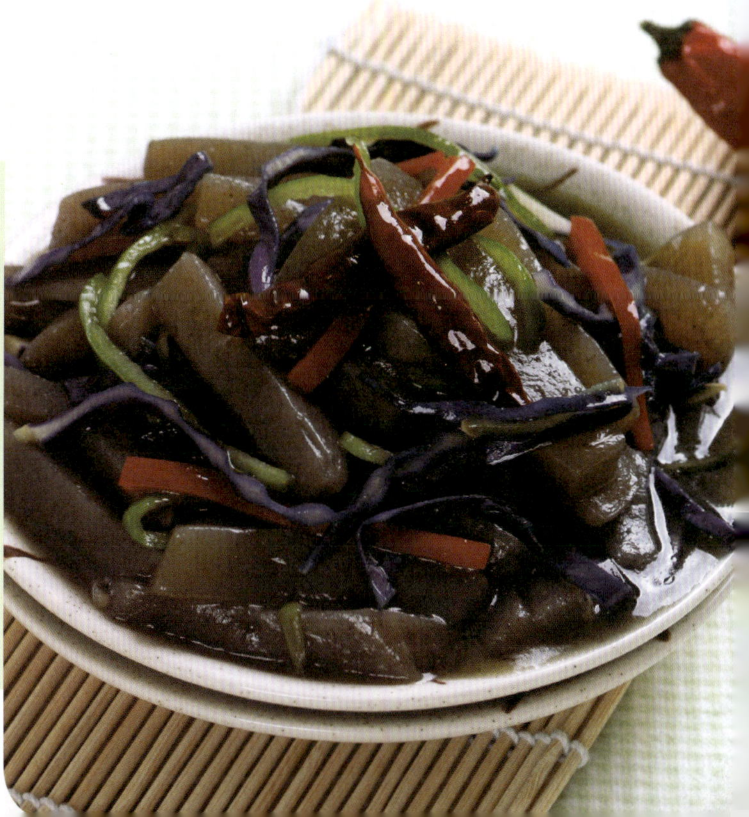

洋葱 降血糖和利尿食物

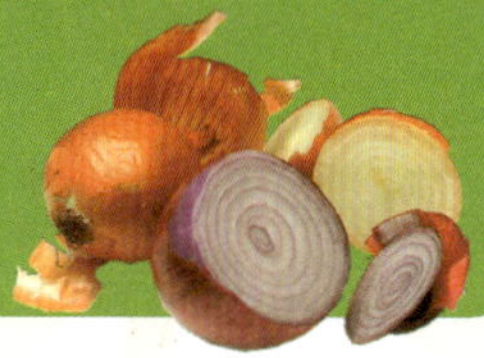

营养成分

- 蛋白质1.1克/百克，脂肪0.2克/百克，膳食纤维0.9克/百克。
- 富含维生素A、胡萝卜素、维生素B_1、维生素B_2、维生素C、维生素E等。
- 富含钙、磷、钠、镁、铁、锌、钾等元素。

功效 洋葱性温，味辛甘。有祛痰、利尿、健胃润肠、解毒杀虫等功能。可辅助治疗食欲不振、大便不畅、痢疾、肠炎等病症。洋葱可在人体内生成具有强力利尿作用的皮苦素。糖尿病患者食洋葱可起到较好的降低血糖和利尿作用。

食用宜忌 一般人群均宜食用。

宜 特别适合高血压、高血脂、糖尿病患者食用。

忌 洋葱一次不宜食用过多。患有皮肤瘙痒性疾病、眼疾、胃病者应少吃。热病患者应慎食。

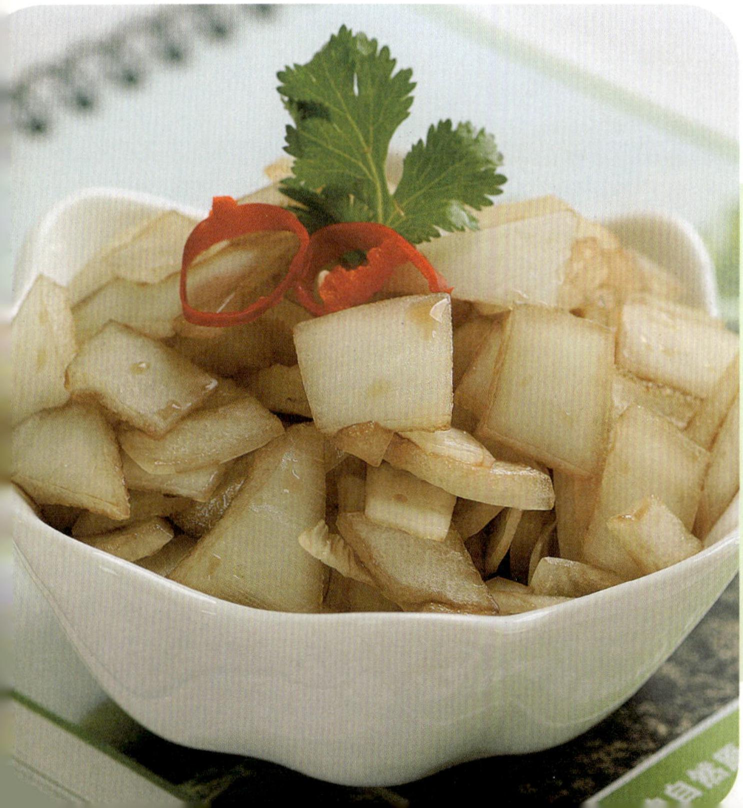

醋泡洋葱 推荐食谱

原料： 洋葱1个，食醋适量。

做法：

1. 洗净洋葱，剥去外皮，切成薄片，放到微波炉里加热大约2~3分钟。
2. 将洋葱放到容器里，加入5大汤匙食用醋，然后放在冰箱里，第二天早晨即可食用。

功效： 每天早餐用这种洋葱佐餐，可有效降低血糖，并使体重减轻。

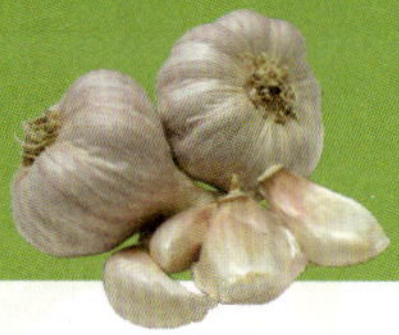

大蒜

抑制肠道细菌

功 效 大蒜有温中消食、行滞气、暖脾胃、消积、解毒、杀虫的功效，大蒜对很多肠道致病细菌有抑制和杀灭作用。大蒜可明显抑制某些葡萄糖的生成酵素，能提高正常人葡萄糖耐量，还可促进组织细胞对葡萄糖的吸收和利用，从而使血糖下降。

营养成分

◎蛋白质1.7克/百克，膳食纤维1.3克/百克。

◎多种生物活性物质，其中能转化为大蒜素的蒜氨酸是大蒜独具的成分。

◎多种氨基酸、维生素、脂类、微量元素及钙、磷等。

食用宜忌

宜 糖尿病、高血压、癌症患者适宜食用。

忌 眼病患者、阴虚火旺者、肝炎患者、胃溃疡及十二指肠溃疡患者或慢性胃炎患者忌食大蒜。大量食用大蒜会对眼睛、胃肠产生刺激作用，因此每日食用3~4瓣较为科学。

蒜蓉娃娃菜 推荐食谱

原料： 娃娃菜150克，大蒜3瓣，高汤、盐适量。

做法：

1. 将娃娃菜洗净沥干；大蒜剥好洗净，拍成蒜末。
2. 锅内放水烧开，加适量盐，放入娃娃菜焯熟后，捞出盛盘备用。
3. 锅内放适量油，油烧至五成热时放入蒜末煸炒，转小火，待蒜末炸至金黄色时捞出。
4. 将炸香的蒜末放在娃娃菜上。锅内留少许油，倒入高汤，加盐调味，再将汤汁浇在娃娃菜上即可。

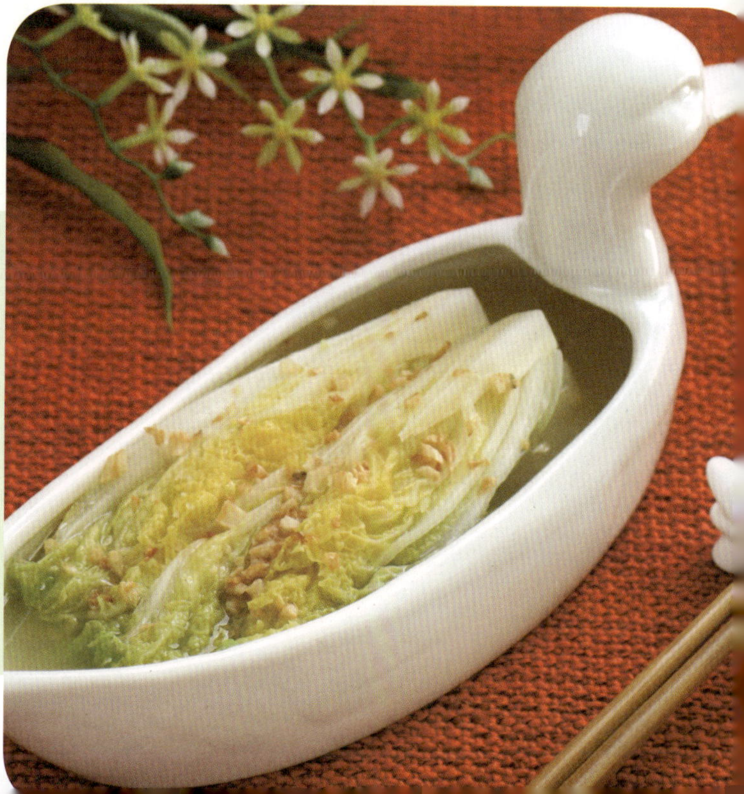

胡萝卜 胡萝卜素的大本营

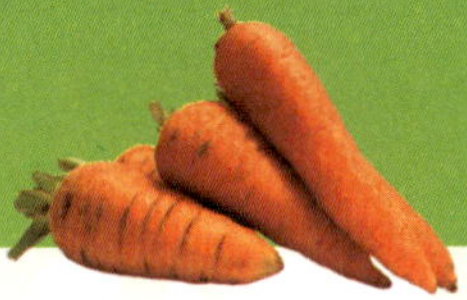

营养成分

◎ 蛋白质1.0克/百克，脂肪0.2克/百克，膳食纤维1.1克/百克。

◎ 胡萝卜素的含量在蔬菜中名列前茅，每百克中约含胡萝卜素3.62毫克。

◎ 钙、铁以及维生素B_1、维生素B_2、维生素C等元素。

功 效 胡萝卜是一种质脆味美、营养丰富的家常蔬菜，具有益肝明目、健脾除疳的功效。胡萝卜中丰富的胡萝卜素有维护上皮细胞的正常功能、防治呼吸道感染、促进人体生长发育及参与视紫红质合成等重要功效。胡萝卜还可辅助治疗糖尿病、血管硬化，降低胆固醇。

食用宜忌 一般人群均宜食用。

宜 特别适合癌症、糖尿病、高血压、夜盲症、干眼病、营养不良患者食用。

忌 胡萝卜以熟食为宜，如果同肉类一起食用，效果会更好。胡萝卜不宜与酒同食。

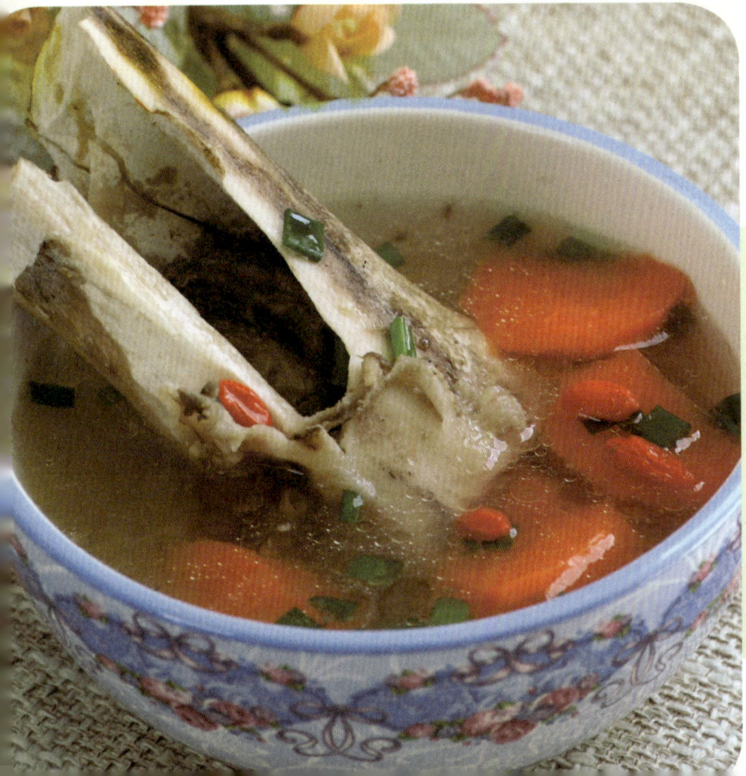

牛骨枸杞胡萝卜汤 推荐食谱

原料： 牛骨头250克，胡萝卜150克，枸杞子少许，姜、鱼露、味精适量。

做法：

1. 将牛骨头砸碎，胡萝卜洗净切块，枸杞子洗净。
2. 将牛骨、胡萝卜、枸杞子一同置锅中，加水适量，文火煮，使骨髓充分溶解于汤中，加少许姜、鱼露、味精，调味即可。

功效： 填精益髓，养血荣发，用于防治精血亏虚所致的头发分叉、易断、易脱。

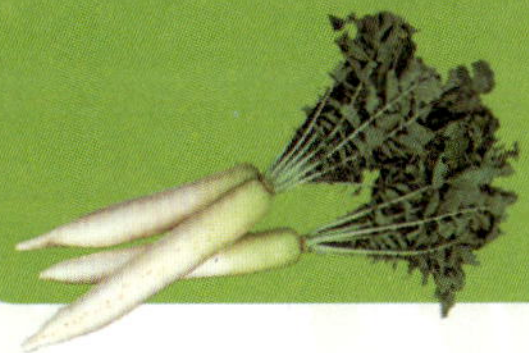

白萝卜

增强食欲，防治癌症

功 效 白萝卜味辛甘，性凉。有下气消食、除痰润肺、解毒生津、和中止咳、利大小便等功效。具有促进消化、增强食欲、加快胃肠蠕动和止咳化痰的作用。白萝卜含有木质素，能提高巨噬细胞的活力，吞噬癌细胞。此外，白萝卜所含的多种酶，能分解致癌的亚硝酸胺，具有防癌作用。

营养成分

◎蛋白质0.9克/百克，脂肪0.1克/百克，碳水化合物5.0克/百克，膳食纤维1.0克/百克。

◎维生素A、胡萝卜素、淀粉酶、芥子油等成分。

食用宜忌 一般人群均宜食用。

忌 脾虚泄泻者慎食；胃溃疡、十二指肠溃疡、慢性胃炎、先兆流产、子宫脱垂等患者忌食。

萝卜粥 推荐食谱

原料： 白萝卜50克左右，粳米100克，盐适量。

做法：

1. 白萝卜洗净，切成小块，与粳米同放锅内加适量水煮粥。
2. 煮熟后可加少量食盐调味食用。

功效： 适合咳喘痰多、胸膈满闷、食积饱胀者、食用，对老年人或体弱者慢性气管炎、糖尿病有良好作用。

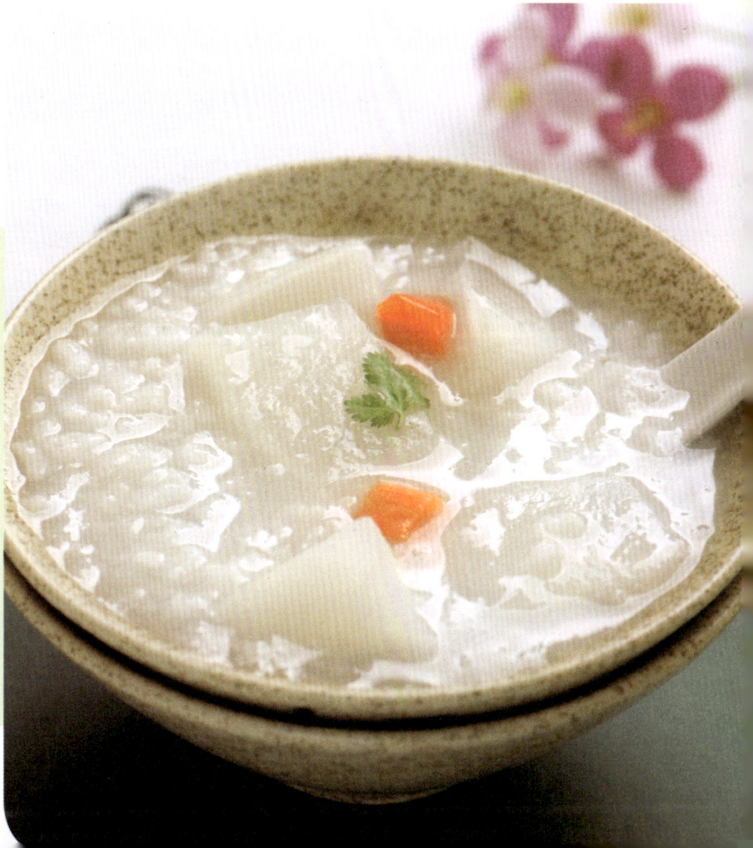

莴苣 促进排尿，降低血压

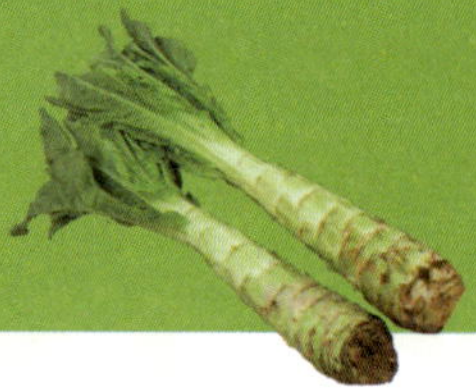

营养成分

- ◎ 蛋白质1.0克/百克，脂肪0.1克/百克，膳食纤维0.6克/百克。
- ◎ 含有人体可吸收的铁元素，对缺铁性贫血患者十分有利。
- ◎ 富含钙、多种维生素和矿物质。

功 效 莴苣性凉，味苦。有利五脏、补筋骨、开膈热、通经脉、去口气、白齿牙、明眼目的功效。莴苣钾含量大大高于钠含量，有利于体内的水电解质平衡，促进排尿和乳汁的分泌。莴苣对高血压、水肿、心脏病患者有一定的食疗作用。

食用宜忌 一般人群均宜食用。

忌 莴笋中的某种物质对视神经有刺激作用，因此不宜多食。体质虚寒、痛风、眼疾患者不宜食用。莴笋烹饪时不宜过咸，不宜与蜂蜜同食。

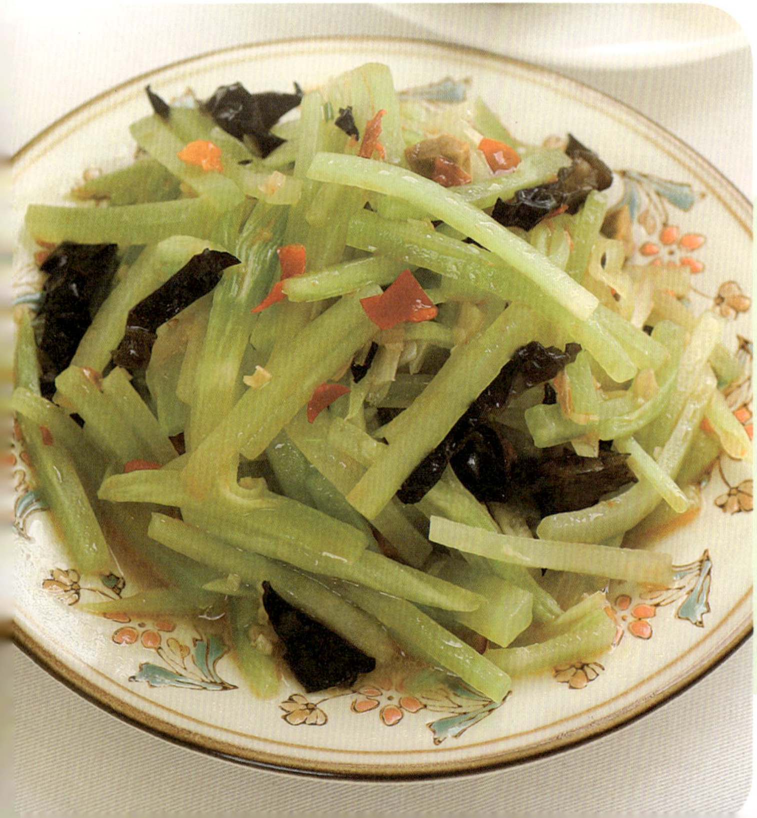

鱼香莴苣丝 推荐食谱

原料： 莴苣100克，姜末、蒜末、泡椒、葱末、水淀粉、盐适量。

做法：

1. 将莴笋去皮，洗净切成丝，用盐拌匀。
2. 将炒锅置火上，油烧至六成热时，放入姜末、蒜、泡椒及葱末，炒出香味后，下莴苣丝炒至断生，加清汤，以水淀粉勾芡即成。

功效： 胸膈烦热、咳嗽痰多、二便不利、乳汁不通及尿血者经常食用这道菜，有较好的辅助食疗作用。

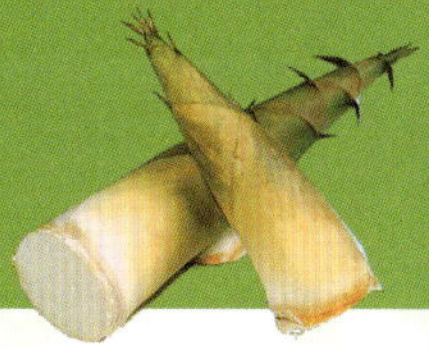

竹笋

维持餐后血糖平稳

功 效 竹笋味甘，微寒，无毒。具有爽胃、助消化、除积食、防便秘的功效。对于水肿、腹水、急性肾炎、哮喘以及糖尿病、高血压等也有一定的疗效。

食用宜忌 一般人群均宜食用。

宜 对肥胖和习惯性便秘的患者尤为适合。

忌 胃溃疡、胃出血、肾炎、肝硬化、肠炎的患者不宜多吃。

营养成分

◎蛋白质2.6克/百克，脂肪0.2克/百克，碳水化合物3.6克/百克，膳食纤维1.8克/百克。

◎叶酸、维生素B_1、维生素B_2、烟酸、维生素C等营养素。

素炒竹笋 推荐食谱

原料： 竹笋100克，青椒丝少许，盐、味精、味极鲜酱油适量。

做法：

1. 竹笋洗净切片，过开水焯2分钟，捞出后置入清水中浸泡备用。
2. 将炒锅内油加热，烧至八成热，倒入笋片爆炒，然后再加入青椒丝，炒至断生，烹入盐、味精、味极鲜酱油调味即可。

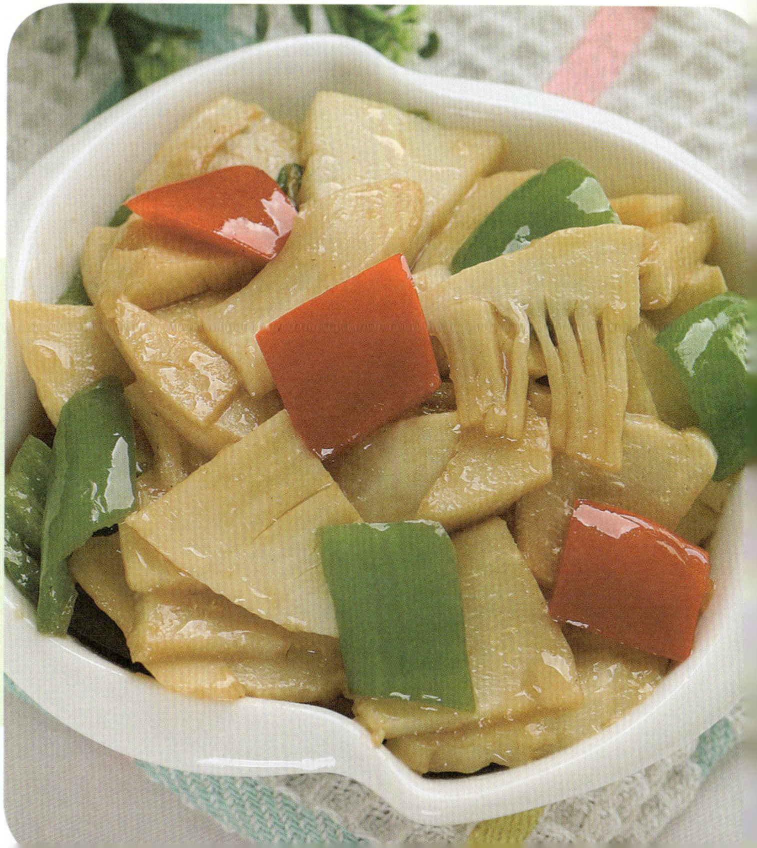

芦笋 清热解毒，调节血糖

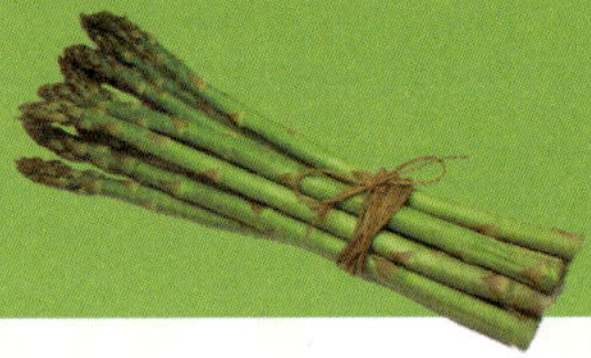

营养成分

◎ 人体所必需的各种氨基酸，且含量比例恰当。

◎ 大量以天门冬酰胺为主体的非蛋白质含氮物质和天门冬氨酸。

◎ 硒、钼、镁、锰等微量元素。

功效 芦笋味甘、性寒。有清热解毒，生津利水的功效。芦笋可调解血液中脂肪与糖分的浓度，经常食用对心脏病、高血压、心率过速、疲劳症、水肿、膀胱炎、排尿困难等病症有一定的疗效。同时，芦笋对心血管病、血管硬化、肾炎、胆结石、肝功能障碍患者和肥胖者均有益。

食用宜忌 一般人群均宜食用。

忌 因其含有少量嘌呤，痛风患者不宜多食。芦笋不宜生吃，不宜存放过久，烹饪时应尽量避免高温烹煮。

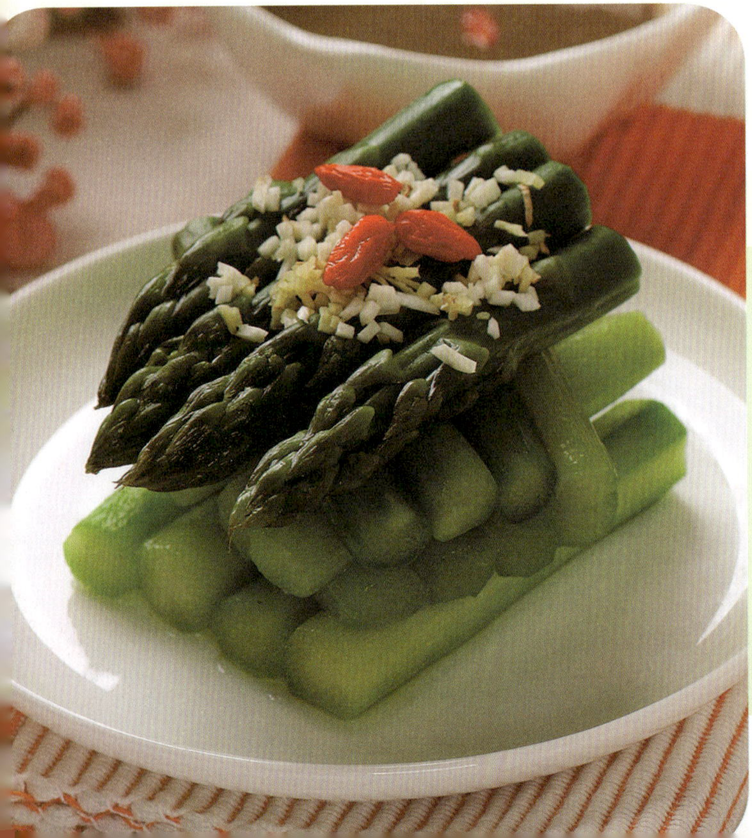

凉拌芦笋 推荐食谱

原料： 芦笋100克，大蒜、姜、盐、醋、麻酱适量。

做法：

1. 大蒜剥好，拍成蒜末；姜切成末备用。
2. 芦笋去除纤维化的部分，在沸水中烫泡1分钟左右，取出放入冷水中冷却，切成小段装盘，加入蒜末、姜末、盐、醋等调味，食用时可配以麻酱。

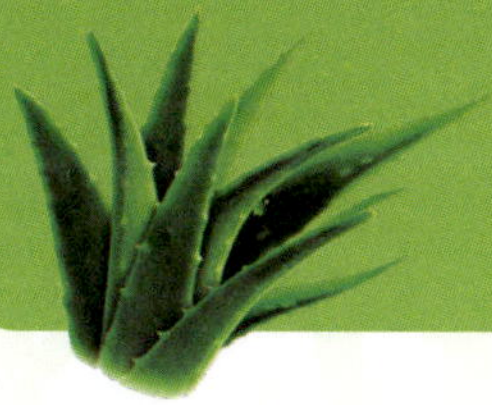

芦荟

提高机体免疫力

功 效 芦荟性寒，味苦。有除胸膈间热气、明目镇心、杀三虫及防治痔疮的功效。芦荟含丰富的膳食纤维、凝胶，服后可抑制空腹感，防止过食。芦荟多糖能提高机体的抗病能力。

营养成分

◎不含糖、中性脂肪的高热量物质。

◎丰富的维生素、叶绿素、氨基酸等营养素。

食用宜忌 一般人群均宜食用。

宜 芦荟适宜实热体质者食用，对便秘、食欲不振、消化不良、免疫力低下者有良好功效。

忌 体质阳虚、气虚者不宜食用。幼儿及孕妇禁食芦荟。正常人每日使用芦荟不宜超过15克。

鸡丁芦荟 推荐食谱

原料： 鸡胸肉100克，芦荟叶肉5克，甜椒、胡萝卜片各少许，盐、味精适量。

做法：

1. 将鲜鸡胸肉切成丁块，备用。
2. 把芦荟叶肉入清水煮烧，捞出后切成丁备用。
3. 锅内油烧热，倒入鸡丁旺火爆炒，炒至肉质熟嫩，再把芦荟丁、甜椒丁、胡萝卜丁倒入锅中翻炒，加入盐、味精调味即可。

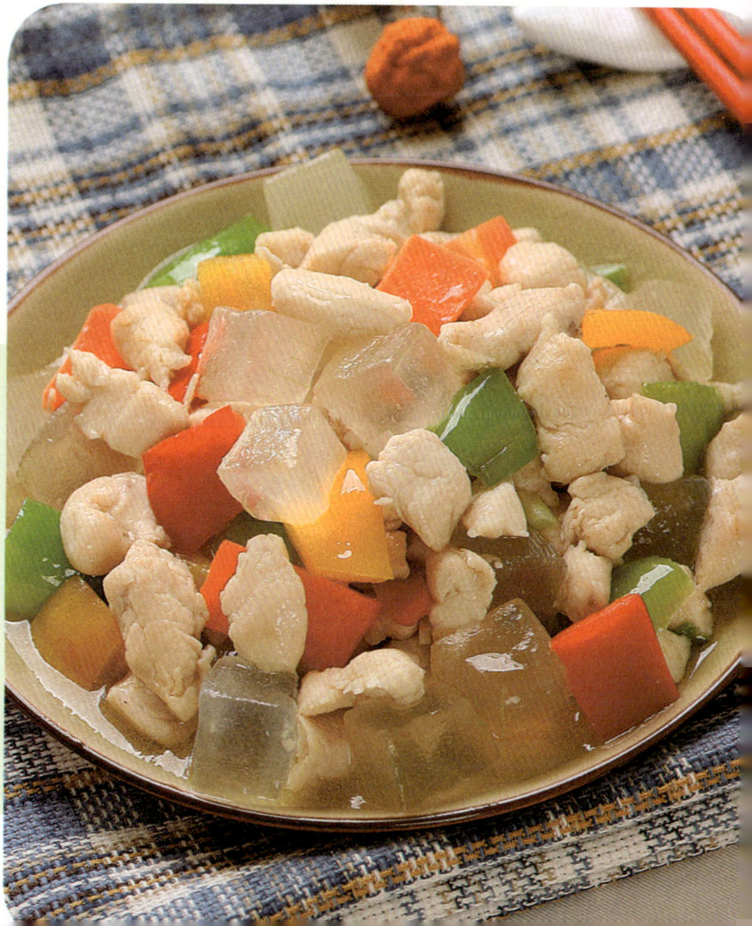

银耳 延缓血糖上升

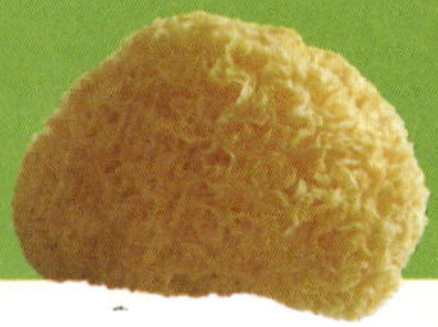

营养成分

◎ 蛋白质5.0克/百克，脂肪0.6克/百克，碳水化合物36.9克/百克。

◎ 钙、磷、铁等多种微量元素及银耳多糖等成分。

功 效 银耳具有补肾、润肺、生律、止咳的功效，有益于缓解肺热咳嗽、肺燥干咳、妇女月经不调、大便秘结等症状。银耳热能较低，又含有丰富的食物纤维，糖尿病患者食之有延缓血糖上升的作用。

食用宜忌 一般人群均宜食用。

宜 尤其适合阴虚火旺、免疫力低下、体质虚弱、内火旺盛、虚劳、癌症、肺热咳嗽、肺燥干咳、妇女月经不调、胃炎、便秘者食用。

忌 发霉的银耳有毒，禁止食用；水发后的银耳，如需放置时，忌在冰箱内冷冻，可用冷水泡上后，放在冷藏室或凉爽的地方保存，并注意经常换水。

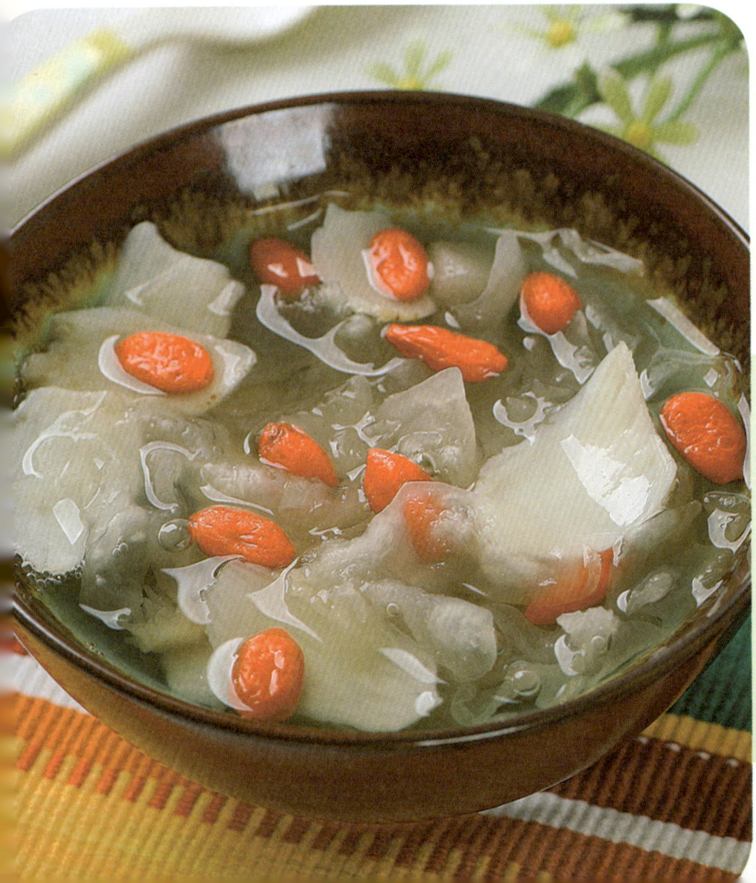

百合银耳粥 推荐食谱

原料： 百合50克，银耳(干)10克，枸杞子10克。

做法：

1. 将百合一片片摘下，洗净，沥干；银耳、枸杞子分别泡软，沥干。
2. 将银耳去蒂，用手撕成大小适中的块状，放入锅内，中火煮约15分钟，加入枸杞子再煮5分钟，放入百合略煮1分钟，即可熄火出锅。

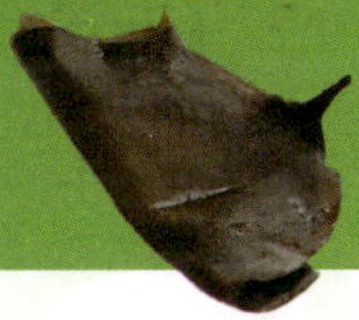

海带

改善糖耐量

功 效 海带味咸、性寒。能消炎退热、补血补钙、润肺、镇咳平喘、降压降脂，可辅助治疗地方性甲状腺肿、淋巴结肿大、慢性气管炎、哮喘、水肿、高血压、高血脂、冠心病等疾病，并有抗癌之功效。海带有助于改善糖耐量，降低血糖。

食用宜忌 一般人群均宜食用。

忌 海带中碘含量高，大量食用会加重甲亢病情，甲亢患者应禁食。海带不可久泡。吃海带后不要马上喝茶或者吃酸涩的水果，以免影响体内的铁吸收。

营养成分

◎蛋白质1.8克/百克，脂肪0.1克/百克，膳食纤维6.1克/百克。

◎含碘量很高。

◎褐藻氨酸、烟酸、钙、磷、铁、胡萝卜素、维生素B_1、维生素B_2等物质。

凉拌海带丝 推荐食谱

原料： 鲜海带150克，熟芝麻10克，盐、酱油、醋、味精适量。

做法：

1. 将海带整块放入开水锅中煮几分钟，煮熟后捞出沥干水分，切成细丝。值得注意的是，海带不宜切丝后煮熟，这样易损失大量营养。
2. 拌入盐、酱油、醋、味精调味，再撒上熟芝麻即可。

提示： 海带炖、炒、拌、烧时均应加点醋，这样可促进钙的吸收，同时味道更鲜美。

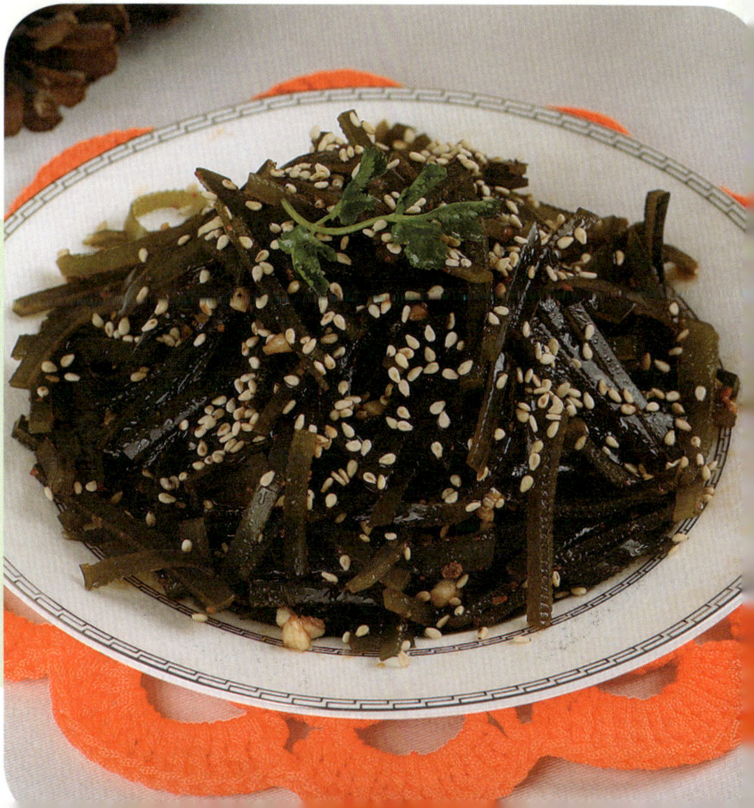

紫菜 降低血液胆固醇

营养成分

◎ 蛋白质26.7克/百克，脂肪1.1克/百克，膳食纤维21.6克/百克。

◎ 含碘丰富。

◎ 钙、铁、磷、维生素B_2、胡萝卜素、胆碱等物质。

功效 紫菜有清除肺热、软坚化痰、补肾养心的功效，对甲状腺肿大、水肿、咳嗽、脚气、高血压等症有良好功效。多食紫菜可以减少胆固醇及软化血管，降低血液中胆固醇含量，从而降低血液黏稠度。

食用宜忌 一般人群均宜食用。

宜 尤其适合单纯性甲状腺肿大、水肿、咳嗽、脚气、高血压等患者食用。

忌 腹痛便溏、脾胃虚寒者禁食；消化功能不好者不宜多食。

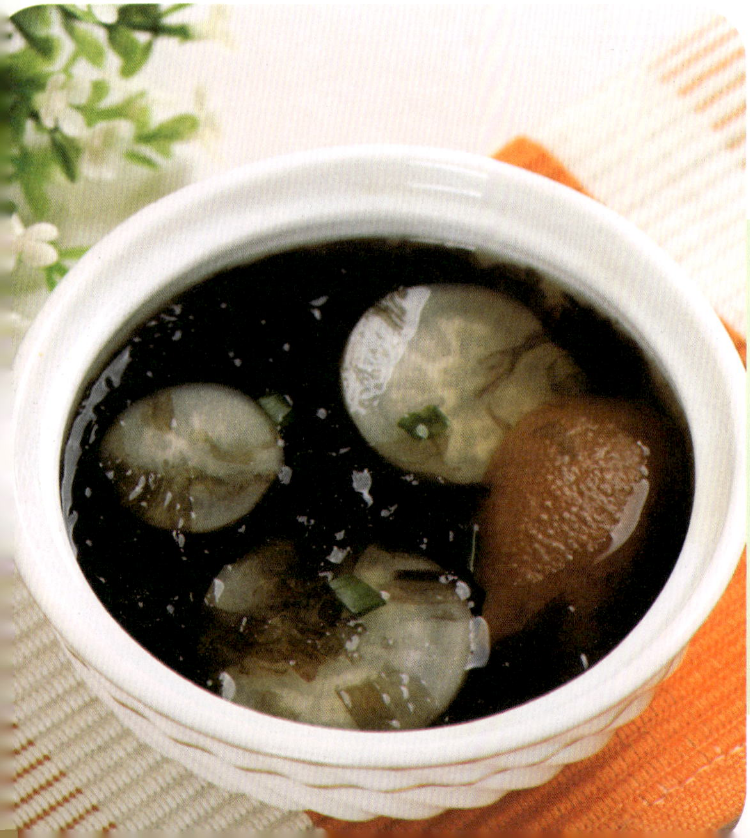

紫菜萝卜汤 推荐食谱

原料： 干紫菜8克，白萝卜20克，陈皮、高汤、盐、味精、香油适量。

做法：

1. 将紫菜洗净，撕碎。白萝卜洗净，切片。
2. 将紫菜、白萝卜、陈皮一同放入锅中，倒入高汤，加水适量，煮30分钟。
3. 出锅前可加少许食盐、味精、香油调味。

功效： 可提高机体免疫力，适用于甲状腺肿大和淋巴结结核等症。

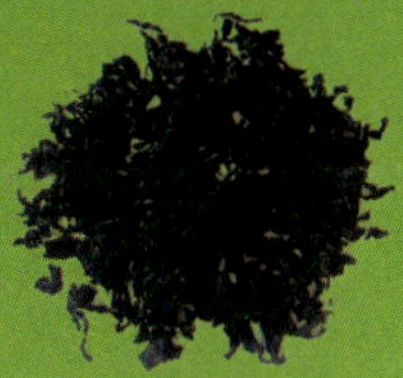

裙带菜

辅助治疗糖尿病

功 效 裙带菜能清热、生津、通便。裙带菜的黏液中含有的褐藻酸和岩藻固醇，具有降低血液中的胆固醇、有利于体内多余的钠离子排出、防止脑血栓发生、改善和强化血管、防止动脉硬化及降低高血压等作用。长期食用裙带菜对预防高血压、糖尿病、心血管病、缺碘性甲状腺肿大、癌症、便秘等有一定的作用。

营养成分

◎丰富的碘和钙。

◎蛋白质和铁的含量比海带还要多。

◎维生素A、维生素B_1、维生素B_2、维生素C、叶酸、镁等营养素。

食用宜忌 一般人群均宜食用。

宜 高血压、冠心病、动脉硬化、单纯性甲状腺肿大、便秘患者适宜食用，还适宜少年儿童和孕妇以及哺乳期女性食用。

忌 脾胃虚寒、腹泻便溏者忌食。

裙带菜粥 推荐食谱

原料： 泡发的裙带菜50克，粳米100克，盐、香油适量。

做法：

1. 粳米淘洗后浸泡2小时左右，沥干水分。
2. 把裙带菜切碎后用香油炒一炒，并加水熬汤。
3. 在热汤里放入粳米熬粥，加入盐调味即可。

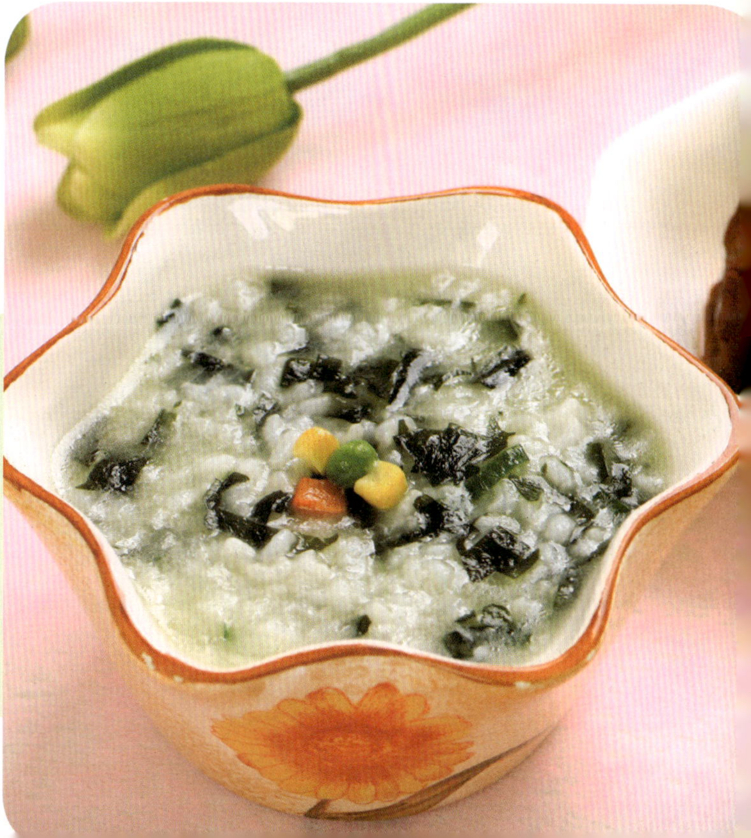

石花菜 延缓葡萄糖的吸收

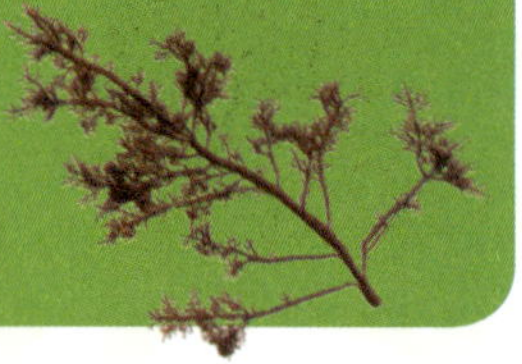

营养成分

◎ 蛋白质5.4克/百克，脂肪0.1克/百克，碳水化合物72.9克/百克。

◎ 维生素B_1、维生素B_2、烟酸、钙、镁、铁、锌、硒等成分。

功效 石花菜是提炼琼脂的主要原料。琼脂是一种重要的植物胶，属于纤维类的食物，能在肠道中吸收水分，使肠内容物膨胀，增加大便量，刺激肠壁，有助于延缓食物中葡萄糖的吸收。石花菜所含的褐藻酸盐类物质具有降压作用，所含的淀粉类硫酸脂为多糖类物质，具有降脂功能，对高血压、高血脂有一定的防治作用。

食用宜忌 一般人群均宜食用。

宜 适合肠炎、肾盂肾炎、乳腺癌、子宫癌患者食用。

忌 石花菜是较为寒凉的藻类食品，故脾胃虚寒、肾阳虚者要慎食。孕妇不宜多食。

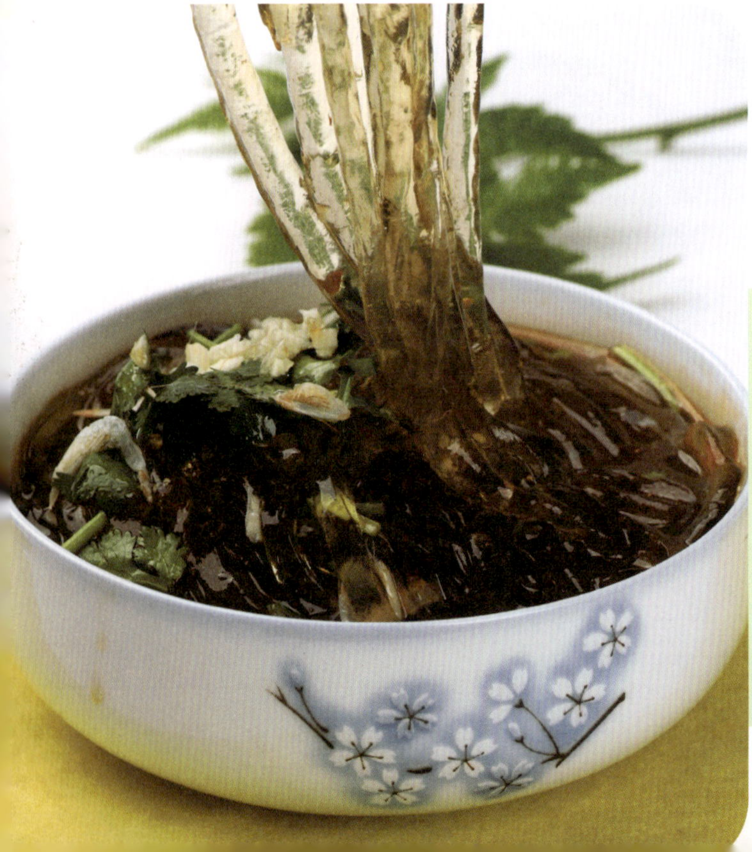

凉拌石花菜凉粉 推荐食谱

原料： 石花菜凉粉100克，黄瓜50克，酱油、醋、虾皮、花椒油、香油、盐、大蒜、鸡精适量。

做法：

1. 凉粉用清水洗净，除去上面的杂质，用刨丝刀刨成粗丝。
2. 大蒜拍成碎末.黄瓜切成细丝。
3. 将石花菜凉粉、黄瓜丝拌入蒜末、虾皮、酱油、醋、盐、鸡精、花椒油、香油即可。

水果篇

吃好水果　健康无忧

水果是人们日常饮食的重要组成部分之一。因为部分水果含有果糖，很多糖尿病患者常常想吃却不敢吃。

其实，糖尿病患者是可以吃水果的。糖尿病饮食治疗的关键是控制总热量，只要注意选择合适的水果，并把水果中所含有的糖量计算在全日需要摄入的碳水化合物总量中，且在两餐之间食用，一般不会造成血糖大幅波动。

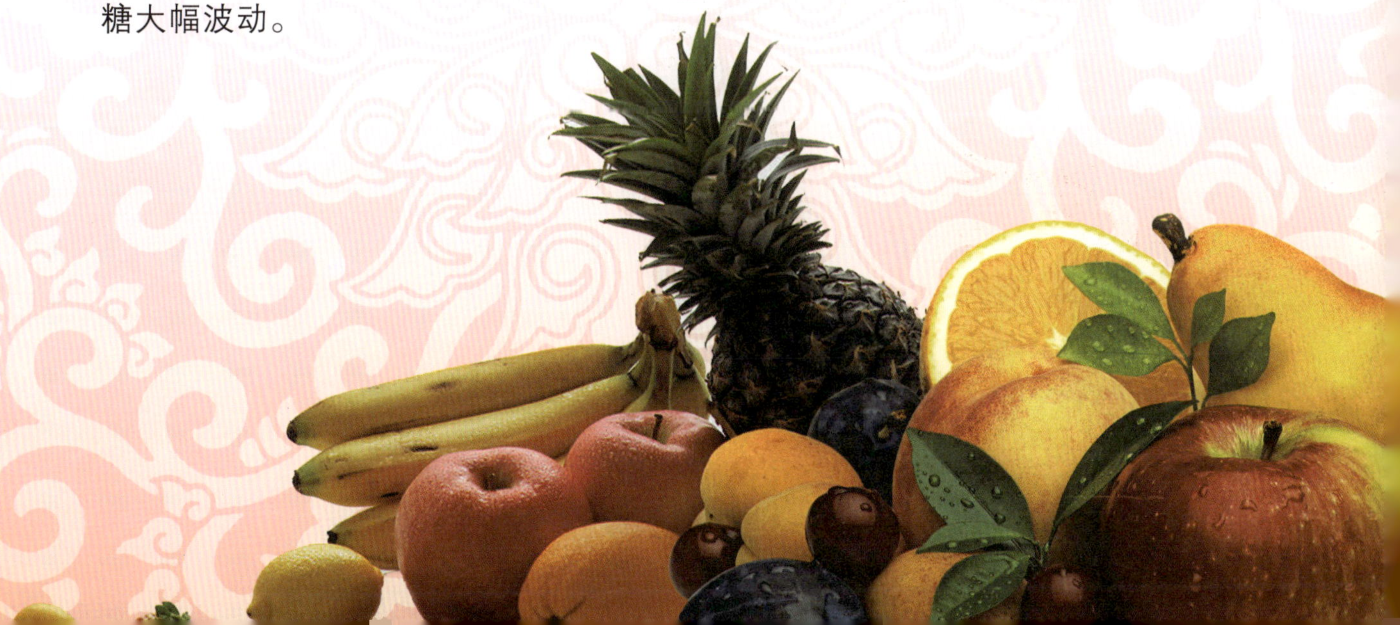

草莓 改善血液循环

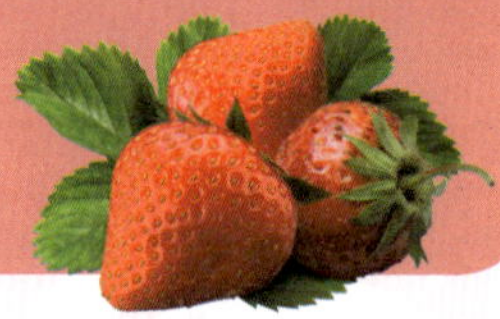

营养成分

◎ 蛋白质1.0克/百克，脂肪0.2克/百克，膳食纤维1.1克/百克，热量30千卡/百克。

◎ 丰富的苹果酸、柠檬酸。

◎ 维生素B_1、维生素B_{12}、胡萝卜素、钙、磷、铁等营养物质。

功效 草莓性凉，味甘酸。有润肺生津、健脾和胃、补血益气、凉血解毒的功效。草莓含丰富的鞣酸，可吸附致癌化学物质，具有防癌作用。草莓中丰富的维生素C，能软化和保护血管、改善血液循环，起到预防心血管系统疾病的作用。草莓对动脉硬化、高血压、糖尿病、冠心病、坏血病、结肠癌等疾病有辅助疗效。

食用宜忌 一般人群均可食用。

宜 适合风热咳嗽、咽喉肿痛、癌症，特别是鼻咽癌、肺癌、扁桃体癌、喉癌患者食用。

忌 长期大量食用畸形草莓，有可能损害人体健康。

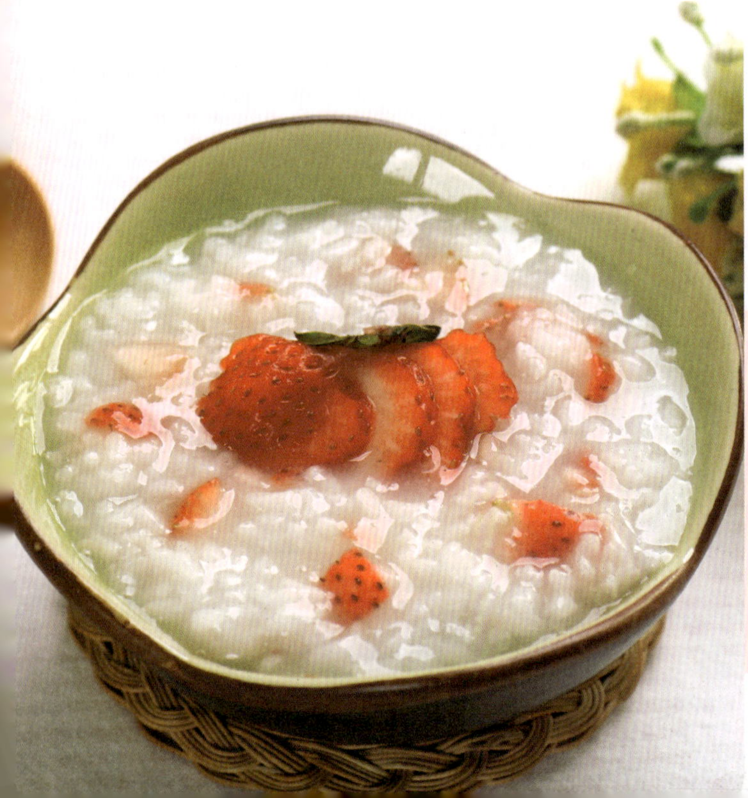

草莓粥 推荐食谱

原料： 新鲜草莓50克，粳米100克。

做法：

1. 将草莓去柄，洗净，切成小块，放入碗中研成稀糊状；粳米淘洗干净。
2. 锅内加水适量，下入粳米煮粥，粥煮稠时加入草莓，拌匀，煮沸即成。

功效： 长期服食，有健脾和胃的功效。

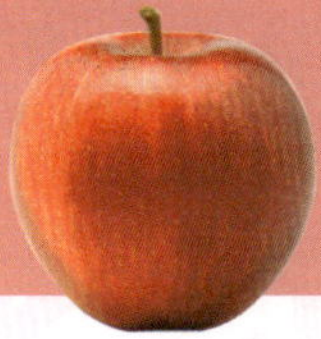

苹果

辅助维持血糖稳定

功效 苹果性平，味甘酸，无毒。有生津止渴、益脾止泻的功效。苹果富含锌元素，锌是人体内许多重要酶的组成部分，是促进生长发育的关键元素，有助于调节体内蛋白质、脂肪和糖的代谢。苹果有减少血液中胆固醇含量、增加胆汁分泌、减少胆固醇沉淀的功效。苹果中的胶质和铬元素还能辅助维持血糖稳定。

营养成分

◎ 蛋白质0.7克/百克，脂肪0.4克/百克，膳食纤维2.1克/百克，热量45千卡/百克。

◎ 锌、钙、磷、铁、钾及维生素B_1、维生素B_2、维生素C和胡萝卜素等营养成分。

食用宜忌 一般人群均可食用。

宜 特别适合婴幼儿、老人和病人食用。

白萝卜苹果牛肉汤 推荐食谱

原料： 白萝卜100克，苹果1个，牛肉50克，姜、陈皮、盐适量。

做法：

1. 白萝卜去皮，洗净后切块；苹果去皮、核，洗净后切块；牛肉洗净后切块，用开水焯熟；陈皮用清水浸软后去瓤备用。
2. 将白萝卜、苹果、牛肉、陈皮放入汤煲中，加入清水适量煲2小时，加入盐调味即可。

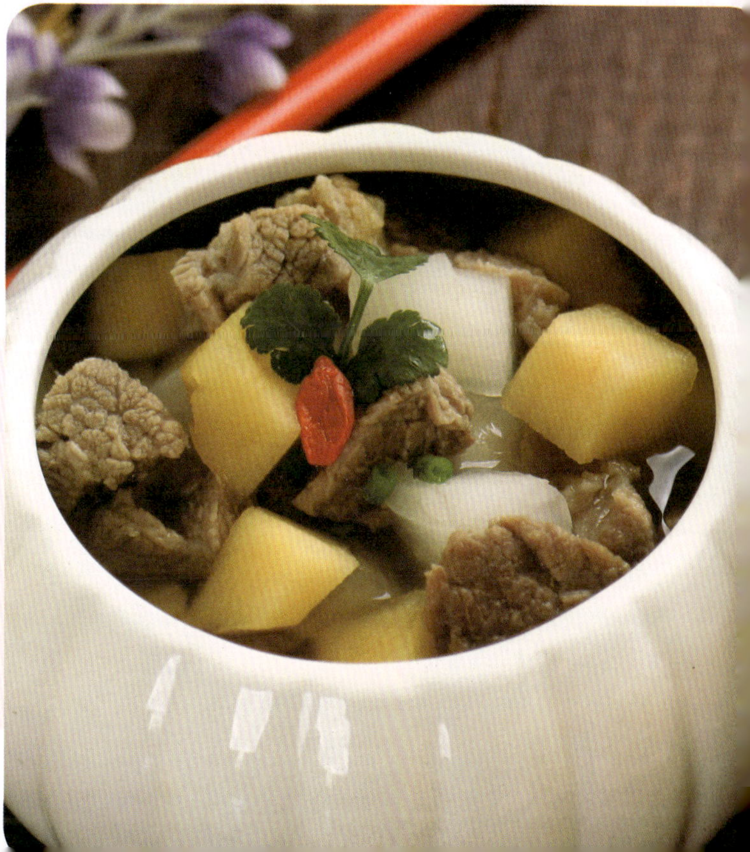

菠萝 亦菜亦果

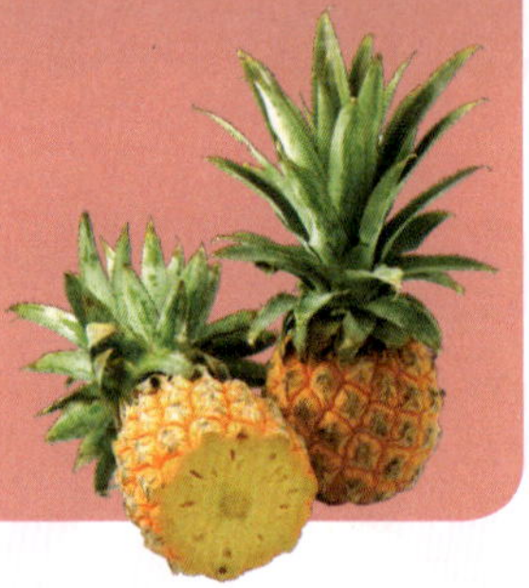

营养成分

◎ 蛋白质0.5克/百克，脂肪0.1克/百克，膳食纤维1.3克/百克，热量41千卡/百克。

◎ 多种有机酸及菠萝蛋白酶等营养物质。

◎ 胡萝卜素、维生素B_1、维生素B_2、维生素C、烟酸、钾、钠、锌、钙、磷、铁等营养成分。

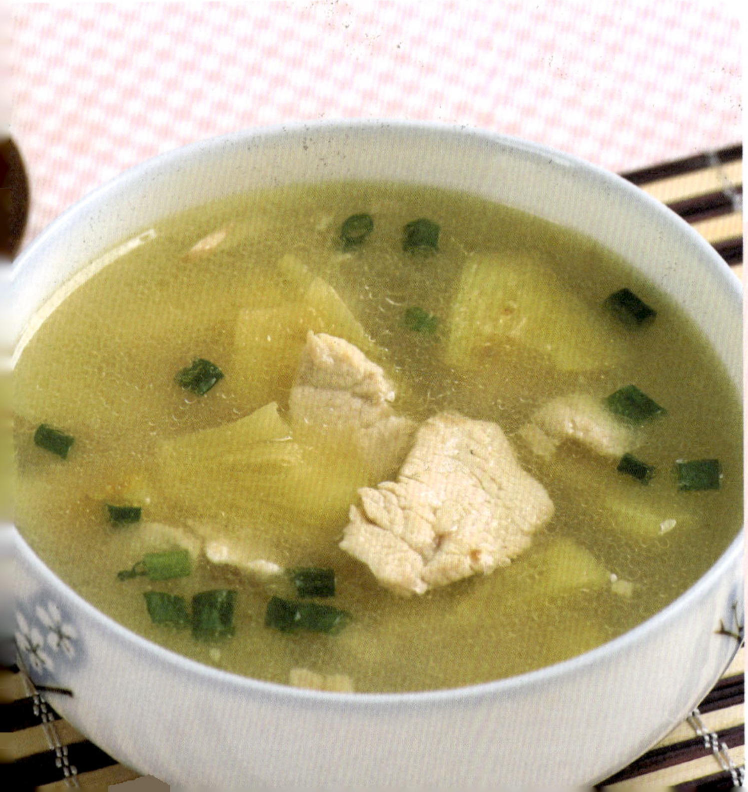

功效 菠萝味甘、酸，性微寒。有清热解暑、生津止渴、利小便的功效。菠萝含蛋白质分解酵素，可分解蛋白，帮助消化，有利于控制体重和减肥。菠萝中的菠萝蛋白酶，有抑制肿瘤细胞生长、抗菌消炎、增进药物吸收的功效，还有助于预防心血管疾病。

食用宜忌 一般人群均可食用。

宜 特别适合肾炎、高血压、支气管炎、消化不良患者以及减肥、控制体重者食用。

忌 溃疡病、肾病、凝血功能障碍患者禁食菠萝。食用未经处理的生菠萝，会刺激口腔黏膜、胃黏膜，从而导致味觉衰退、胃酸等症状。

菠萝鸡汤 推荐食谱

原料： 鸡脯肉80克，菠萝100克，姜、盐、料酒、香油、淀粉适量。

做法：

1. 鸡脯肉切成薄片，用盐、料酒、淀粉各少许拌匀上浆；菠萝削皮，用盐水浸泡30分钟，切成扇形片；姜洗净，切丝备用。
2. 汤锅置火上烧热，放入油、姜丝，文火炒片刻，放入鸡脯肉，旺火炒匀，倒入菠萝片再炒，然后倒入适量清水，加盐调味，盖好锅盖，待汤烧开，淋入香油即可。

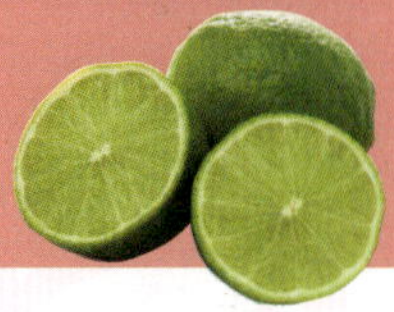

橘子

预防糖尿病视网膜出血

功效 橘子有润肺、止咳、化痰、健脾、顺气、止渴的功效。橘子中的橘皮苷，有加强毛细血管的韧性、扩张冠状动脉的作用，从而有助于降低血压。橘络中含有路芦，能使血管保持正常的弹性和致密性，对预防糖尿病视网膜出血有一定辅助作用。

食用宜忌 一般人群均适合食用。

忌 橘子可以常吃，但不宜吃得太多，每天不要超过3个。

营养成分

◎ 蛋白质0.6克/百克，脂肪0.2克/百克，膳食纤维0.6克/百克，热量43千卡/百克。

◎ 丰富的维生素C和柠檬酸。

◎ 苹果酸和多种矿物质等。

橘子山楂汁 推荐食谱

原料： 橘子150克，山楂50克。

做法：

1. 橘子去皮，榨汁。
2. 山楂洗净，倒入锅中，加水煮烂，取汁。
3. 山楂汁与橘汁混合即可。

功效： 健脾开胃。

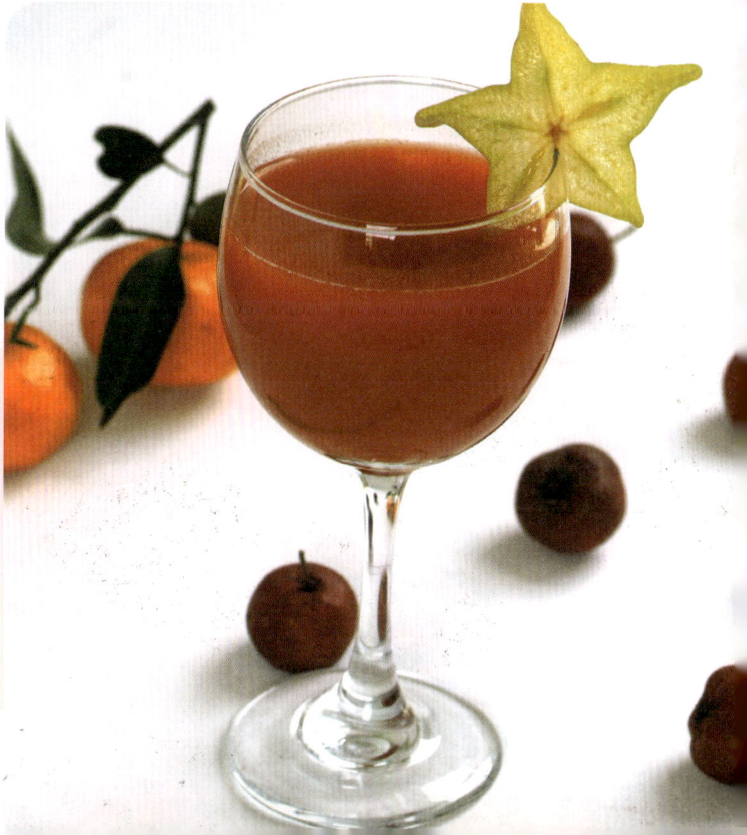

柚子 有助于调节血糖

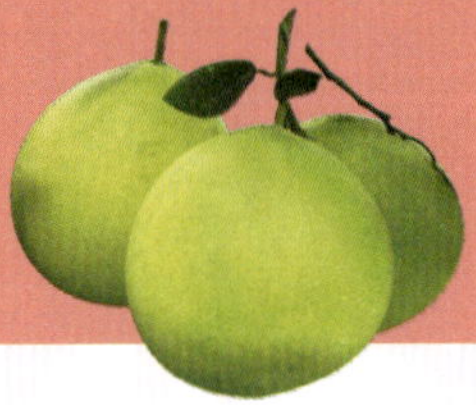

营养成分

- 蛋白质0.8克/百克，脂肪0.2克/百克，膳食纤维0.4克/百克，热量41千卡/百克。
- 维生素C、钙含量丰富。
- 有机酸、维生素A、维生素B_1、维生素B_2、维生素P和钙、磷、镁、钠等营养成分。

功效 柚子性寒，味甘、酸。有健胃、润肺、补血、清肠、利便等功效，可促进伤口愈合，对败血症等有良好的辅助疗效。柚子含有生理活性物质皮苷，可降低血液黏稠度，减少血栓的形成。柚肉中含有膳食纤维，有助于糖尿病患者调节血糖。

食用宜忌 一般人群均可食用。

宜 适合胃病、慢性支气管炎、心脑血管疾病、肾病患者食用。

忌 柚子性寒，体质虚寒者不宜多吃；且有滑肠功效，大便溏泄者应少食。

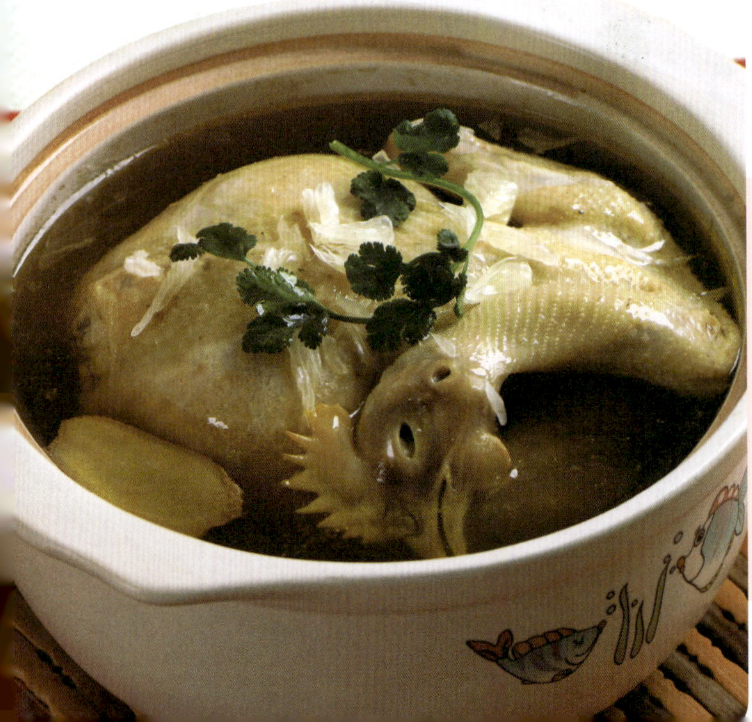

柚子肉炖鸡 推荐食谱

主料： 整鸡1只（宜选用小公鸡），柚子50克，盐适量。

做法：

1. 将鸡肉洗净，剖开，取出内脏；柚子剥皮，取出柚子肉备用。
2. 将柚子肉装入鸡肚中，然后放入炖盅内，加适量水，炖熟，加适量的食盐进行调味即可。

功效： 具有健脾下气、化痰止咳喘之功效，适于支气管哮喘患者食用。

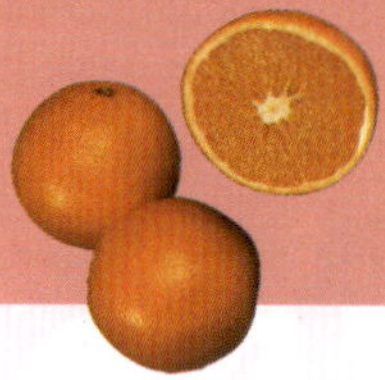

橙子

解油腻，消积食

功效 橙子味甘、酸，性凉。具有生津止渴、开胃下气、帮助消化、防治便秘的功效。饭后食橙子或饮橙汁，有解油腻、消积食、止渴、醒酒的作用。橙子中含量丰富的维生素C和维生素P，有增加机体抵抗力、增加毛细血管的弹性、降低血液中胆固醇含量的功效。

食用宜忌 一般人群均可食用。

忌 糖尿病患者应控制食用量。橙子含有机酸，不宜空腹或饭前食用，否则会刺激胃黏膜。

营养成分

- 蛋白质0.8克/百克，脂肪0.2克/百克，膳食纤维0.6克/百克，热量47千卡/百克。
- 抗氧化物质含量很高，其中有170种以上的植物化学物质，包括60多种黄酮类物质，还有17种类胡萝卜素。
- 果胶、钙、磷、铁及维生素B_1、维生素B_2、维生素C等多种营养成分。

橙子健康减肥汤 推荐食谱

原料： 橙子100克，檀香末10克，甘草末20克，盐、生姜少许。

做法：

1. 橙子连皮切成片，生姜切片备用。
2. 锅内加水，加入橙子片、生姜片，待水沸，放入檀香末、甘草末，煎煮30分钟后加盐调味即可。

吃法： 服用此汤时，应保持心情愉快，服用前后多做运动，以全身有出汗的感觉最佳。

功效： 此汤可宽中理气，消除肥胖。

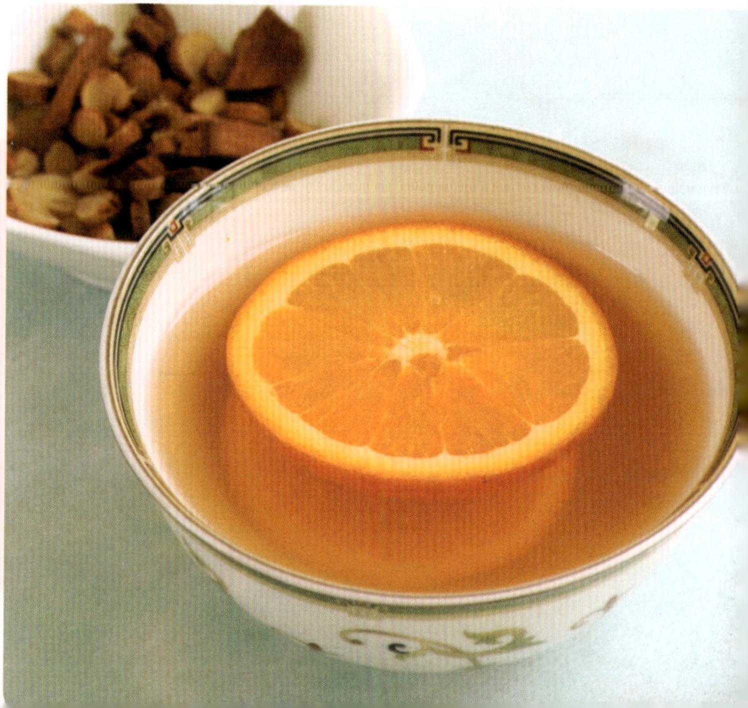

柠檬 增加血管弹性

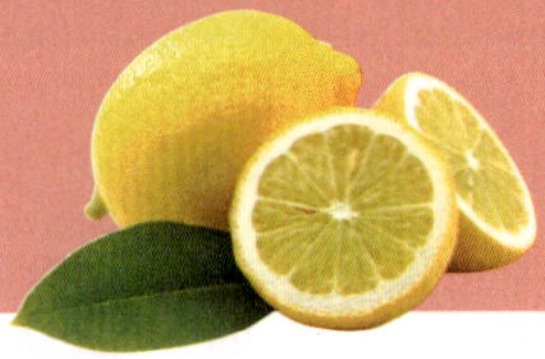

营养成分

◎ 丰富的柠檬酸和橙皮苷、奎宁酸、苹果酸、钾元素等。

◎ 钙、磷、铁、维生素B_1、维生素B_2、维生素C等多种营养成分。

功效 柠檬性温，味苦，无毒。有止渴生津、祛暑利尿、疏滞安胎、健胃止痛等功效。柠檬热量低，且具有很强的收缩性，有利于脂肪代谢。柠檬富含维生素C和维生素P，能增强血管弹性和韧性，可预防和治疗高血压和心肌梗死。

食用宜忌 一般人群均可食用。

宜 适合暑热口干烦躁、消化不良者，维生素C缺乏者，肾结石患者，高血压、心肌梗死患者食用。

忌 胃溃疡、胃酸分泌过多、龋齿者慎食。

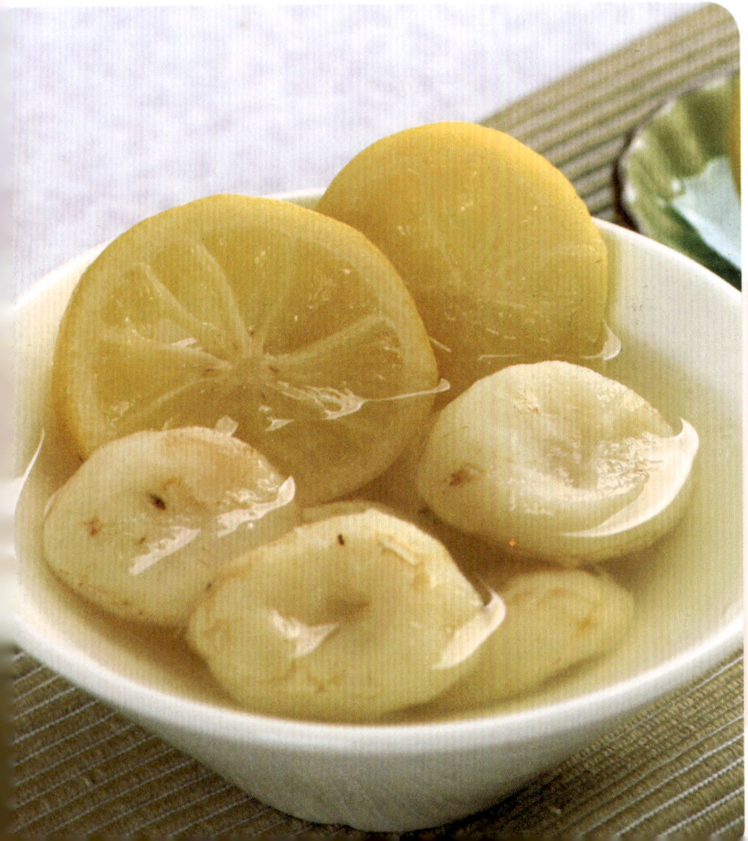

柠檬马蹄汤 推荐食谱

原料： 新鲜柠檬1个，马蹄(荸荠)50克，盐适量。

做法：

1. 柠檬洗净，带皮切片；马蹄洗净，削皮。
2. 锅内加水，水沸时，加入柠檬、马蹄煮汤，加盐调味即可。

功效： 中老年朋友经常饮用，可以预防高血压，对心肌梗死患者改善症状有益处。

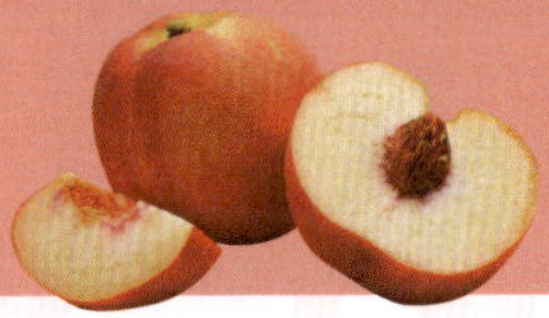

桃子

活血化瘀，润肠通便

功效 桃肉味甘酸，性温。有补益气血、养阴生津、降低餐后血糖之功效。桃仁有活血化瘀、润肠通便的作用，可辅助治疗闭经、跌打损伤等症。桃仁提取物有抗凝血作用，并能抑制咳嗽中枢而止咳，同时能使血压下降，可用于高血压患者的辅助治疗。桃子富含胶质物，可吸收大肠中水分，达到预防便秘的效果。

营养成分

◎ 蛋白质0.9克/百克，脂肪0.1克/百克，膳食纤维0.8克/百克，热量46千卡/百克。

◎ 内含丰富的β－胡萝卜素、维生素B_1、维生素B_2、维生素C、磷、铁等营养成分。

食用宜忌 一般人群均可食用。

宜 适合缺铁性贫血患者食用。

忌 内热偏盛、易生疮疖者不宜多吃；婴儿、孕妇、月经过多不宜食用。糖尿病患者应控制食用量。

桃子奶昔 推荐食谱

原料： 桃子50克，无糖酸奶50克，冰块适量。

做法：

1. 将桃子洗净去核，切成小块。
2. 将桃子、酸奶、冰块放入搅拌机打匀，倒入杯中即可。

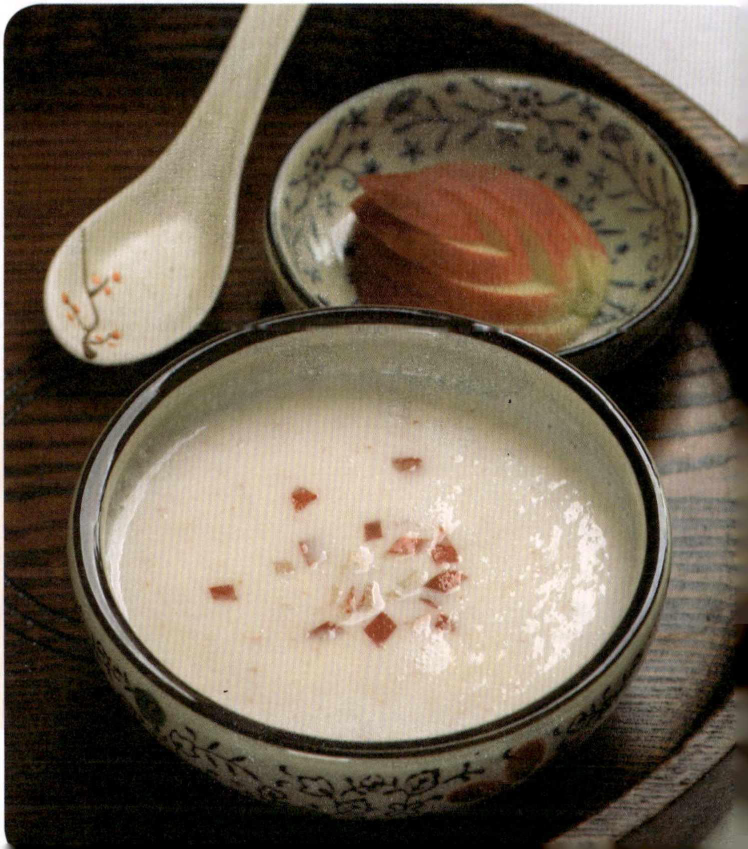

杨桃 迅速补充水分，生津止渴

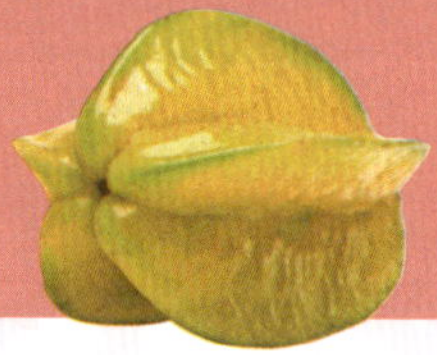

营养成分

◎ 蛋白质0.6克/百克，脂肪0.1克/百克，膳食纤维1.1克/百克。

◎ 大量的挥发性成分及胡萝卜素、有机酸及B族维生素、维生素C等。

功效 杨桃性寒，味甘酸。有清热生津、利尿止痛、祛热解毒、消食解酒、降压舒心的功效。杨桃中维生素C及有机酸含量丰富，且果汁充沛，能迅速补充人体的水分，生津止渴。它可以消解内脏积热、清燥、润肠、通大便，有助于消除肺热、胃热等症。

食用宜忌 一般人群均适宜食用。

宜 尤其适合患有心血管疾病的人或肥胖者食用。

忌 杨桃性寒，脾胃虚寒、腹泻者不宜多食。肾病患者应慎食。

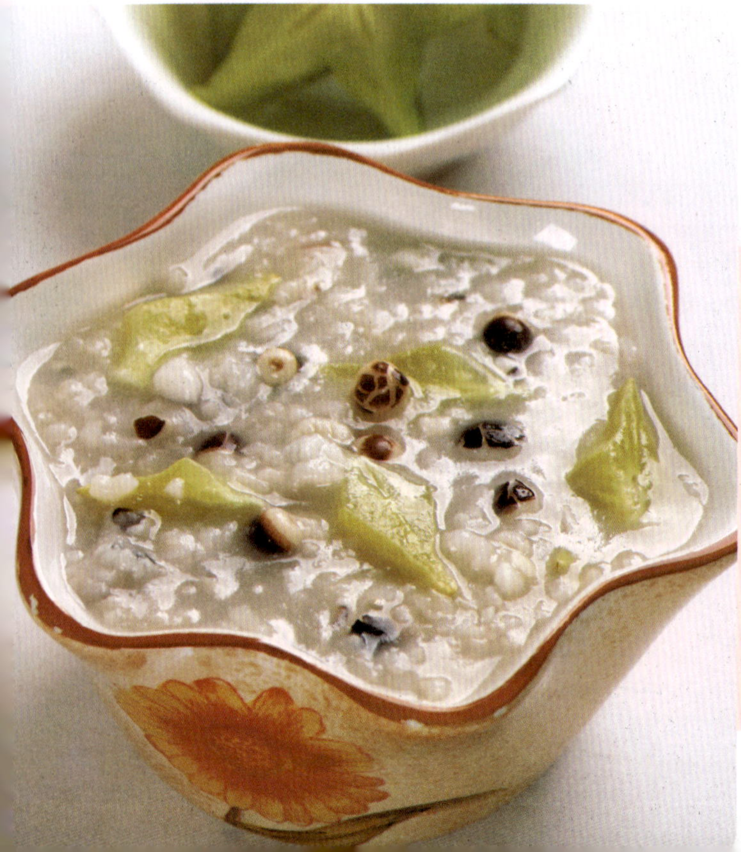

杨桃芡米粥 推荐食谱

原料： 杨桃50克，粳米50克，芡米50克。

做法：

1. 杨桃洗净，切成丁；粳米、芡米淘洗干净。
2. 将杨桃丁、粳米、芡米同放入汤煲中，加清水适量，小火慢炖60分钟即成。

功效： 有健脾益胃的功效，适用于大病初愈患者食用。健康人食用可增进食欲，强身健体。

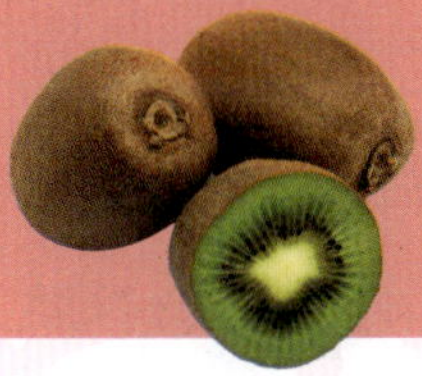

猕猴桃

调节氧化应激反应

功 效 猕猴桃性寒，味甘酸。有清热生津、健脾止泻、止渴利尿的功效。猕猴桃中富含的维生素C是一种抗氧化剂，能够有效抑制产生致癌物质亚硝酸胺的硝化反应，从而有一定的防癌作用。猕猴桃还可降低血液中胆固醇及三酰甘油含量，有助于防治高血压等心脑血管疾病。

营养成分

◎ 蛋白质0.8克/百克，脂肪0.6克/百克，膳食纤维2.6克/百克，热量56千卡/百克。

◎ 钙、磷、铁、钾、镁、B族维生素、维生素C、有机酸等营养物质。

食用宜忌 一般人群均可食用。

宜 特别适合情绪低落、便秘者食用。常吃烧烤者应多吃猕猴桃。适合癌症、心脑血管疾病患者食用。

忌 猕猴桃性寒，脾胃虚寒、大便溏泄及尿频者应慎食。

猕猴桃沙拉 推荐食谱

原料： 猕猴桃1个，圣女果、生菜、紫甘蓝、熟玉米粒若干，盐、柠檬汁、橄榄油适量。

做法：

1. 将猕猴桃去皮，切片；圣女果对半切开；生菜撕成小片；紫甘蓝用温水浸泡5分钟，切丝。
2. 将处理好的猕猴桃、圣女果、生菜和紫甘蓝放入碗中，加少许盐、柠檬汁、橄榄油调味即可。

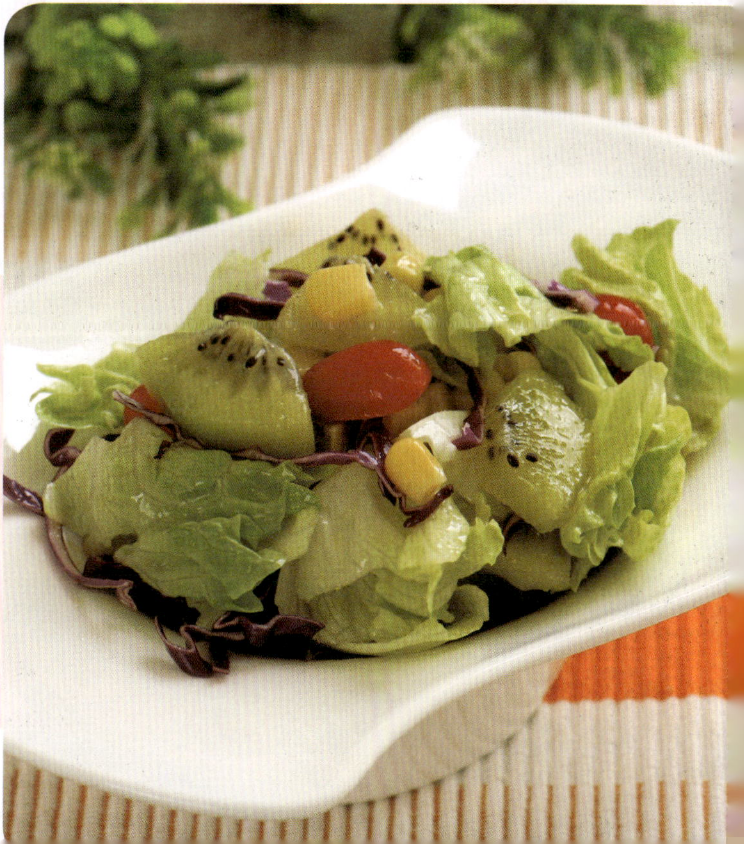

樱桃 提高人体免疫力

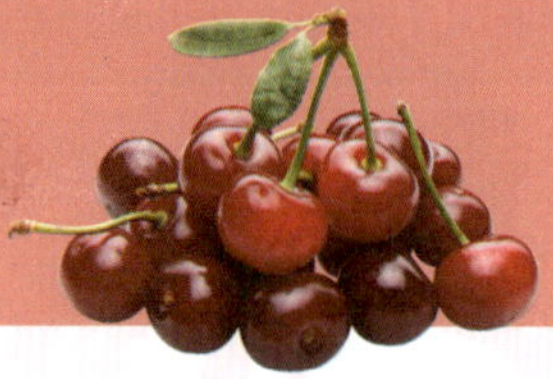

营养成分

- ◎ 含铁量极其丰富，居各种水果之首。
- ◎ 维生素A含量比葡萄、苹果、橘子多4～5倍。
- ◎ B族维生素、维生素C、钙、磷等营养元素。

功 效 樱桃性温，味甘微酸。有调中益气、大补元气、滋润肌肤的功效。樱桃含铁量高，铁是合成人体血红蛋白、肌红蛋白的原料，有助于防治缺铁性贫血和提高人体免疫力。樱桃还有养颜驻容、去皱消斑的作用。

食用宜忌 一般人群均可食用。

宜 适合消化不良、风湿腰腿痛、体质虚弱、面色无华者食用。

忌 樱桃性温热，热性病及虚热咳嗽者忌食，一般人也不宜多食；樱桃钾含量较高，肾病患者应慎食。

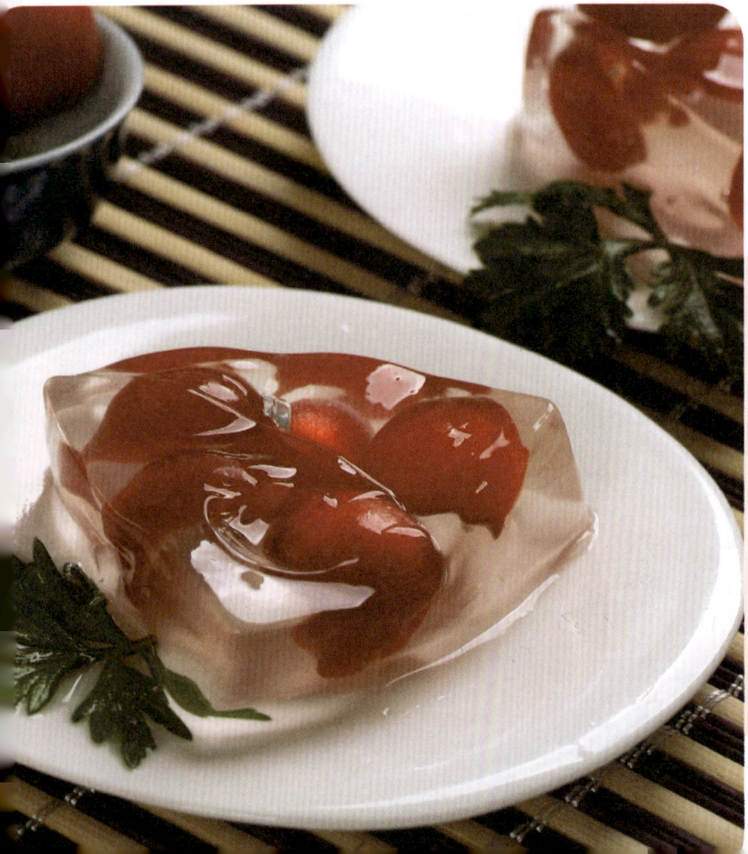

樱桃果冻 推荐食谱

原料： 樱桃100克，琼脂5克。

做法：

1. 将樱桃洗净去头、核。琼脂先放入冷水中泡软，充分浸泡半小时，完全软化之后把水分沥干备用。
2. 将樱桃置入冷水锅中，中小火煮至果汁浓稠。加入琼脂，小火慢煮至琼脂完全溶解即可。
3. 将煮好的琼脂浆置入内壁涂有色拉油的容器中，覆上保鲜膜，放入冰箱冷藏。食用时切开即可。

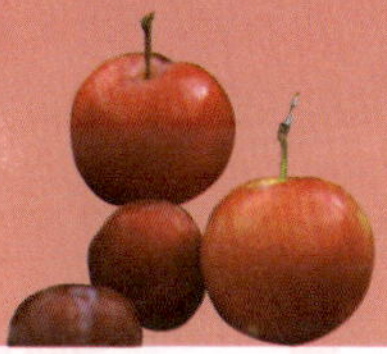

李子

适于虚劳有热型糖尿病

功效 李子性凉，味甘酸。有生津止渴、清肝除热、利水的功效，对虚劳有热型糖尿病有一定的辅助治疗作用。李子能促进胃酸和胃消化酶的分泌，可以增加肠胃蠕动，增进食欲。新鲜李肉中含有多种氨基酸，如谷酰胺、丝氨酸、氨基酸、脯氨酸等，有辅助治疗肝硬化腹水的功效。

营养成分

◎ 蛋白质0.7克/百克，脂肪0.2克/百克，膳食纤维0.9克/百克，热量36千卡/百克。

◎ 丝氨酸、甘氨酸、脯氨酸、苏氨酸、丙氨酸等多种氨基酸。

◎ 胡萝卜素、维生素B_1、维生素B_2、维生素C、维生素A、钙、磷、铁等营养元素。

食用宜忌 一般人群均可食用。

宜 尤其适合肝病腹水、慢性肝炎、肝硬化患者食用。

忌 李子含大量果酸，过多食用会损伤脾胃和牙齿。

李子食疗方

1. 治肝硬化腹水：李子洗净鲜吃，每次4~6个，每日2次。
2. 治肺经燥热、咳嗽无痰：李子生食，或加蜂蜜煎膏服。每次15毫升，每日2次。
3. 治虚劳骨蒸、消渴：鲜李子(去核)适量，洗净捣烂绞汁冷服，每次25毫升，每日3次。
4. 治癌症虚劳骨蒸、消渴、腹水：李子洗净鲜吃，食量每次不宜过多。

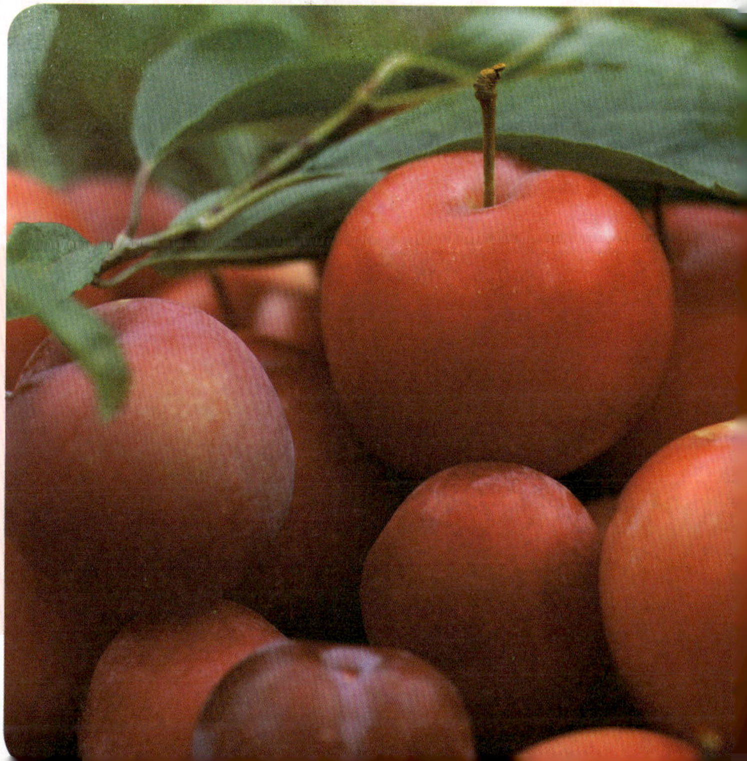

山楂 预防糖尿病血管并发症

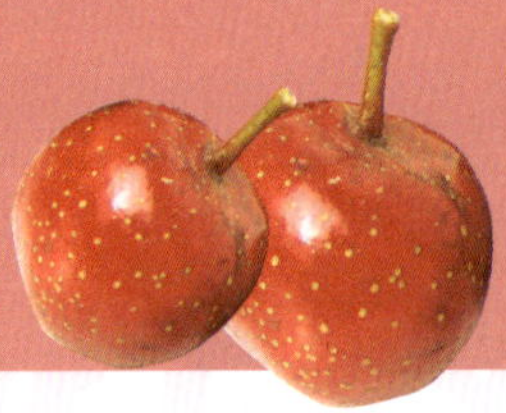

营养成分

◎ 蛋白质0.5克/百克，脂肪0.6克/百克，膳食纤维3.1克/百克，热量95千卡/百克。

◎ 维生素C、维生素B_2、维生素E、胡萝卜素、钙、钠、钾、锰等营养元素。

功效 山楂性微温，味酸甘。有消食健胃、消食化滞、活血化痰的功效。山楂含有的脂肪酶可促进脂肪分解，山楂酸可提高蛋白分解酶的活性，有帮助消化的作用。山楂含有多种活性物质，可以增强心肌收缩力，扩张冠状动脉，增加冠状动脉血流量，降低心肌耗氧量，有抗心律失常、保护心脏、降血脂、降血压的功效。

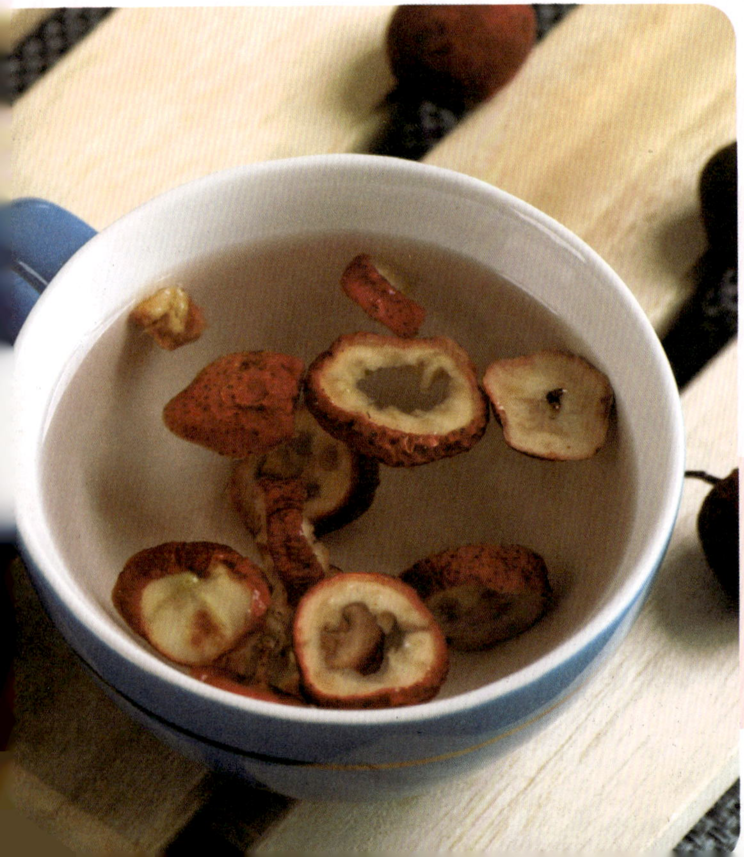

食用宜忌 一般人群均可食用。

宜 尤其适合小孩积食及肥胖、食后腹胀者食用，适合脂肪肝、冠心病、产后瘀血、产后腹痛、心脑血管疾病、癌症（尤其是膀胱癌）患者食用。

忌 山楂含有较多有机酸，有收缩子宫的作用，习惯性流产、先兆性流产者禁食。

山楂泡饮 推荐食谱

做法： 可将几片晒干的山楂片放入温水中同饮。

功效： 山楂泡饮可开胃消食，健脾益气，消脂去水。

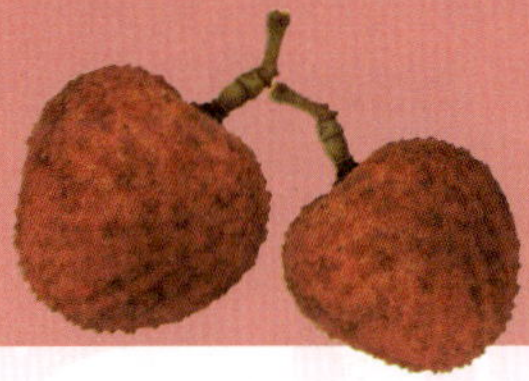

荔枝

补心安神

功效 荔枝味甘、酸，性温。有补脾益肝、理气补血、温中止痛、补心安神的功效。荔枝对大脑组织有补养作用，有助于改善失眠、健忘、神疲等症。荔枝肉含丰富的维生素C和蛋白质，有助于增强机体免疫功能，提高抗病能力。荔枝核含皂苷、鞣质，可降低血糖。

营养成分

◎ 蛋白质0.9克/百克，脂肪0.2克/百克，膳食纤维0.5克/百克。

◎ 大量游离精氨酸和色氨酸。

◎ 维生素A、B族维生素、维生素C、维生素D、磷、钙、铁等营养元素。

食用宜忌 一般人群均可食用。

宜 尤其适合产妇、老人、体质虚弱者、病后调养者食用。

忌 荔枝性温，阴虚火旺者慎服。荔枝不宜一次食用过多或连续食用。糖尿病患者尤其要注意严格控制进食量。

荔枝肉 推荐食谱

原料： 瘦猪肉50克，荔枝肉20克，菱粉75克，鸭蛋少许，茄汁、白醋、酱油、盐、川椒、料酒、葱适量。

做法：

1. 将猪肉切成条状，用川椒、料酒、葱、酱油腌过，取出后晾干水分。
2. 鸭蛋和菱粉调成蛋粉，与猪肉拌匀，下油锅炸酥装盘。
3. 将茄汁、醋拌匀，浇在荔枝肉上，再将荔枝肉摆在盘边佐食。

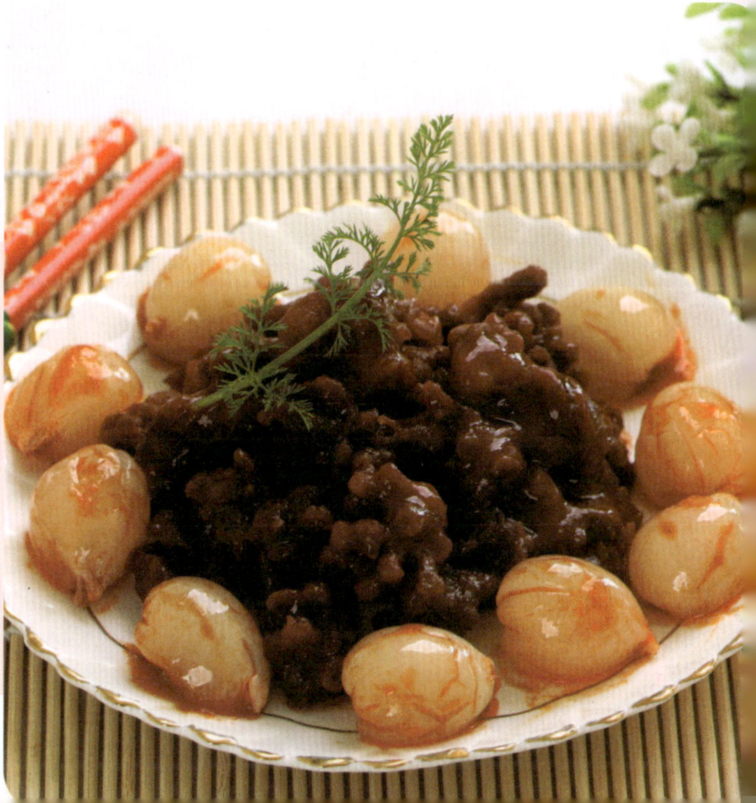

橄榄 预防骨质疏松

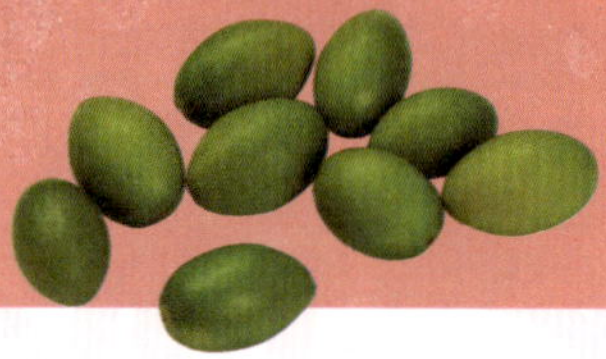

营养成分

◎ 维生素C的含量是苹果的10倍，是梨、桃的5倍。

◎ 富含蛋白质、碳水化合物、脂肪、维生素以及钙、磷、铁等矿物质。

功 效 橄榄性平，味甘、酸。有清热解毒、利咽化痰、生津止渴、除烦醒酒、化刺除鲠的功效。橄榄含钙量很高，且易被人体吸收，有助于骨骼发育。橄榄还有促进新陈代谢、降低胆固醇、预防心脑血管疾病的功效。

食用宜忌 一般人群均适宜食用。

宜 橄榄的含钙量很高，且易被人体吸收，尤其适合儿童食用。

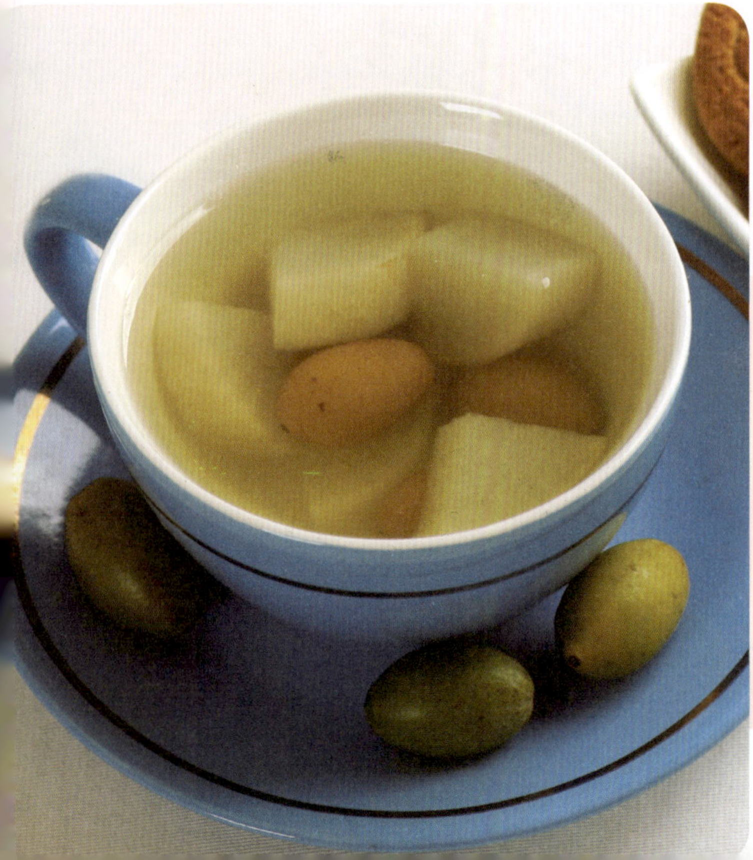

橄榄萝卜茶 推荐食谱

原料： 橄榄50克，萝卜100克。

做法：

1. 将橄榄和萝卜洗净，萝卜切成小块备用。
2. 锅内水烧热，加入橄榄与萝卜块，浸泡一段时间后去渣取汁，代茶饮用。

功效： 清肺利咽，有助于防治上呼吸道感染、流行性感冒、急性咽喉炎、急性扁桃体炎及支气管炎等疾病。

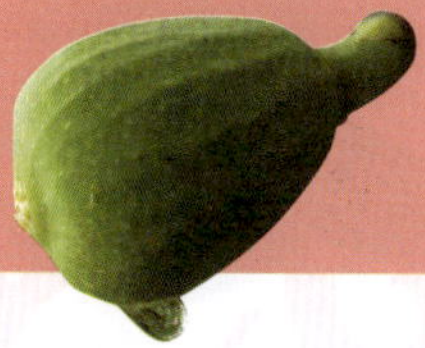

无花果

润肠通便，分解血脂

功效 无花果性凉，味甘。有清热生津、健脾开胃、解毒消肿的功效。无花果含有苹果酸、柠檬酸、脂肪酶、蛋白酶、水解酶等，能促进人体对食物的消化，有润肠通便的功效。无花果所含的脂肪酶、水解酶等有降低血脂和分解血脂的功能，可减少脂肪在血管内的沉积，有助于降低血压、预防冠心病。

营养成分

- 含有人体所必需的氨基酸。
- 苹果酸、柠檬酸、脂肪酶、蛋白酶、水解酶等。
- 多种膳食纤维、维生素、矿物质等营养物质。

食用宜忌 一般人群均可食用。

宜 适合食欲不振、便秘、心脑血管疾病、癌症患者食用。

忌 脂肪肝、腹泻者不宜食用。

无花果百合炖梨汤 推荐食谱

原料： 无花果50克，百合5克，雪梨20克。

做法：

1. 将百合冲洗干净，无花果对切，雪梨切成小块。
2. 将无花果、百合、雪梨置入锅中，加水适量，大火烧开，转文火再煲30分钟即可。

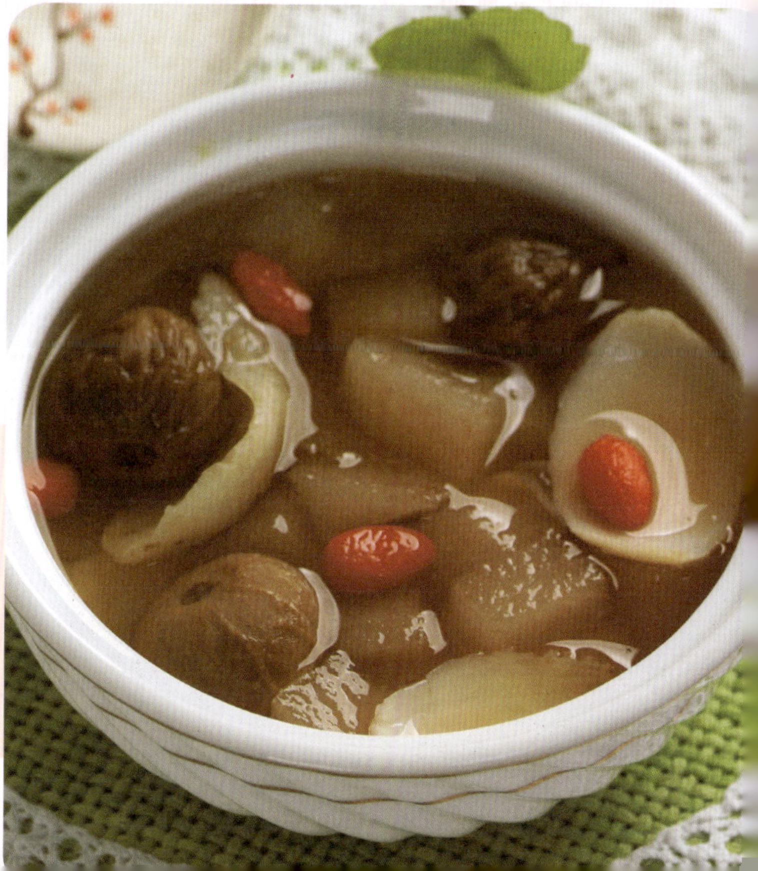

西瓜 适于糖尿病合并肾病的患者

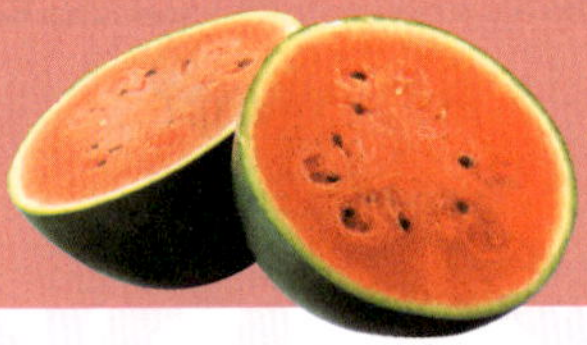

营养成分

◎ 蛋白质0.5克/百克，膳食纤维0.2克/百克，热量34千卡/百克。

◎ 多种维生素及蔗糖酶、谷氨酸、瓜氨酸、精氨酸、苹果酸、磷酸、钙、铁等营养物质。

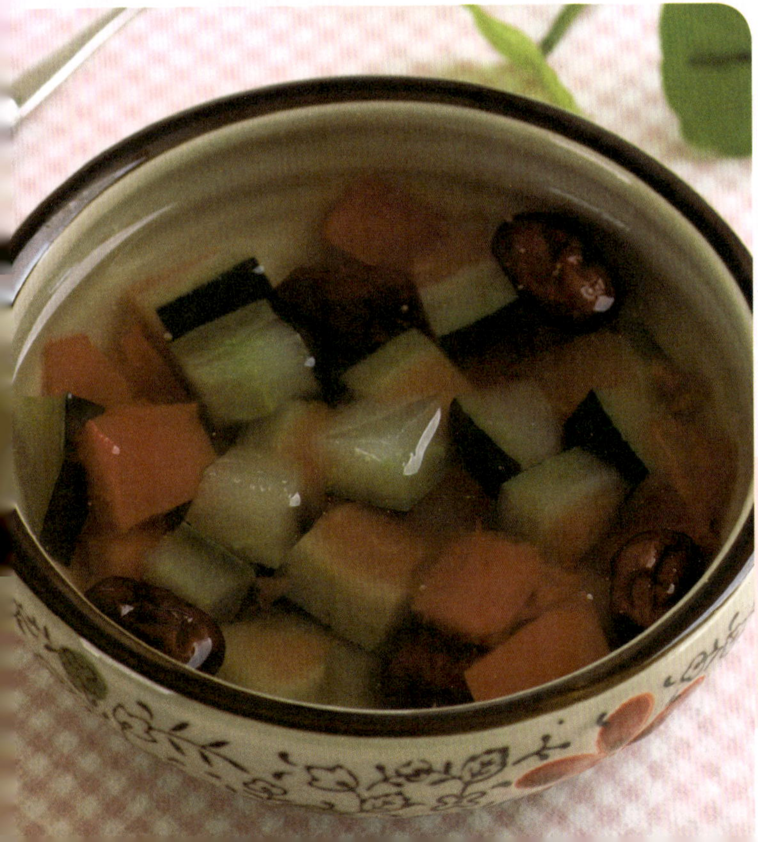

功效 西瓜性寒，味甘。有清热解暑、止渴除烦的功效。西瓜中含有大量的水分，有利于缓解急性热病发烧、口渴汗多等症状。西瓜还有利尿的功效，并有利水作用，适合糖尿病合并肾病患者食用。

食用宜忌 一般人群均适宜食用。

宜 尤其适宜高血压、急慢性肾炎、胆囊炎、高热不退患者食用。

忌 糖尿病患者应注意控制食用量。

西瓜皮食疗方 推荐食谱

◎西瓜皮治糖尿病配方

配方： 西瓜皮、冬瓜皮各15克，天花粉12克。

做法： 将上3味入锅，加适量水，煎汤即成。

服法： 每日1剂，分2次服。

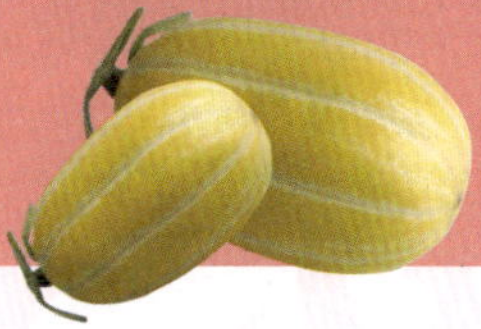

保护肝脏 香瓜

功效 香瓜性寒，味甘，无毒。有清热解暑、除烦止渴、利尿的功效。香瓜含大量碳水化合物及柠檬酸等，水分充沛，可消暑清热、生津解渴。香瓜蒂中的葫芦素B能保护肝脏，减轻慢性肝损伤。

食用宜忌 一般人群均可食用。

宜 尤其适合夏季烦热口渴者、口鼻生疮者、中暑者食用。

忌 出血及体虚者，脾胃虚寒、腹胀便溏者忌食。

营养成分

◎ 蛋白质0.4克/百克，膳食纤维1.1克/百克，热量26千卡/百克。

◎ 钙、磷、铁、胡萝卜素、维生素B_1、维生素B_2、烟酸、抗坏血酸等营养物质。

香瓜菜 推荐食谱

原料： 香瓜1个，瘦猪肉末50克，干香菇8克，虾仁少许，葱、姜、酱油、香油、黄酒、盐适量。

做法：

1. 将香菇去蒂，泡软切碎；虾仁、葱、姜剁碎，与猪肉末、香菇拌匀，加入酱油、香油、黄酒、盐调味，制成肉酱。
2. 香瓜洗净，瓜头处切开，挖出瓜子、瓜瓤，成盅状，装入拌好的肉酱，置入微波炉高火加热10分钟。加热时香瓜盖子不要盖上，但要放在旁边一起加热，上桌前可把盖子盖上，瓜周围可用少许绿菜红果点缀装饰。

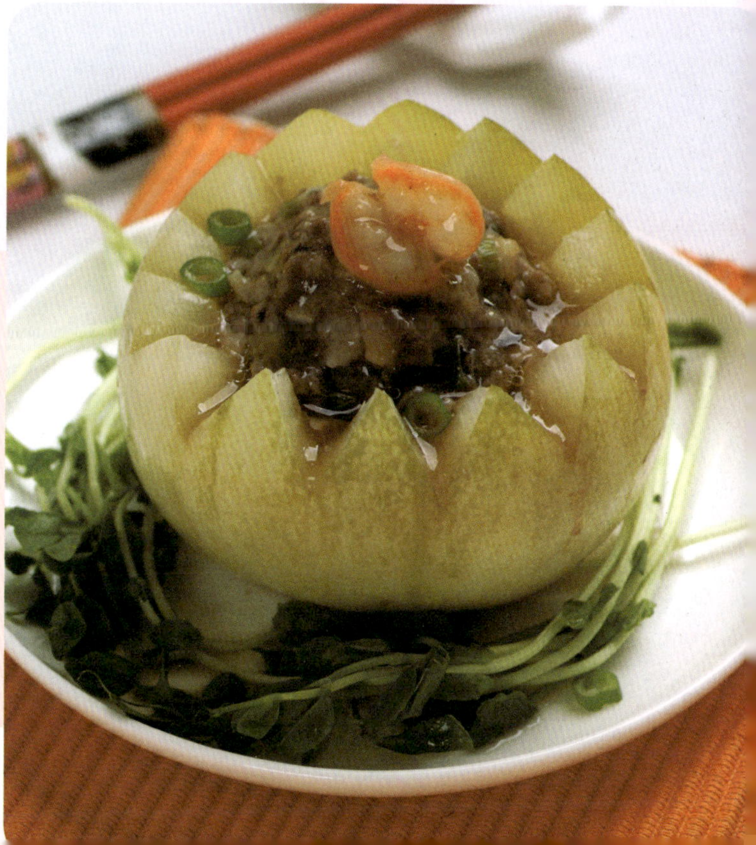

木瓜 清除体内毒素

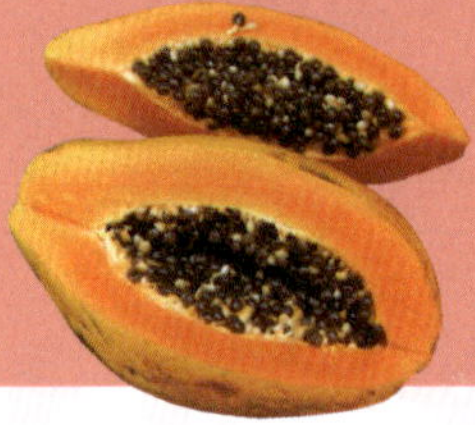

营养成分

◎ 胡萝卜素含量仅次于胡萝卜，维生素C含量是苹果的数十倍。

◎ 木瓜酚、皂苷、苹果酸、酒石酸、柠檬酸、黄酮类、鞣质等营养物质。

功效 木瓜性温，味酸。有平肝和胃、舒筋络、活筋骨、降血压的功效，同时还具有强心、利尿、降血脂、降血糖、提高免疫力的功能。木瓜能消除体内过氧化物等毒素，净化血液，有助于防治肝功能障碍、高血脂、高血压等症。

食用宜忌 一般人群均适宜食用。

宜 适合慢性萎缩性胃炎、风湿、挫伤患者及肥胖者食用。

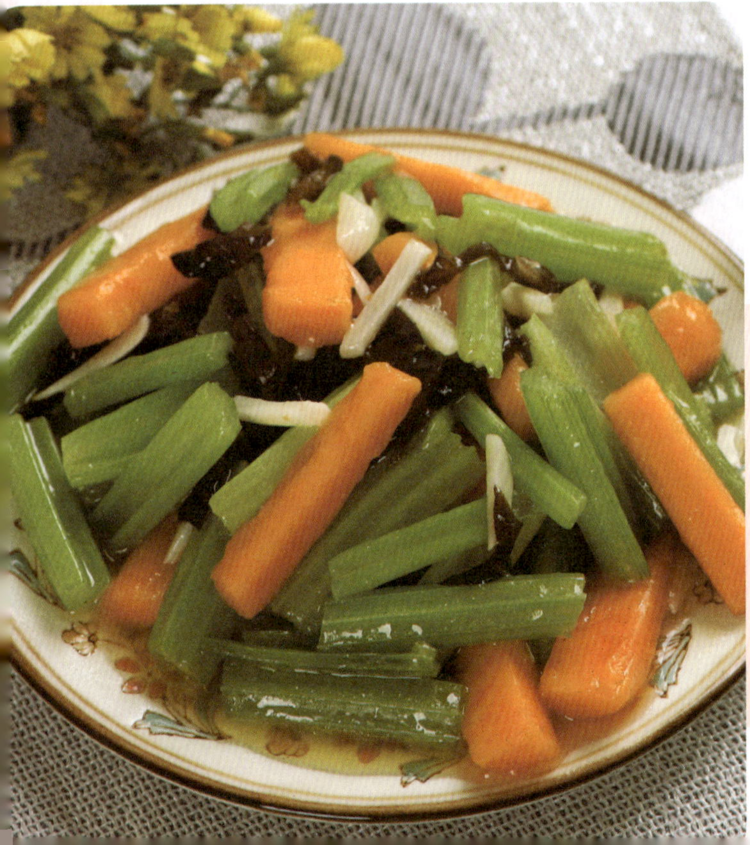

木瓜西芹 推荐食谱

原料： 木瓜80克，西芹100克，高汤、蒜、盐适量。

做法：

1. 木瓜去皮、籽，切条；西芹洗净，切条。
2. 锅内倒入少量油，放入蒜爆香，再倒入西芹翻炒。
3. 加入木瓜条翻炒，加盐、高汤调味，水淀粉勾薄芡即可。

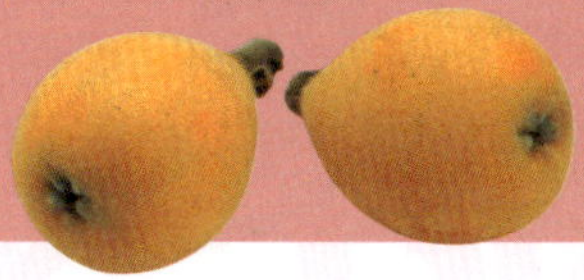

枇杷

有助于保护视力

功效 枇杷性平，味甘、酸。有润肺止咳、止渴和胃、利尿清热等功效。枇杷含有机酸，能刺激消化腺分泌，有助于增进食欲，促进消化吸收。枇杷中丰富的B族维生素，有利于保护视力，保持皮肤健康润泽。

营养成分

- 蛋白质0.8克/百克，脂肪0.2克/百克，膳食纤维0.8克/百克，热量39千卡/百克。
- 钙、磷及胡萝卜素显著高于其他水果。
- 含有人体所必需的8种氨基酸。

食用宜忌 一般人群均可食用。

宜 适合咳嗽多痰、劳伤吐血以及坏血病患者食用。

忌 脾虚泄泻者慎用。糖尿病患者应控制食用量。

枇杷百合银耳汤 推荐食谱

原料： 枇杷肉30克，百合10克，银耳10克。

做法：

1. 枇杷洗净，去核，切小块，银耳泡发。
2. 锅内水烧开，放入银耳、百合，煮30分钟后，放入枇杷块，加煮15分钟即可。

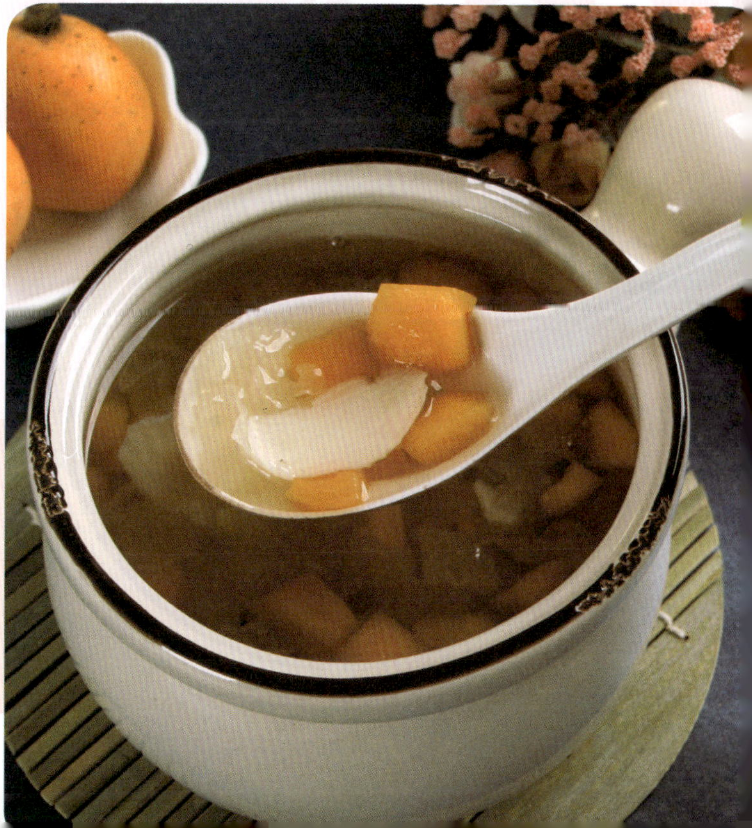

鳄梨 高能低糖水果

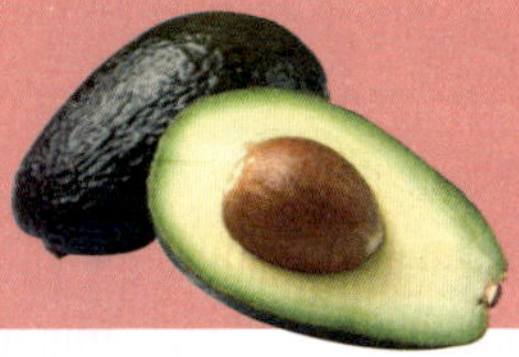

营养成分

- ◎ 丰富的脂肪、蛋白质及多种维生素。
- ◎ 维生素B_2是橘子的7倍。
- ◎ 钠、钾、镁、钙等含量也很高。

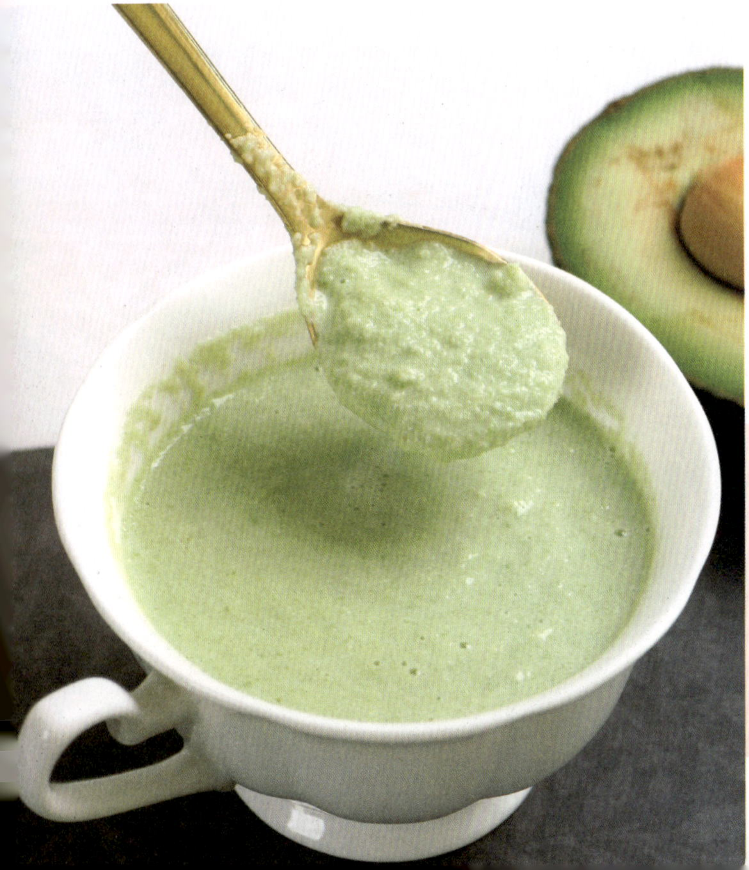

功效 鳄梨是一种营养价值很高的水果，果肉柔软似乳酪，色黄，风味独特。脂肪中不饱和脂肪酸含量高达80%，为高能低糖水果。鳄梨有降低胆固醇、疏通阻塞的血管和保护肝脏的功效，有助于预防心脑血管疾病。

食用宜忌 一般人群均适宜食用。

忌 鳄梨易氧化变黄，须新鲜食用。

鳄梨牛奶 推荐食谱

原料： 鳄梨、牛奶50毫升。

做法：

1. 鳄梨洗净，去皮、籽，放入榨汁机中。
2. 倒入牛奶，启动榨汁机打匀即可装杯饮用。

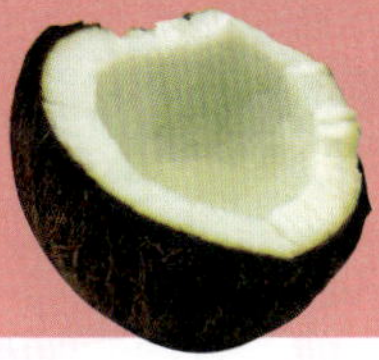

椰子

适合糖尿病烦渴多饮者

功效 椰肉性平，味甘。有补虚强壮、益气祛风、消疳杀虫的功效。长期食用能令人面部润泽，增补气力，有助于耐受饥饿。椰汁具有滋补津液、清暑解渴的功效，特别适合于糖尿病烦渴多饮者。椰汁含丰富的钾元素，可增加机体对钾的耐受性，有助于辅助治疗胃肠炎以及脱水等症。

营养成分

- ◎ 大量蛋白质、果糖、脂肪等。
- ◎ 维生素B_1、维生素B_2、维生素C等多种维生素。
- ◎ 钙、磷、铁等微量元素及矿物质。

食用宜忌 一般人群均可食用。

宜 椰肉性温，能补阳火，适合身体虚弱、四肢乏力、容易倦怠者食用。

忌 体内热盛者、妇女生理期不宜食用。

椰子糯米蒸鸡饭 推荐食谱

原料： 椰子肉30克，糯米50克，鸡肉20克。

做法：

1. 将椰子打开，倒出椰汁留待他用，取出椰肉，切成小块；糯米淘洗干净，鸡肉撕成丝状备用。
2. 将椰肉、糯米、鸡肉放入有盖的煲内，隔水蒸至糯米熟烂即可。

功效： 补脾、益心，适用于四肢乏力、食欲不振等患者食用。

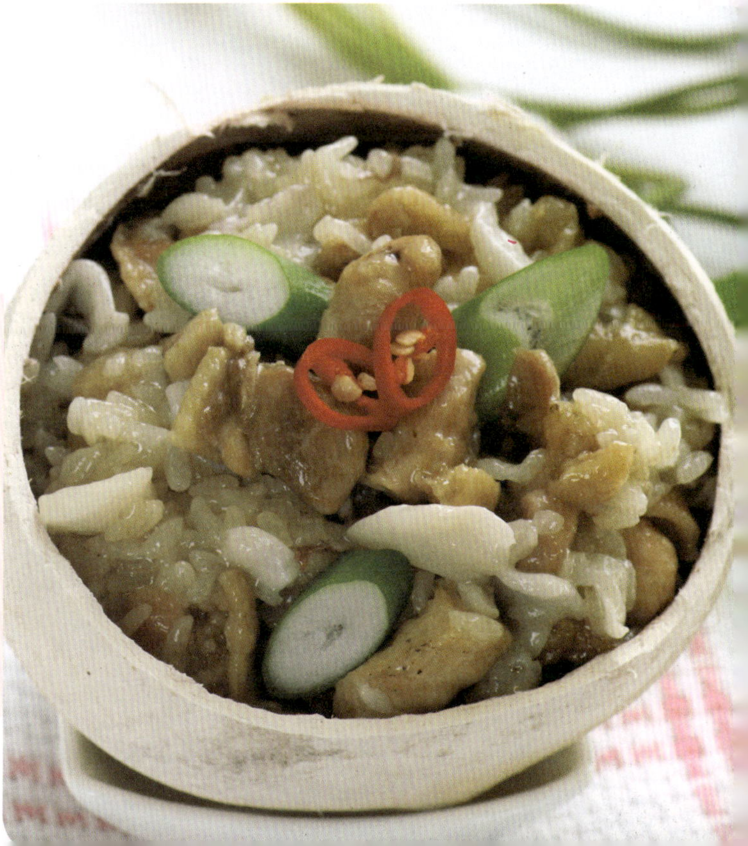

番石榴 糖尿病患者的最佳水果

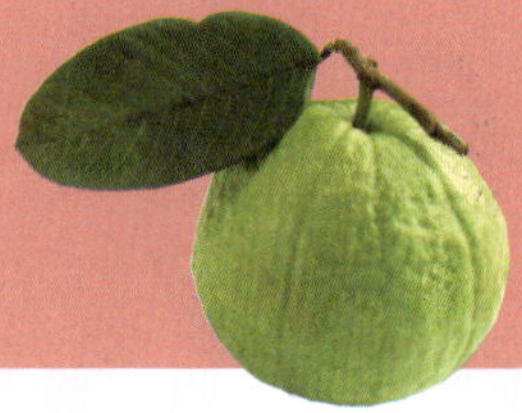

营养成分

◎ 抗氧化水果，维生素C含量特别高。

◎ 含有丰富的维生素A、B族维生素、钾、钙、磷、铁等。

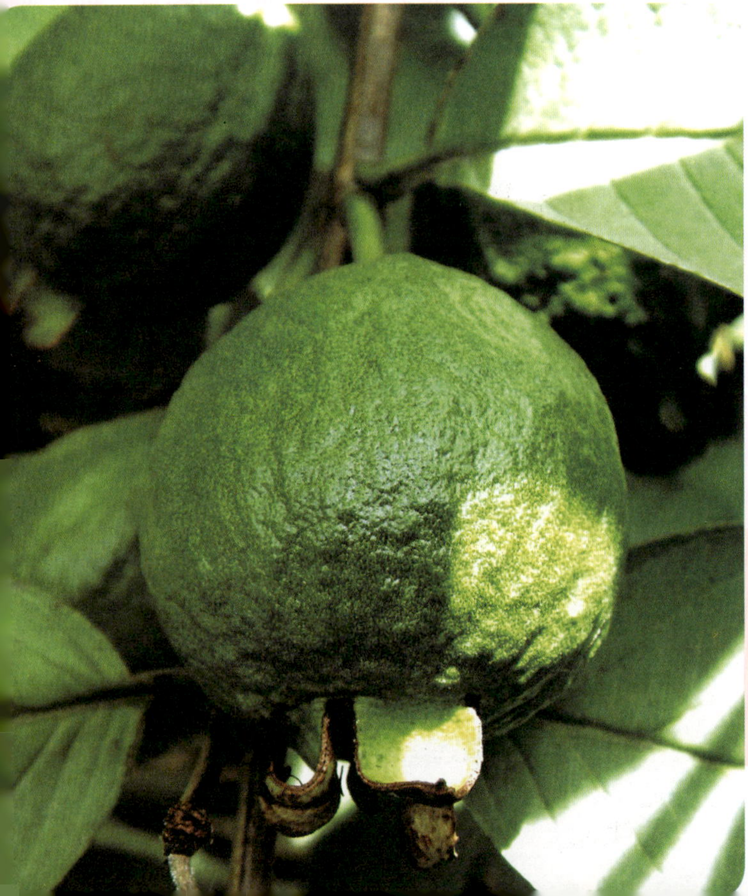

功 效 番石榴性平，味甘、涩。有收敛止泻、消炎止血的功效。番石榴能抗老化，排出体内毒素、促进新陈代谢、调节生理机能、常保身体健康。番石榴有降血糖作用，能辅助治疗糖尿病，是糖尿病患者的最佳水果。

食用宜忌 一般人群均适宜食用。

宜 特别适合糖尿病、高血压、肥胖症及肠胃不佳患者食用。

忌 番石榴具有收敛止泻作用，便秘及内热者不宜食用。

以番石榴为主的降血糖处方有：

1. 以未熟番石榴果、叶、油柑子煮水。
2. 把番石榴干煮水或配猪胰脏熬汤。
3. 以番石榴叶配番薯叶各十多片煎水。

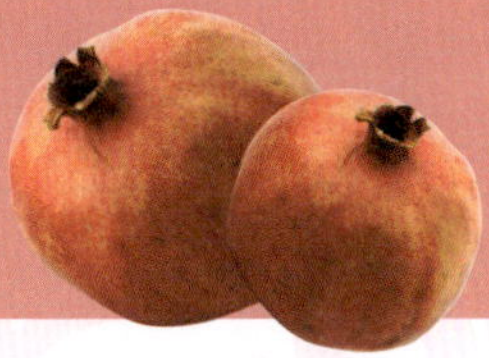

石榴

降低糖尿病造成的心脑血管疾病风险

功效 石榴性温，味甘酸涩。有生津止渴、止泻、明目的功效。石榴汁含有多种氨基酸和微量元素，有助消化、防止胃溃疡、软化血管、降血脂、降血糖、降低胆固醇等功效，有助于降低因糖尿病造成的心脑血管病风险。

营养成分

◎ 有机酸、糖类、蛋白质以及钙、磷、钾等矿物质。

◎ 维生素C的含量比苹果高1～2倍，而脂肪、蛋白质的含量较少。

食用宜忌 一般人群均可食用。

宜 适宜口干舌燥、腹泻、扁桃体发炎患者食用。

忌 便秘、尿道炎、实热积滞患者慎食。糖尿病患者应控制食用量。

石榴入药

1. 石榴分甜、酸两种。甜者仅治咽痛烦渴。
2. 入药治病多用酸石榴，连皮捣烂煮汤饮。石榴皮、花、根入药。若杀虫多用根或果皮。
3. 收涩固脱则多用酸石榴皮。石榴多食令人伤肺损齿。

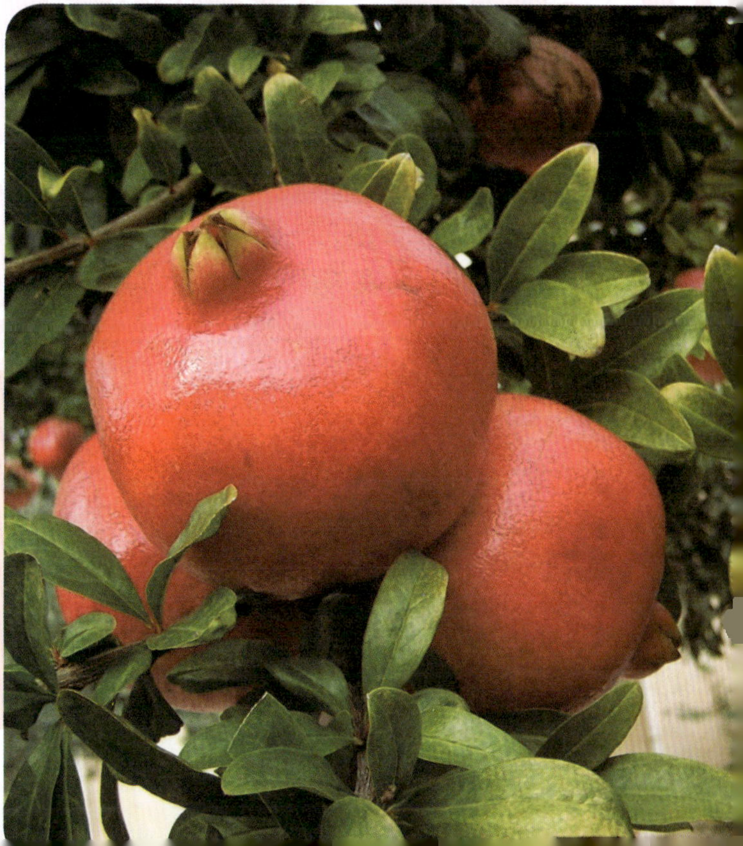

火龙果 减少糖生成

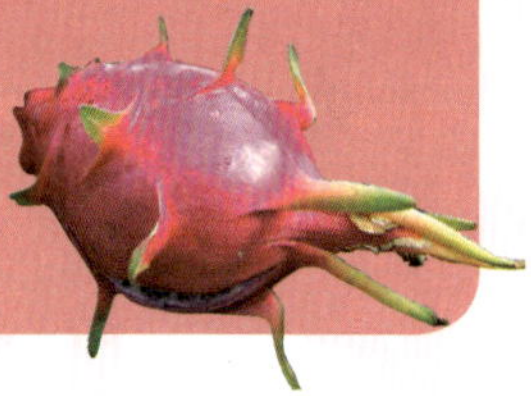

营养成分

◎ 富含一般蔬果中较少有的植物性白蛋白。

◎ 蛋白质、膳食纤维、维生素B_2、维生素B_3、维生素C、铁、磷、镁、钾等。

功效 火龙果是一种低热量、高纤维的水果，有降血压、降血脂、润肺、解毒、养颜、明目等功效。火龙果富含膳食纤维，能降低血液中胆固醇、减少血糖生成，有助于辅助治疗便秘和糖尿病。

食用宜忌 一般人群均适宜食用。

忌 火龙果含有一定的糖分，糖尿病患者不宜过量食用。

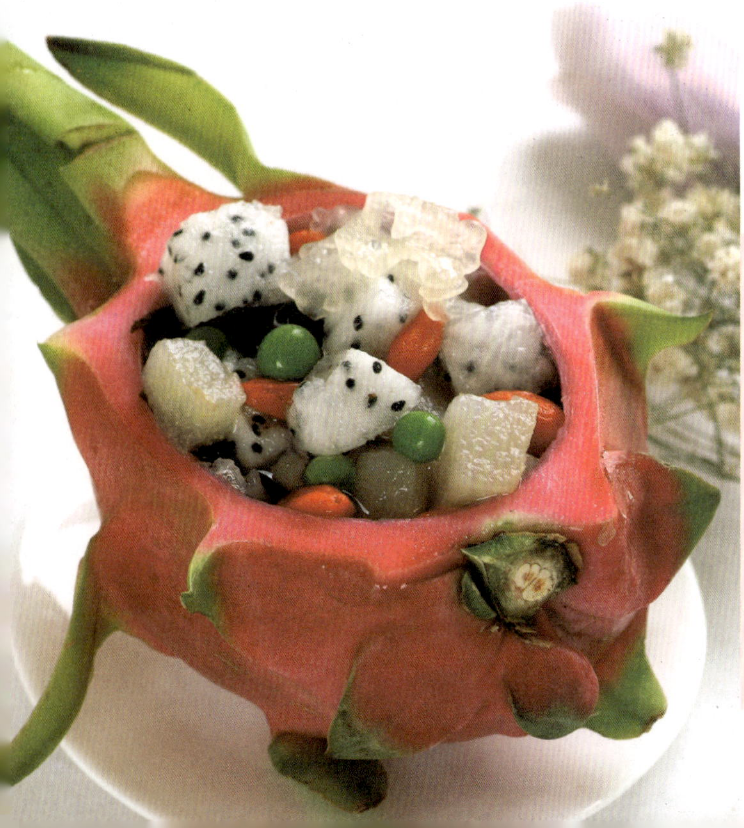

火龙果银耳雪梨汤 推荐食谱

原料： 火龙果1个，雪梨1个，银耳10克，木耳10克，青豆、枸杞子各少许。

做法：

1. 银耳、木耳用水泡开，择洗干净；火龙果切开，取出果肉，果壳待用；雪梨洗净，将火龙果肉和雪梨切成均匀的小块；将青豆和枸杞子过水煮熟。
2. 锅内加水，倒入切好的火龙果肉、雪梨块、银耳、木耳，文火熬制1小时。
3. 将炖好的汤盛入火龙果壳中，撒上煮熟的青豆、枸杞子即可。

功效： 清热、化痰、润肺，可助吸烟、饮酒者排出毒素。

干果篇

富含膳食纤维

干果类所含的脂肪多属非饱和性脂肪，有助于提高机体对胰岛素的敏感性，而且多数干果富含膳食纤维和优质蛋白质等，有助于促进人体的胰岛素和葡萄糖平衡。

干果类食品虽然营养丰富，但也是一种高脂肪的热量密集型食品，糖尿病患者应注意控制食用量。

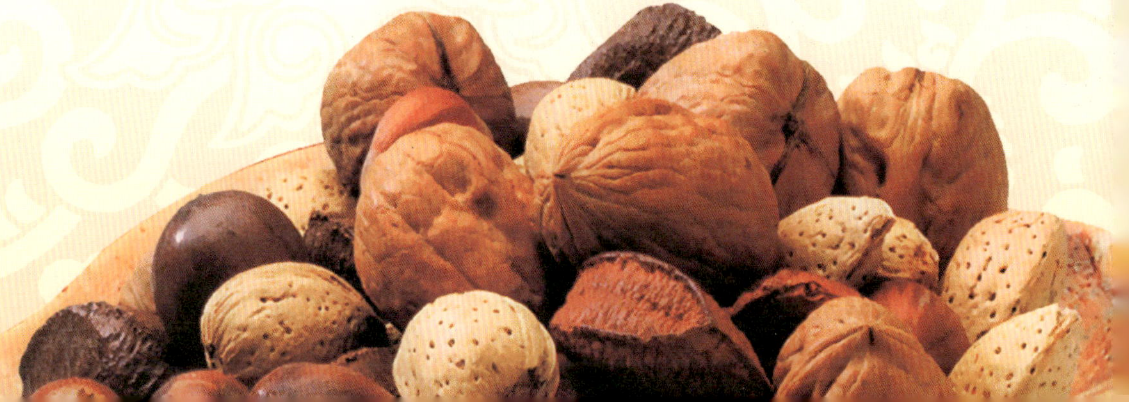

核桃 预防心血管系统并发症

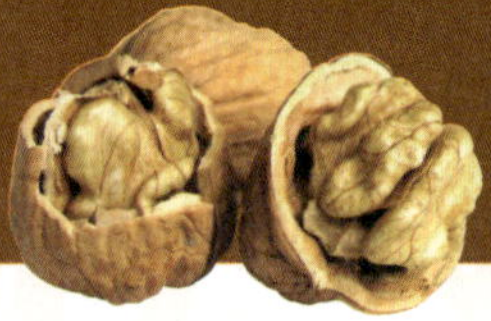

营养成分

◎ 蛋白质14.9克/百克，脂肪58.8克/百克，膳食纤维9.5克/百克。

◎ 丰富的抗氧化物。

◎ 锌、锰、铬等人体不可缺少的微量元素。

功 效 核桃味甘，性温。有补肾强腰、温肺平喘、润肠通便的功效。核桃仁有防止动脉硬化、降低胆固醇的作用，可预防心血管系统并发症。

食用宜忌 一般人群均宜食用。

宜 适宜肾虚、肺虚、神经衰弱、气血不足、癌症患者食用，尤其适合脑力劳动者和青少年。

忌 因含有较多脂肪，所以一次不要吃得太多，以免影响消化。

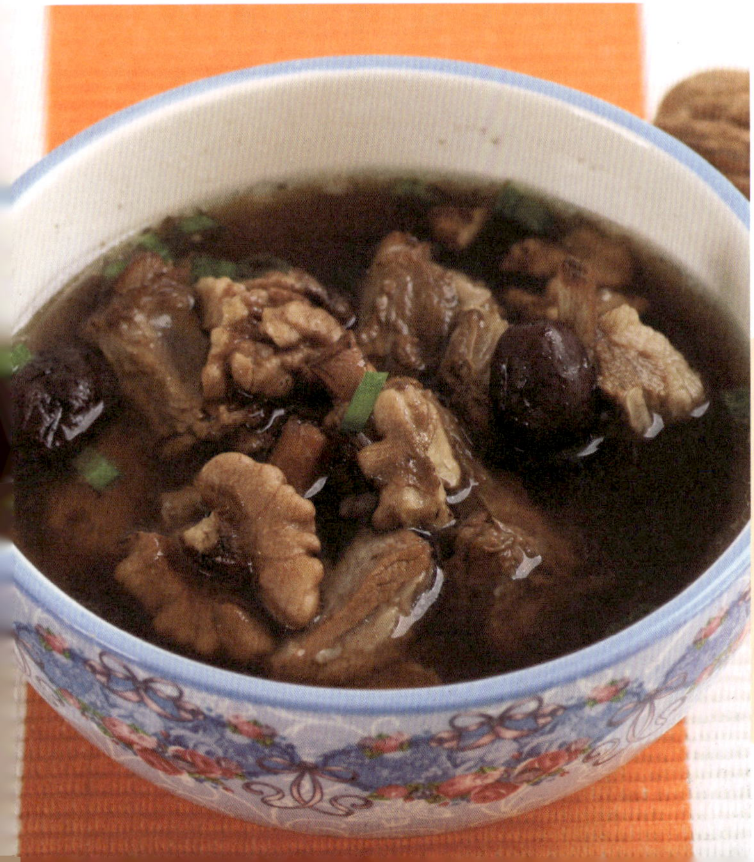

核桃羊骨汤 推荐食谱

主料： 羊骨300克，核桃仁30克，红枣少许，盐适量。

做法：

1. 羊骨洗净，斩碎。
2. 将羊骨、核桃仁、红枣一起放入砂煲内，加清水适量，大火煮沸后，改用文火煲2小时，加入盐调味即可。

功效： 补肾益髓，强筋健骨。

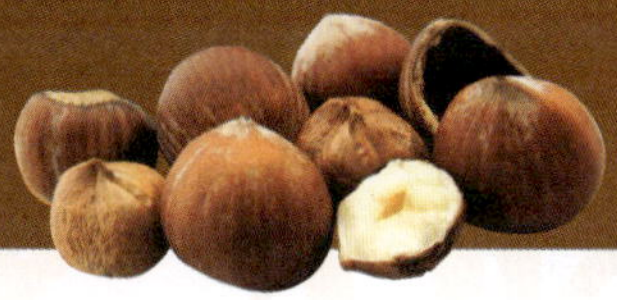

促进胆固醇代谢 棒子

功效 榛子味甘，性平，无毒。有益脾胃、补血气、润肠止泻、明目健脑的功效。由于榛子中单个不饱和酸比例高，一方面可以促进胆固醇的代谢，另一方面可以软化血管，维护毛细血管的健康，因此，适合癌症、糖尿病患者食用。

食用宜忌 一般人群均宜食用。

宜 是癌症、糖尿病患者适合食用的坚果。

忌 榛子脂肪含量较高，不易消化，肝胆功能不良者应慎食。

营养成分

◎ 蛋白质20克/百克，脂肪44.8克/百克，膳食纤维8.2克/百克。

◎ 人体所需的8种氨基酸样样俱全。

◎ 胡萝卜素、维生素B_1、维生素B_2、维生素E含量也很丰富。

榛子山药饮 推荐食谱

主料： 榛子50克，山药30克，党参10克，陈皮10克。

做法：

1. 榛子去皮壳洗净；山药洗净取净肉切小块。
2. 沙锅内加水，下入党参、陈皮，文火煎煮30分钟，取出汁液。
3. 用药汁煮榛子肉、山药块，小火熬熟。

功效： 具有健脾益胃、强身健体的功效，对于病后体虚、食少疲乏者有良好的补益作用。

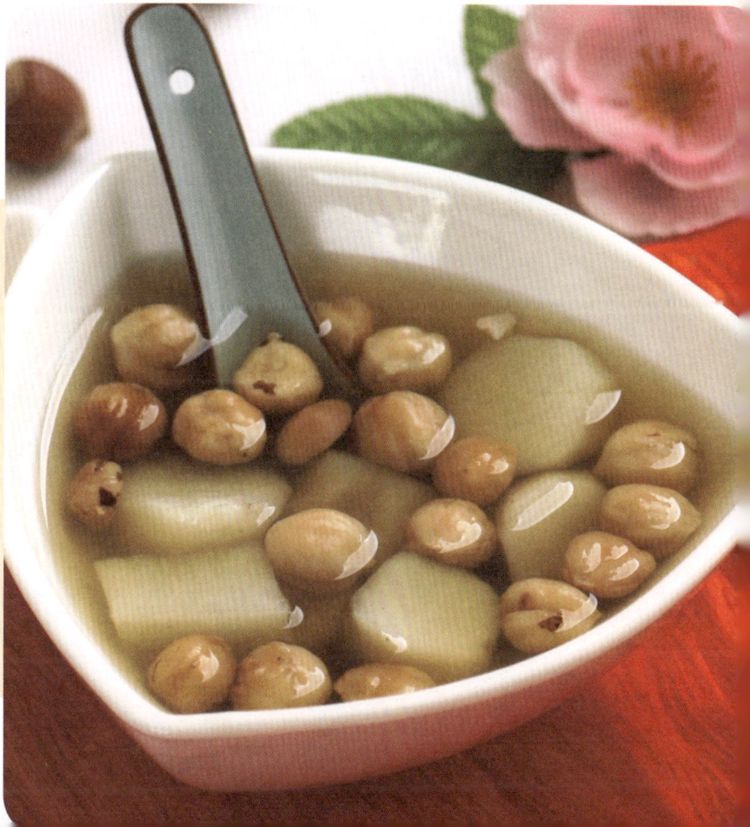

莲子 安神补肾

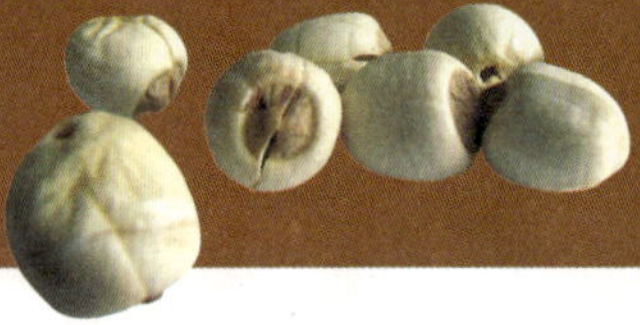

营养成分

◎ 蛋白质19.5克/百克，脂肪1.7克/百克。

◎ 维生素B_1、维生素B_2、维生素C、维生素E、钾、钙、锰、锌，还有天门冬素和蜜三糖等营养物质。

功效 莲子性平，味甘、涩。有补益脾胃、止泻、养心安神、补肾固涩等功效。莲子心有显著的强心作用，能扩张外周血管，降低血压；还有很好的祛心火功效，可以治疗口舌生疮，有助于睡眠。

食用宜忌 一般人群均宜食用。

宜 适合中老年人，体虚、失眠、食欲不振者及癌症患者食用。

忌 莲子涩肠止泻，大便燥结者勿用。莲子心苦寒，不宜空腹服用。

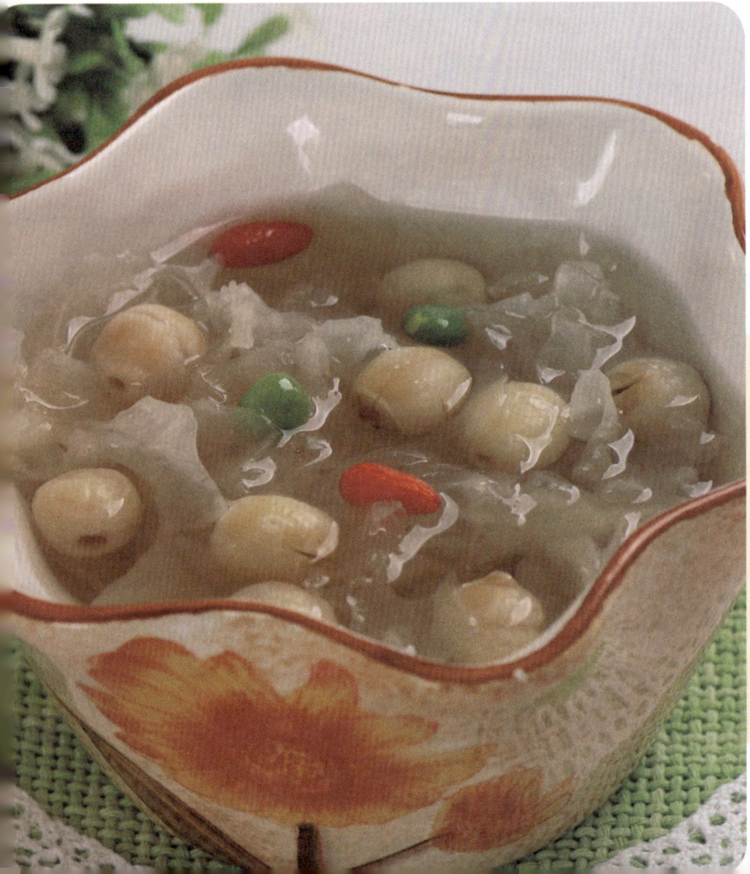

银耳莲子汤 推荐食谱

原料： 水发银耳80克，干莲子20克。

制作方法：

1. 银耳去杂洗净，莲子洗净。
2. 将银耳、莲子一同放入沙锅内，加水适量，用大火烧开后改小火，炖至银耳、莲子软糯即可。

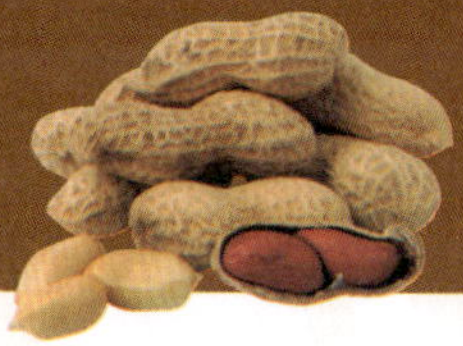

花生

有益于糖尿病患者预防心血管并发症

功 效 花生味甘香，有开胃、健脾、润肺、祛痰、清喉、补气等功效。花生含可溶性纤维，能降低有害物质在体内的积存，减小其产生的毒性作用。花生中的不饱和脂肪酸有降低胆固醇的作用，有助于防治动脉硬化、高血压和冠心病。

食用宜忌 一般人群均宜食用。

宜 适合营养不良、食欲不振、咳嗽患者食用；适合脚气病、高血压、高脂血症等患者食用。

忌 花生含油脂多，胆病患者不宜食用；花生能增进血凝，促进血栓形成，故血黏度高或有血栓者不宜食用；内热上火者不宜食用。霉变的花生不宜食用。

营养成分

◎ 蛋白质24.1克/百克，脂肪44.4克/百克，膳食纤维4.3克/百克。

◎ 不饱和脂肪酸的含量很高。

◎ 钙、磷、铁、胡萝卜素、维生素B_1、维生素B_2、烟酸等营养成分。

香辣芹丁花生米 推荐食谱

原料： 芹菜150克，花生仁30克，干红辣椒少许，香油、盐、味精适量。

做法：

1. 将芹菜洗净切丁，过水焯熟，捞出，置入凉开水内过凉，沥干水分；干红辣椒用温水泡软，洗净切丁备用；将花生米用清水泡20分钟，去皮。
2. 锅内加油，烧至七成热，倒入花生米，炸至酥脆，用漏勺捞出沥干油。
3. 留底油少许，放入辣椒丁煸香，倒入芹菜丁煸炒，加盐、味精、香油，再加花生米，拌匀即成。

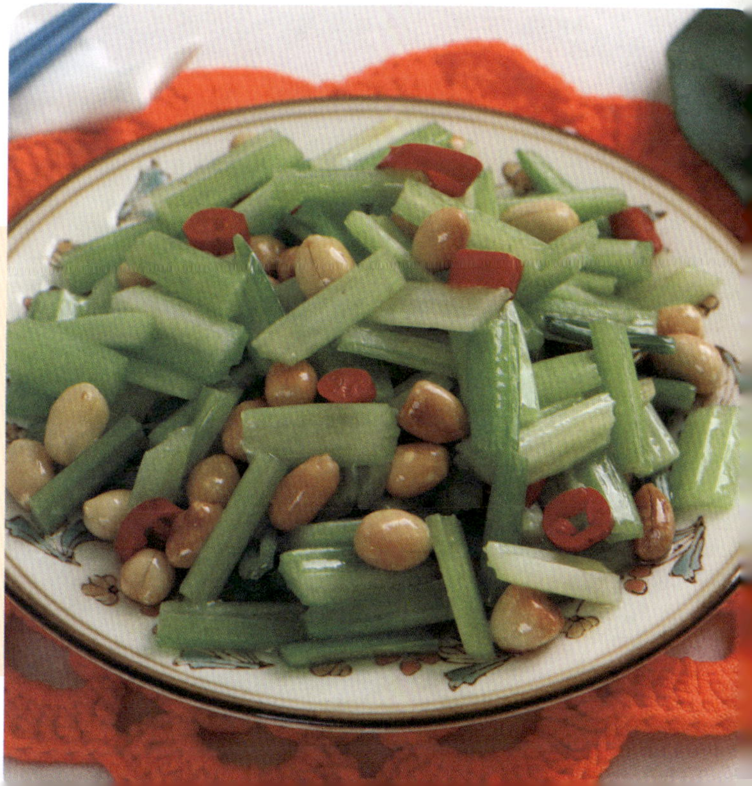

杏仁 预防心脏病和糖尿病，减肥

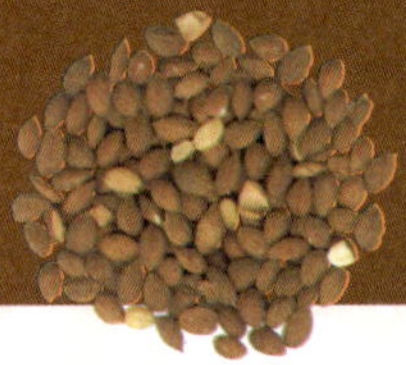

营养成分

◎ 高蛋白，高膳食纤维。

◎ 含有抗坏血酸及苦杏仁苷。

◎ 钙、磷、铁、维生素A、维生素C等营养物质。

功效 杏仁有生津止渴、润肺定喘、滑肠通便、减少肠癌的功效。杏仁中蛋白质含量高，同时大量的纤维可以让人减少饥饿感，有助于保持体重。杏仁还含有丰富的黄酮类和多酚类成分，这些成分不但能够降低人体内胆固醇的含量，还能显著降低心脏病和很多慢性病的发病危险。

食用宜忌 一般人群均宜食用。

宜 适合有呼吸系统问题的人食用；癌症患者以及术后放化疗者适宜食用。

忌 婴幼儿慎食。杏仁含有毒物质氢氰酸，过量服用可致中毒，因此，一次食用量不宜超过10克。

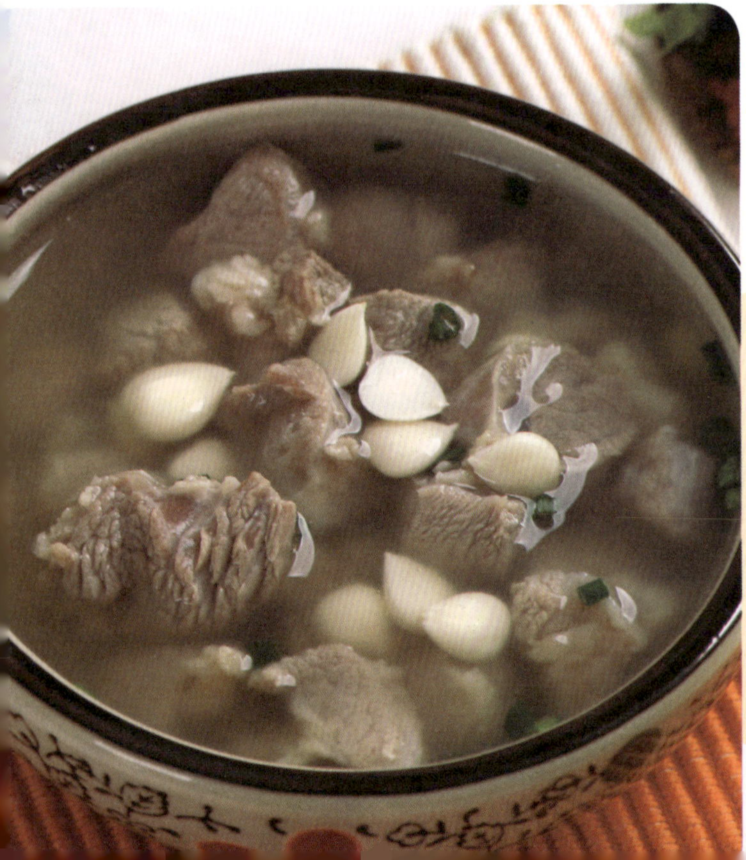

杏仁炖羊肉 推荐食谱

原料： 羊肉（瘦）150克，苦杏仁5克，陈皮少许，葱、姜、盐、五香粉适量。

做法：

1. 将杏仁去皮和尖，洗净备用；陈皮洗净备用。
2. 羊肉洗净，切片备用。
3. 将羊肉、杏仁、陈皮、葱、姜一同放入沙锅内，加适量清水，炖至羊肉、杏仁熟烂；加入盐、五香粉调味即可。

功效： 有健脾益肾、化痰止咳之功效，适于脾肾两虚的患者食用。

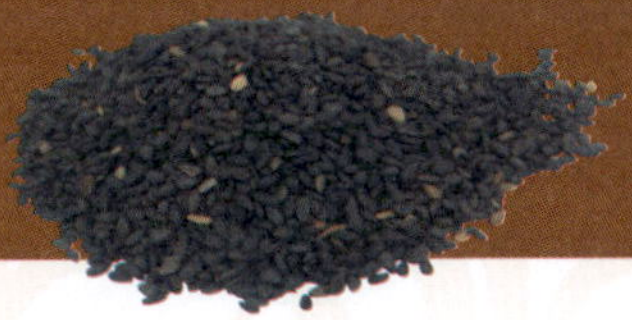

芝麻

强健身体，延缓衰老

功效 芝麻味甘，性平。有补血明目、祛风润肠、生津通乳、护发养发、强身体、抗衰老的功效。芝麻中丰富的卵磷脂和亚油酸，不但能补充脑力、增加记忆力，还可以辅助治疗动脉粥样硬化，而且有防止头发早白、脱落及美容润肤的功效。芝麻还含有抗氧化的元素硒，可增强细胞抵抗力，起到延年益寿的作用。

营养成分

◎ 蛋白质21.9克/百克，脂肪40克/百克。

◎ 铁的含量极高，可达26.3毫克/百克。

◎ 钙、磷、硒、维生素B_1、维生素B_2、烟酸、维生素E、卵磷脂等营养物质。

食用宜忌 一般人群均宜食用。

宜 适合眼花、腰酸腿软、耳鸣耳聋、脱发、头发早白者食用；适合身体虚弱、贫血、高脂血症、高血压病、老年哮喘、肺结核、习惯性便秘者食用。

忌 慢性肠炎、腹泻患者忌食。

百合芝麻煲猪心 推荐食谱

原料： 黑芝麻15克，百合10克，猪心50克，红枣少许，姜、盐适量。

做法：

1. 将猪心用清水洗净，切成片状，备用。
2. 黑芝麻放入锅中，炒香，备用。
3. 百合、红枣、姜分别用清水洗净。红枣去核，姜去皮、切片，备用。
4. 瓦煲内加入适量清水，待水烧开后，放入猪心、黑芝麻、百合、红枣、姜片，再加入盐少许，煮熟即可。

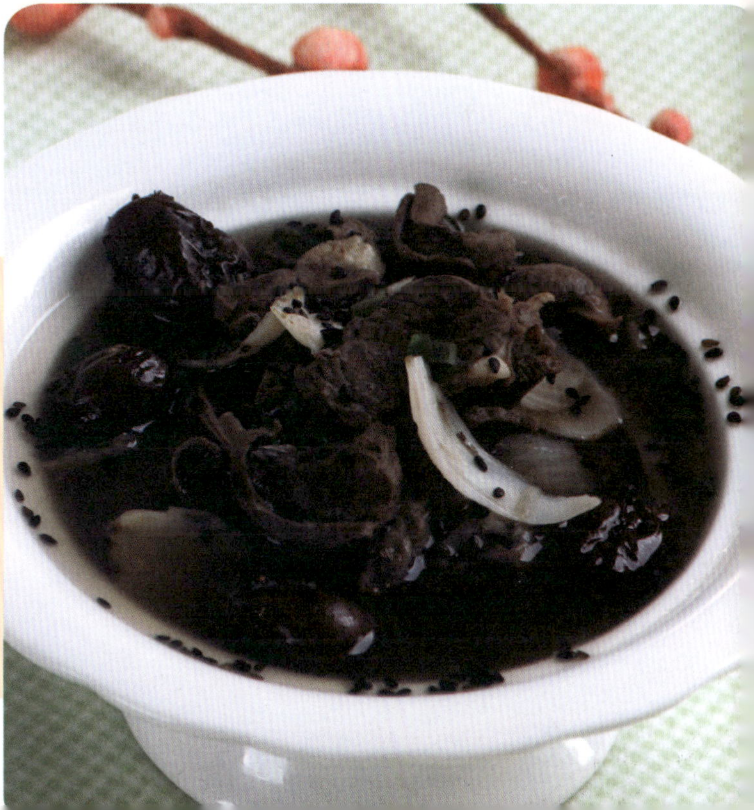

腰果 有助于软化血管

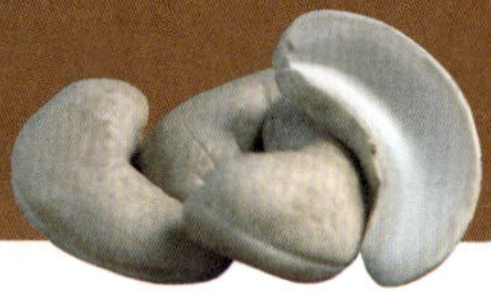

营养成分

◎ 脂肪多为不饱和脂肪酸。

◎ 锰、铬、镁、硒、维生素A、维生素B_1、维生素B_2等营养元素。

功效 腰果味甘，性平，无毒。有补脑养血、补肾、健脾的功效。腰果含有丰富的油脂，可以润肠通便，润肤美容，延缓衰老。经常食用腰果可以提高机体抗病能力，增进食欲，使体重增加。腰果有软化血管的作用，有助于保护血管，防治心血管疾病和糖尿病。

食用宜忌 是老少皆宜的食物。

忌 腰果含油脂丰富，消化功能严重不良者不宜食用。腰果可增进食欲，增加体重，肥胖者慎食。腰果含有多种过敏原，对于过敏体质的人来说，可能会造成过敏反应。

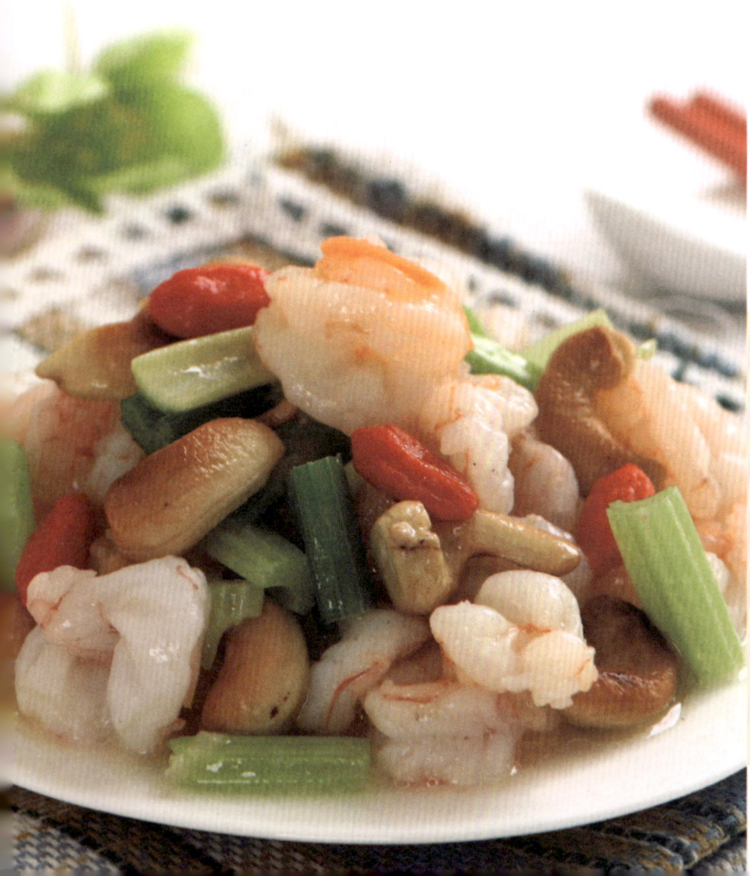

腰果虾仁 推荐食谱

原料： 大虾100克，腰果20克，鸡蛋30克，高汤少许，料酒、醋、盐、淀粉、葱、蒜、姜、香油适量。

做法：

1. 将大虾洗净，去皮，挑去虾线。
2. 鸡蛋打入碗内，加盐、料酒、淀粉调和，将虾仁放入，抓匀上浆。
3. 锅内加油，倒入腰果炒香，捞出，放凉。再放入虾仁，炸至金黄。加入高汤，加葱、蒜、姜、料酒、醋、盐拌匀，待汤汁收浓，淋入香油即成。

功效： 开胃补肾。

利肺润肠 西瓜子

功 效 西瓜子性寒，味甘。有利肺、润肠、止血、健胃、降血压的功效。西瓜子富含油脂，有健胃、通便的作用。它所含的不饱和脂肪酸，有降低血压的功效，并有助于预防动脉硬化，缓解急性膀胱炎症状。

营养成分

◎ 蛋白质32.7克/百克，脂肪44.8克/百克，膳食纤维4.5克/百克。

◎ 含有不饱和脂肪酸。

◎ B族维生素、维生素E、钾、铁、硒等营养元素。

食用宜忌 一般人群均宜食用。

宜 食用以原味为佳。

忌 添加各种调味料做成的瓜子不宜多吃；咸瓜子吃得太多会伤肾，长时间不停地嗑瓜子会伤津液，导致口干舌燥，甚至磨破口腔内膜或致口腔生疮。

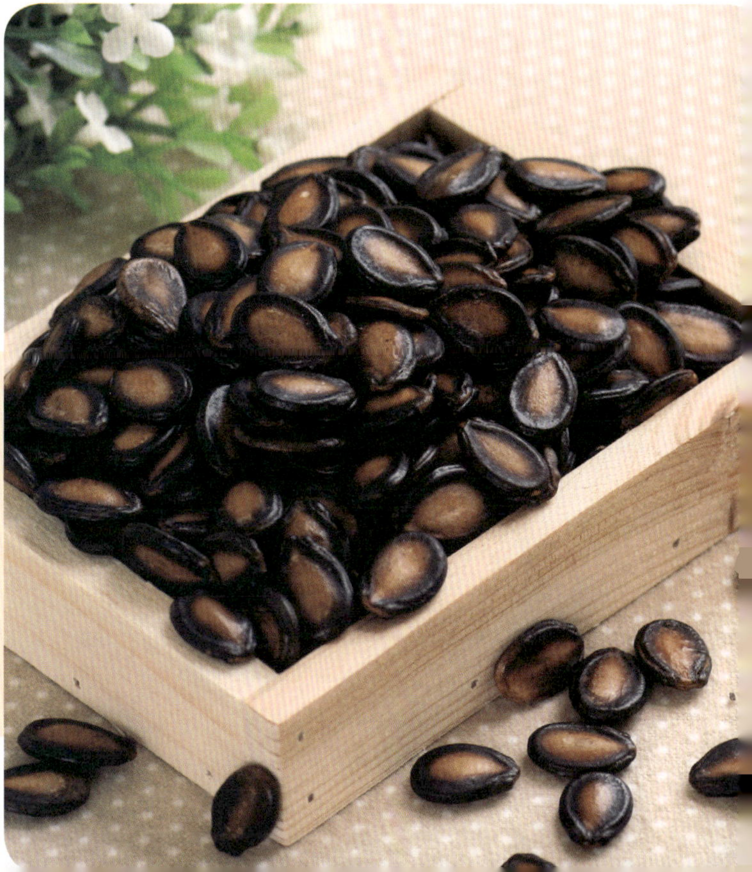

西瓜子的炒法

1. **油香瓜子：**将西瓜子用水清洗，沥干后炒热，加熟油、食盐，炒至将熟时，再加同样数量的油、盐，继续炒至干燥，或直接用烤炉干燥。出锅后喷上食用香精即成。
2. **盐炒瓜子：**将西瓜子洗净，沥干撒上精盐，搅匀后静置3小时，然后晒干或烘干，再放入炒锅中炒熟即成。

南瓜子 防治前列腺病变

营养成分

◎ 蛋白质36.0克/百克，脂肪46.1克/百克，膳食纤维4.1克/百克。

◎ 丰富的氨基酸、不饱和脂肪酸。

◎ 铜、铁、锌、维生素及胡萝卜素等营养成分。

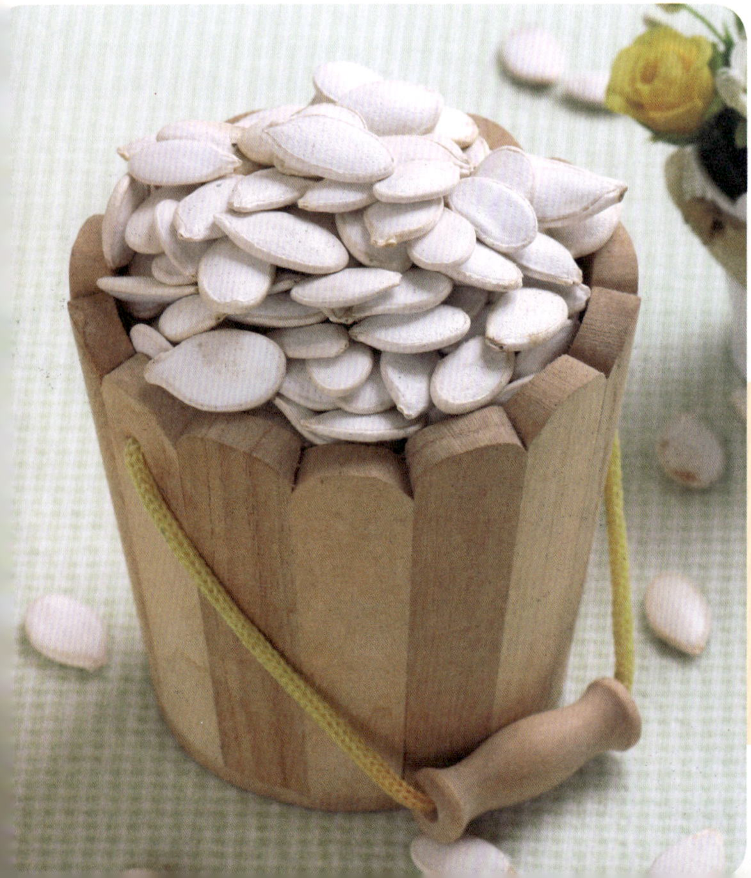

功效 南瓜子性平，味甘。有补中益气、消炎止痛、解毒杀虫、降糖止渴的功效，可辅助治疗脾胃虚弱、便溏、糖尿病、蛔虫等病症，对产后的手脚水肿以及百日咳、痔疮、蛔虫病有不错的疗效。南瓜子含有丰富的铜、铁、锌等元素，能辅助治疗男性前列腺肿瘤病变，有利于缓解因前列腺肿胀所引起的尿失禁、精液中带血等症状。每天酌量食用南瓜子，对糖尿病或前列腺患者均有益。

食用宜忌 一般人都可以食用。

宜 适合血吸虫病、产后手足水肿、前列腺肥大、糖尿病患者食用。

忌 胃热患者不宜多食，否则会感到腹部胀闷。

南瓜子食疗方

1. **南瓜子汤：** 南瓜子20克，薏苡仁30克。加水煎服。本方有健脾利水，消肿作用。可用于脾虚水肿，小便短少。
2. **南瓜子泥：** 南瓜子仁15克。捣烂成泥状，冲入适量沸水。一次服用，早晚空腹各服1次。用于产后缺乳（煮粥或炒食无效）。

药材篇

中药调理　综合防治

糖尿病是多因素疾病，重在综合防治。中医药从整体调节，辨证论治，有多因素、多靶点、动态、合并用药、综合表现药效的特点。

某些中药有调节机体内环境、改善体质、减轻胰岛素抵抗、调节糖脂代谢等功效，有助于预防和治疗轻中型糖尿病，尤其对糖尿病并发症疗效显著。

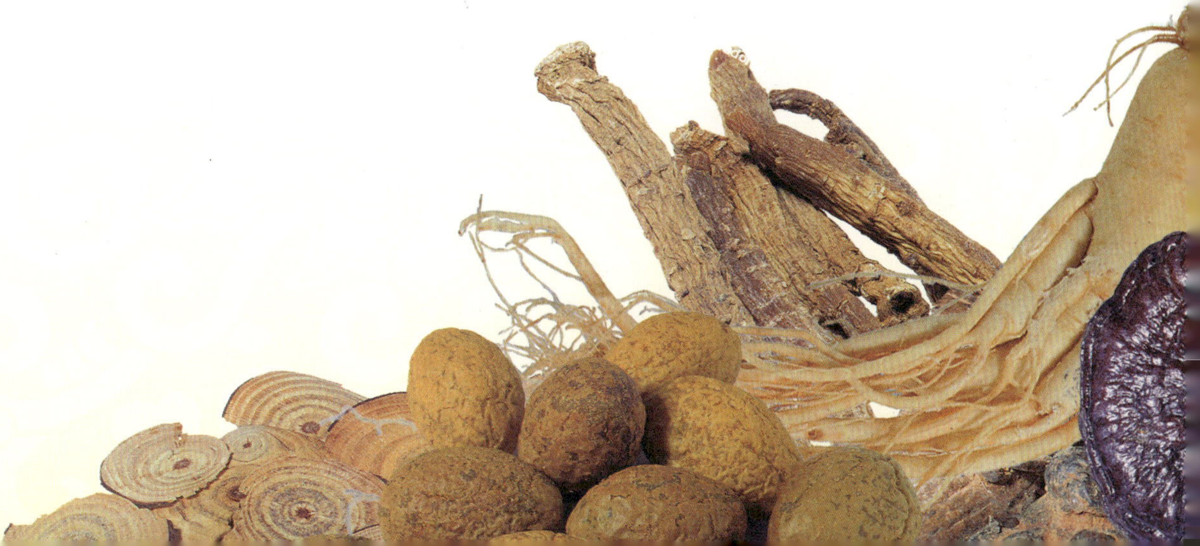

黄连 改善凝血异常和血脂紊乱

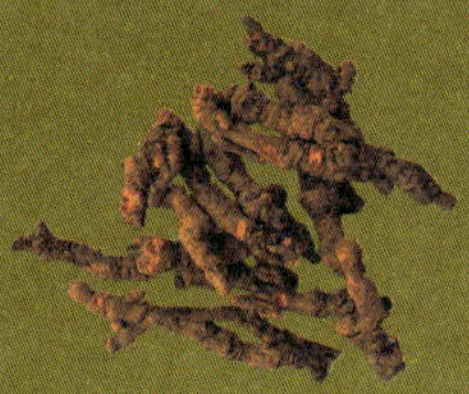

营养成分

◎ 含多种异喹啉类生物碱，以小檗碱含量最高。

◎ 碱性成分有黄连碱、甲基黄连碱、巴马亭、药根碱、表小檗碱及木兰花碱等；酸性成分有阿魏酸、氯原酸等。

功 效 黄连性寒，味苦。有清热燥湿、泻火解毒的功效，还有扩张血管、降血压、降血糖、利胆、解热、抗炎、强心、利尿、镇痛、镇静、降低眼内压、抗癌等作用，有利于改善糖尿病患者的凝血异常和血脂紊乱。

食用宜忌

忌 脾胃虚寒、呕吐泄泻者应慎用。药用时应根据处方确定用量。

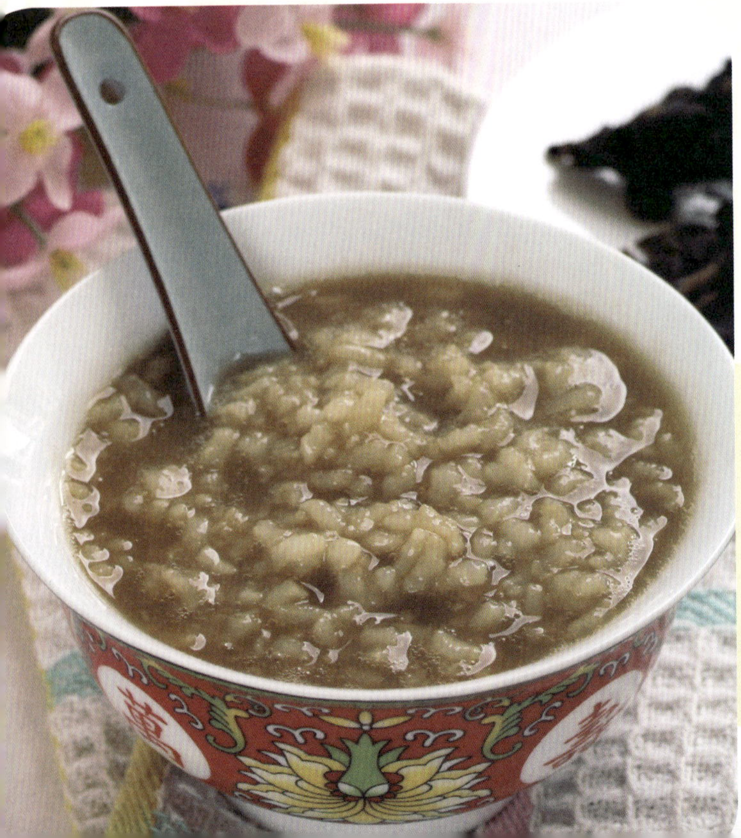

黄连白头翁粥 推荐食谱

原料： 白头翁10克，黄连5克，粳米30克。

做法：

1. 将黄连、白头翁放入沙锅，用水煎煮，去渣取汁。
2. 锅中加水，加入淘洗好的粳米，煮至米熟，加入药汁，煮成粥即可。

功效： 清热，解毒，凉血。

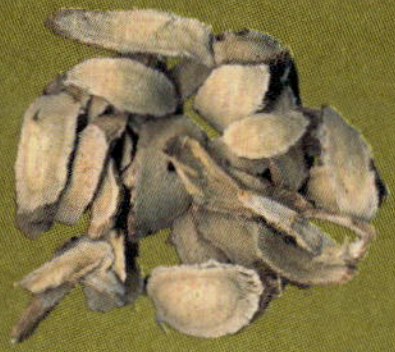

黄芪

预防糖尿病并发肾病

功 效 黄芪味甘，性微温。有增强机体免疫功能、保肝、利尿、抗衰老、降压、抗菌等功效，是中医补气要药。黄芪可改善心脑血管病、糖尿病、肾病等相关血管性病变患者的血流动力学和血管内皮细胞等功能，有助于预防和治疗糖尿病并发肾病。

营养成分

◎ 黄芪总多糖、黄芪总皂苷和氨基酸等。

◎ 黏液质、多种氨基酸、苦味素、黄芪皂苷、胆碱、叶酸、黄烷化合物及硒、硅、锌、钴、铜、钼等多种营养元素。

食用宜忌

宜 适合糖尿病、心脑血管疾病患者食用。

忌 热证、气滞积食、阴虚阳亢者禁服。药用时应根据处方确定用量。

黄芪羊肉汤 推荐食谱

原料： 羊肉（瘦）100克，黄芪 10克，葱、花椒、八角、姜、盐适量。

做法：

1. 将羊肉洗净，切成小块；黄芪切片备用。
2. 羊肉块放入炖锅内，加入黄芪、葱、花椒、八角、姜，然后加水适量，慢火炖烂，加盐调味即成。

功效： 利尿、壮腰健肾、气血双补。

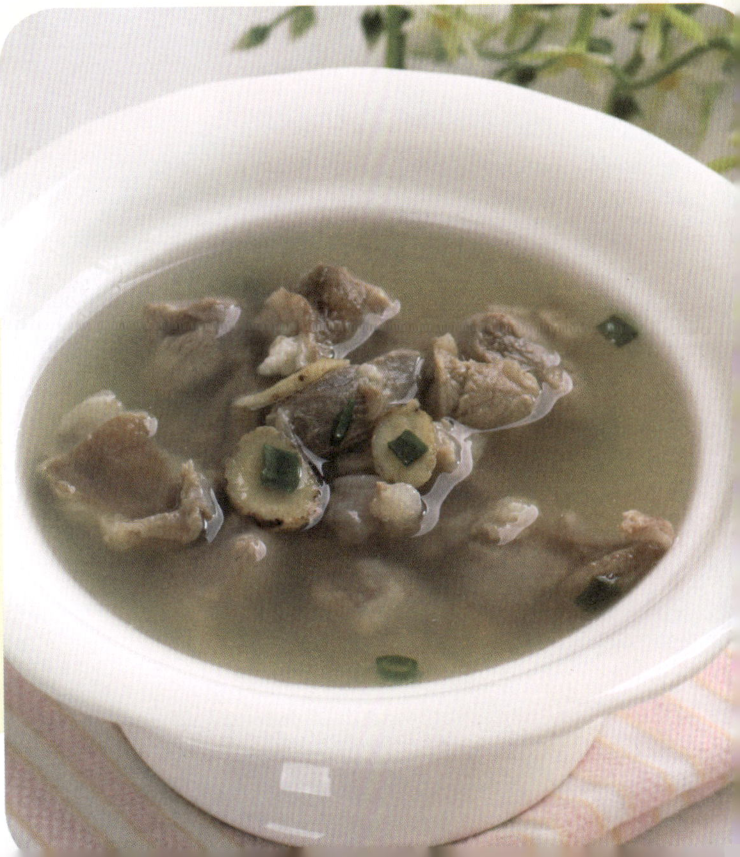

黄精 辅助治疗高血压、糖尿病

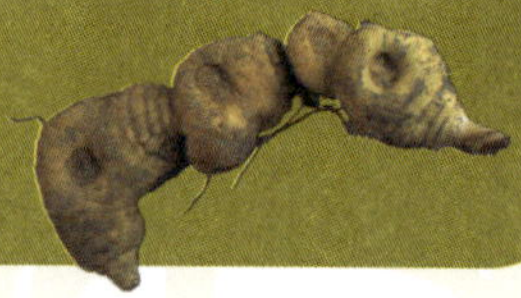

营养成分

◎ 黄精多糖甲、乙、丙，黄精低聚糖甲、乙、丙。

◎ 天门冬氨酸、高丝氨酸、二氨基丁酸及多种蒽醌类化合物。

功 效 黄精性平，味甘。有补气养阴、健脾、润肺、益肾的功效。黄精具有降血压及降血糖作用，可以增加冠状动脉血流量，有降低血脂和延缓动脉粥样硬化等作用。黄精浸膏对肾上腺素引起的血糖过高呈显著抑制作用。

食用宜忌

宜 适合阴虚肺燥、干咳少痰等症患者服用。黄精是老年人较理想的补养之品。

忌 药用时应根据处方确定用量。

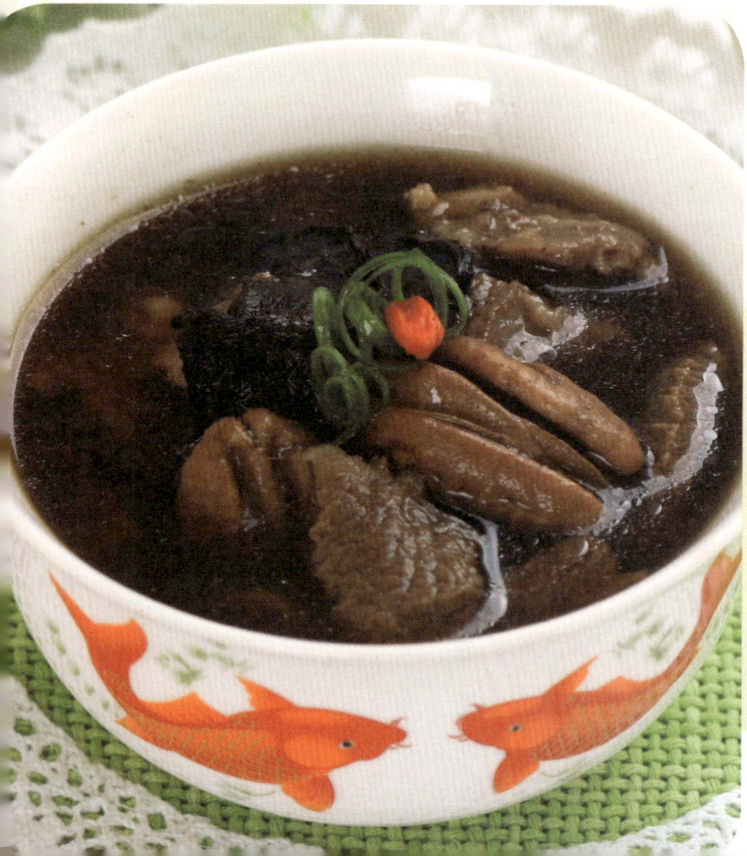

黄精胡桃牛肉汤 推荐食谱

原料： 牛肉200克，黄精10克，核桃仁10克，生姜、盐适量。

做法：

1. 牛肉洗净后切成块，黄精洗净，生姜切片。
2. 全部用料一齐放入锅内，加清水适量，大火煮沸后，转小火煮两小时，加盐调味即可。

功效： 可补虚润肠，有助于缓解便秘。

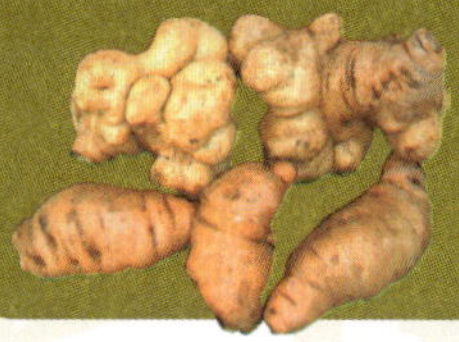

地黄

增加胰岛素的敏感性

功效 地黄味甘、苦，性寒。有养阴生津、清热凉血、强心利尿的功效。可促进骨髓造血干细胞的增殖，刺激其造血功能，并对放射损伤有一定的保护和促进恢复的作用。地黄可增加胰岛素的敏感性，地黄低聚糖可调节生理性高血糖状态。地黄水提液还可抑制胃酸分泌和抗溃疡，有镇定作用等。

营养成分

◎ β-谷甾醇、地黄素、甘露醇、梓醇、生物碱。

◎ 多种维生素和氨基酸。

食用宜忌

忌 地黄性寒而滞，脾胃虚弱、便溏者不宜使用。药用时应根据处方确定用量。

生地粥 推荐食谱

原料： 生地黄10克，粳米50克。

做法：

1. 将生地洗净，切片，加水煎煮1小时，去渣。
2. 粳米淘洗干净。
3. 锅内放入粳米、地黄，加水适量煮成稀粥。

功效： 清热凉血。

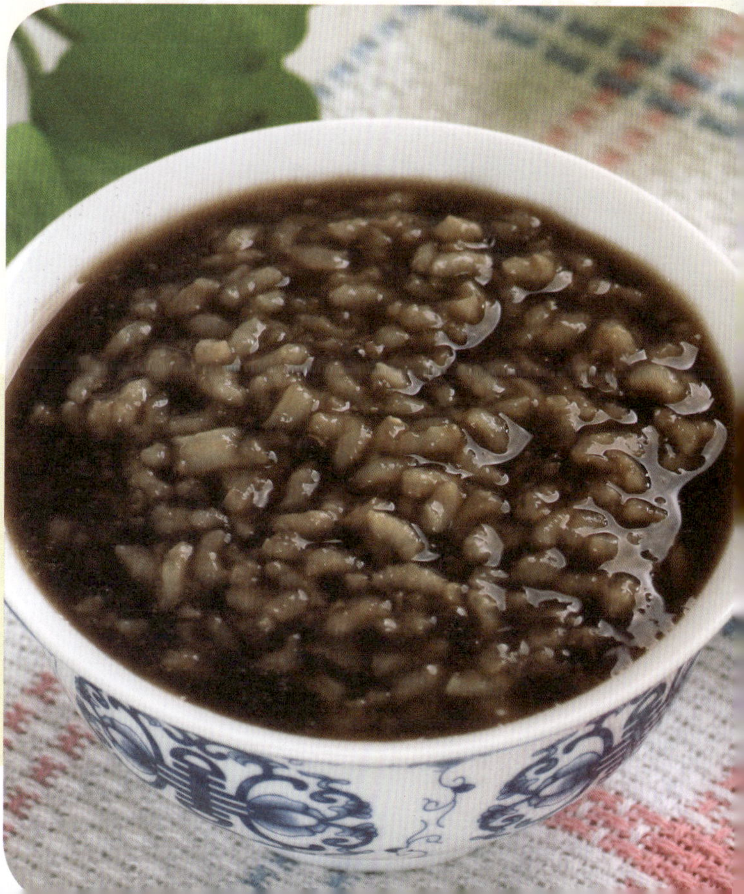

石膏 可缓解糖尿病口干易渴症状

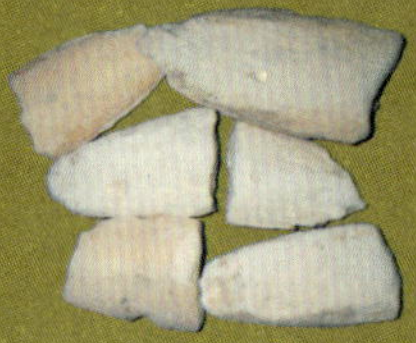

营养成分

◎ 主要成分为无水硫酸钙。

◎ 含少量铝、硅、镁、铁及微量元素锶、钡等。

功效 石膏味辛甘，性寒。有清热解毒、除烦止渴、解肌清热的功效，对发热不退、心烦神昏、口渴咽干、肺热喘急、中暑自汗、口舌生疮等症有一定疗效。石膏主消渴，有助于缓解糖尿病患者口干易渴的症状。

食用宜忌

忌 脾胃虚寒及血虚、阴虚发热者忌服。药用时应根据处方确定用量。

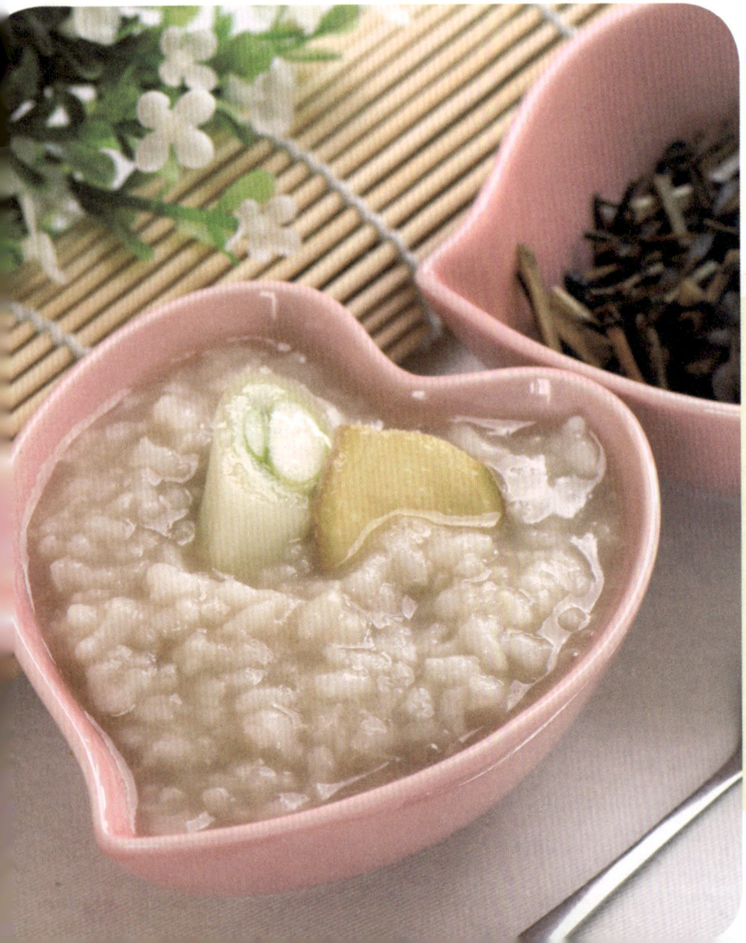

石膏豆豉粥 推荐食谱

原料： 粳米80克，生石膏10克，葛根、淡豆豉、荆芥、麻黄各少许，姜、葱适量。

做法：

1. 将生石膏、葛根、淡豆豉、荆芥、麻黄洗净，葛根切片，粳米淘洗干净备用。
2. 将处理好的生石膏、葛根、淡豆豉、荆芥、麻黄置入锅中，加清水煎煮，取汁去渣，待汁液沉淀干净；将粳米加清水煮沸后，加入药汁、葱熬煮成稀粥即可。

用法： 趁热食，吃后汗出热退则停服。

疗效： 解表发汗，宣肺清热。

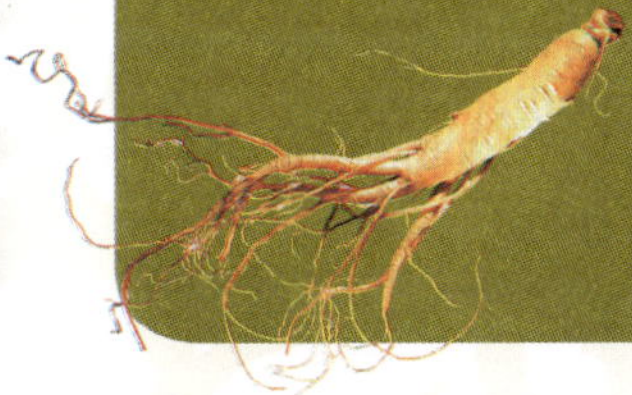

人参

保护心脏，宁心益智

功效 人参味甘、微苦，性微温。有补气固脱、健脾益肺、宁心益智、养血生津的功效。人参能增加心肌收缩力，减慢心率，增加心血输出量与冠脉血流量，有助于预防心肌缺血与心律失常。人参中含有人参皂苷和人参多糖，有明显的降血糖作用。

营养成分

◎ 主要成分是人参皂苷。

◎ 有机酸及酯类、多肽及精氨酸、赖氨酸、甘氨酸、苏氨酸、丝氨酸、谷氨酸、天门冬氨酸等17种氨基酸和多种维生素。

食用宜忌

宜 体质虚弱者、高血压、糖尿病、癌症、肝炎、肾炎等疾病患者，宜选用生晒参。

忌 儿童、孕妇等均应慎用人参。一般人也应在医生指导下选择适当的人参，正确地服用。

人参粥 推荐食谱

原料： 人参3克，粳米150克。

做法：

1. 将人参洗净、切片；粳米淘洗干净。
2. 将人参置入锅中，加水炖开，去渣取汁，加粳米、清水适量，煮为稀粥。可嚼食人参，亦可将人参粉冲入粥中食用。

功效： 可益气养血，健脾开胃。

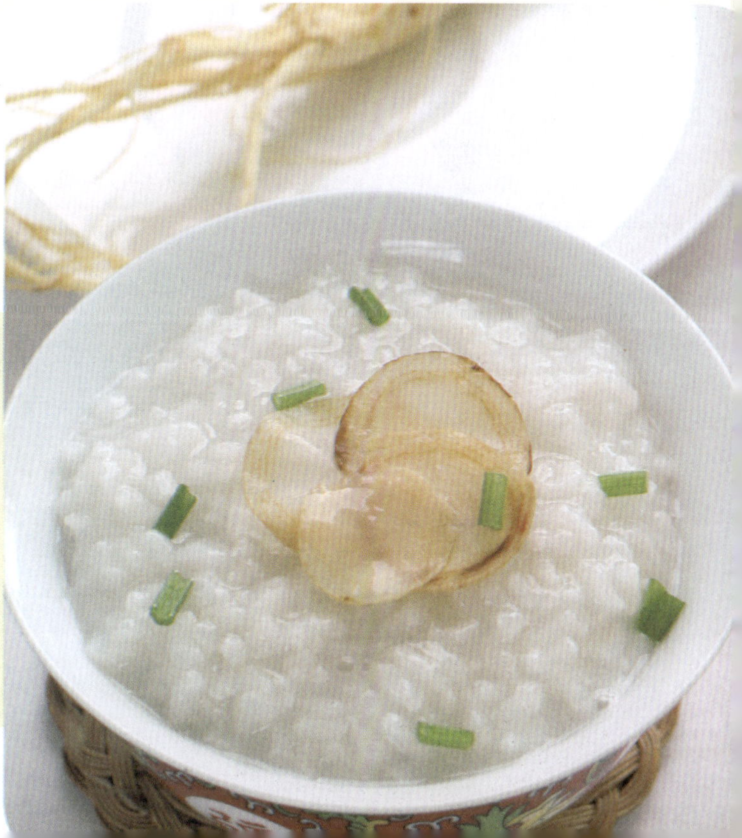

枸杞 补益肝肾的佳品

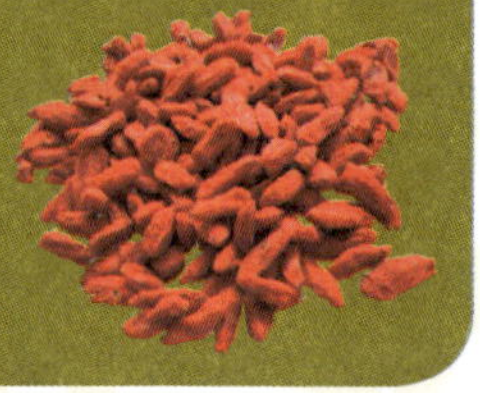

营养成分

◎ 丰富的枸杞多糖、胡萝卜素、游离氨基酸、牛磺酸、甜菜碱。

◎ 维生素 B_1、维生素B_2、维生素E、维生素C、钾、钠、钙、镁、铁等营养成分。

功效 枸杞子有补肾益精、养肝明目、补血安神、生津止渴、润肺止咳的功效。枸杞子含有丰富的胡萝卜素、维生素A等营养元素，有助于保护眼睛健康。枸杞子有提高机体免疫力的作用，还有保护肝脏及降低血压、血脂和血糖的作用，有助于防止动脉粥样硬化，预防脂肪肝。

食用宜忌

宜 适合体质虚弱、抵抗力差者食用。

忌 枸杞子温热，进食过多反会导致上火。感冒发热、炎症、腹泻患者慎食。

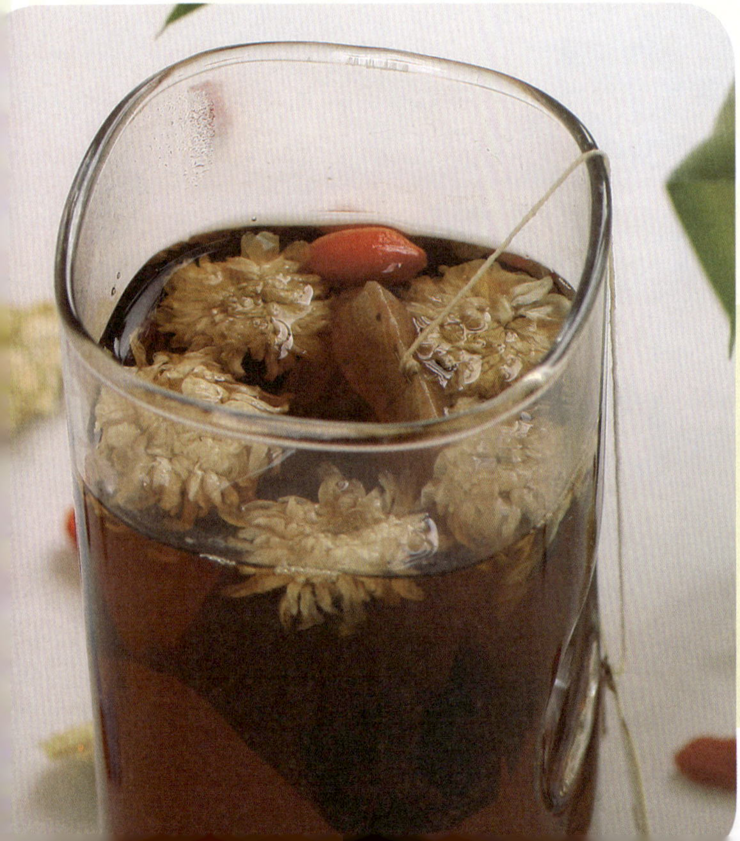

菊花杞子茶 推荐食谱

原料： 红茶包 1个，枸杞子少许，菊花3~5朵。

做法：

将以上材料放入已经预热的杯中，加入沸水泡10分钟即可饮用。

功效： 菊花、枸杞子两者均有明目、养肝、降血压、降血糖、抗衰老等保健功效。此茶适合工作繁重、长期在电脑前工作的人饮用。

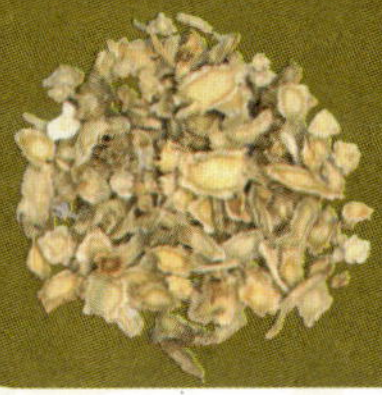

桔梗

利肺镇静

功 效 桔梗味苦、辛，性平。有宣肺、利咽、祛痰、排脓的功效。桔梗含桔梗皂苷，对口腔、咽喉、胃黏膜有直接刺激作用，促使支气管黏膜产生分泌物，从而稀释痰液，易于排出；桔梗皂苷还有镇静、镇痛、解热作用，又能降胆固醇，松弛平滑肌。

营养成分

◎ 含有8种人体必需的氨基酸。

◎ 胡萝卜素、维生素B_1、烟酸、维生素C。

食用宜忌

忌 有呕吐、呛咳、眩晕、咳血等症者不宜服用。胃及十二指肠溃疡患者慎服。桔梗皂苷有较强的溶血作用，故只宜口服，不能用于注射。口服后桔梗皂苷在消化道被水解而破坏，即无溶血作用。

桔梗花生米 推荐食谱

原料： 桔梗150克，黄瓜1根，花生仁少许，米醋、香油、盐、味精、花椒、八角适量。

做法：

1. 将桔梗去皮，清洗干净，撕成条，用开水焯一下，用温水浸泡，再用清水浸洗，捞出控净水分，切成与花生米大小一样的丁；黄瓜洗净，同样切丁。
2. 将花生米洗净，放入锅中，加清水和少许八角、花椒、盐煮熟，再用清水过凉，捞出控净水分。
3. 将桔梗、黄瓜、花生米同放入净盆中，加入花椒油、香油、盐、米醋调拌均匀，即可食用。

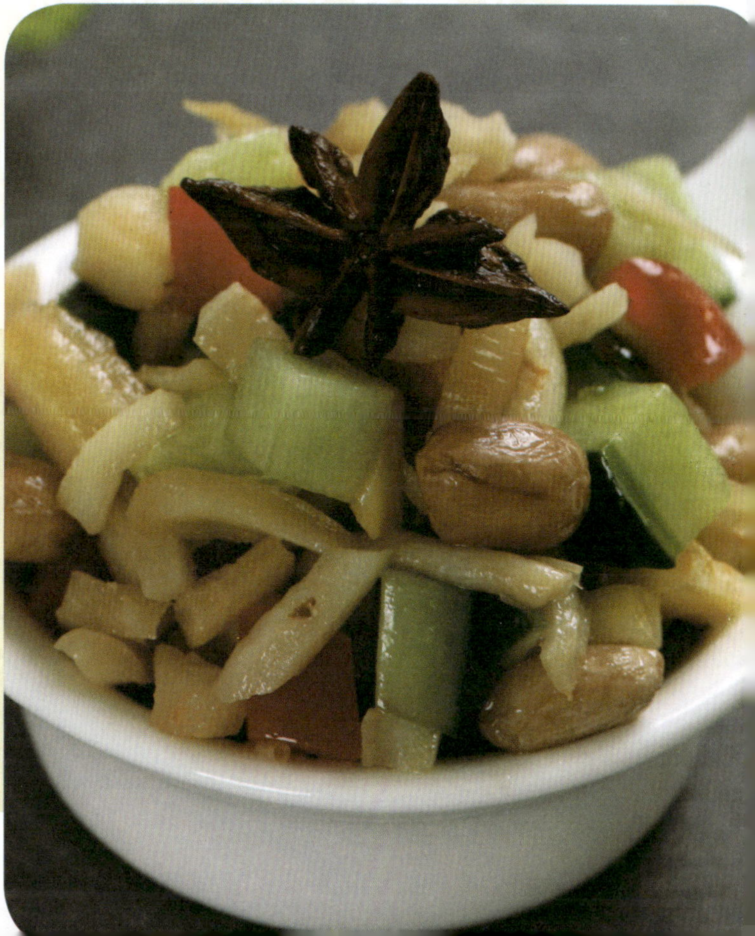

珍珠粉 安神定惊，平肝明目

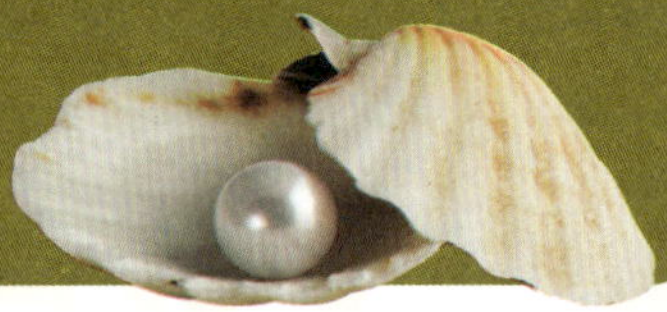

营养成分

◎ 含18种氨基酸，丰富的维生素、活性钙、牛磺酸及肽类。

◎ 30多种微量元素，包括钴、锌、铁、锰、硒、锗、铜等。

功效 珍珠粉味咸甘，性寒，无毒。有安神定惊、平肝明目、收敛生肌的功效。珍珠粉含有亮氨酸等18种氨基酸，能有效提高人体免疫系统中的T、B淋巴细胞的活性，从而增强免疫抗病能力。珍珠粉还有补充钙质、护肤养颜、改善睡眠、治疗溃疡、辅助降压等功效。

食用宜忌 一般人群均宜食用。

宜 珍珠粉性寒，有胃寒症状者不宜空腹食用。

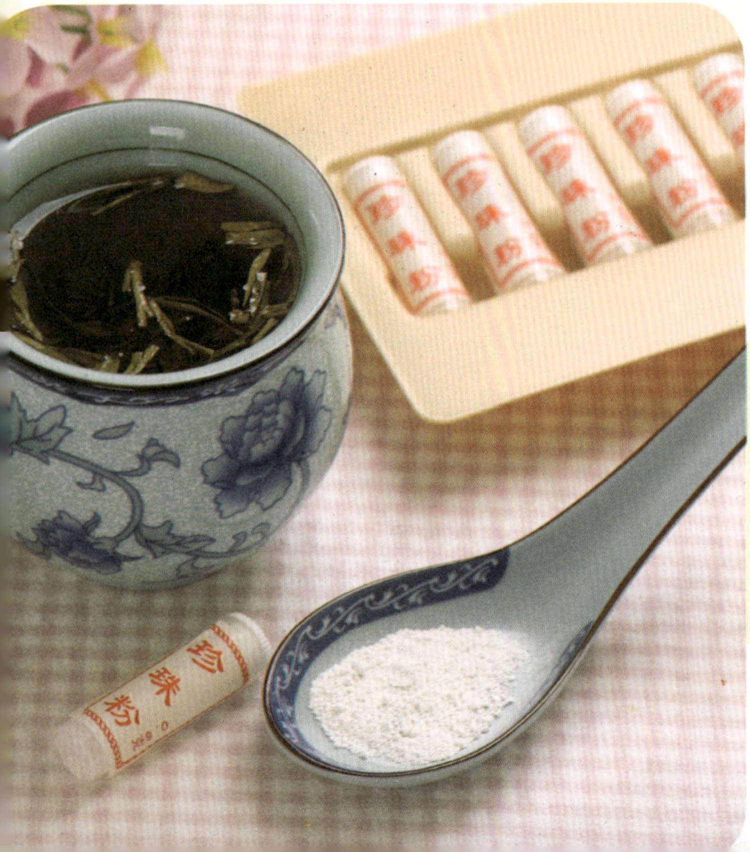

珍珠茶 推荐食谱

原料： 珍珠粉10克，茶叶10克。

做法：

1. 用沸水冲泡茶叶。
2. 用茶汁送服珍珠粉。

功效： 有润肤、美容颜功效。

其他篇

糖尿病的治疗措施中，饮食控制是一个重要的方面。在主食、肉食、蔬菜、水果、零食严格选择的同时，还应注意到日常摄入的调味料、食用油以及滋补品。

这里介绍的部分滋养补品，如蜂王浆、蜂胶、螺旋藻等，能调节全身机能，是维持及增进人体健康的健康型营养品。

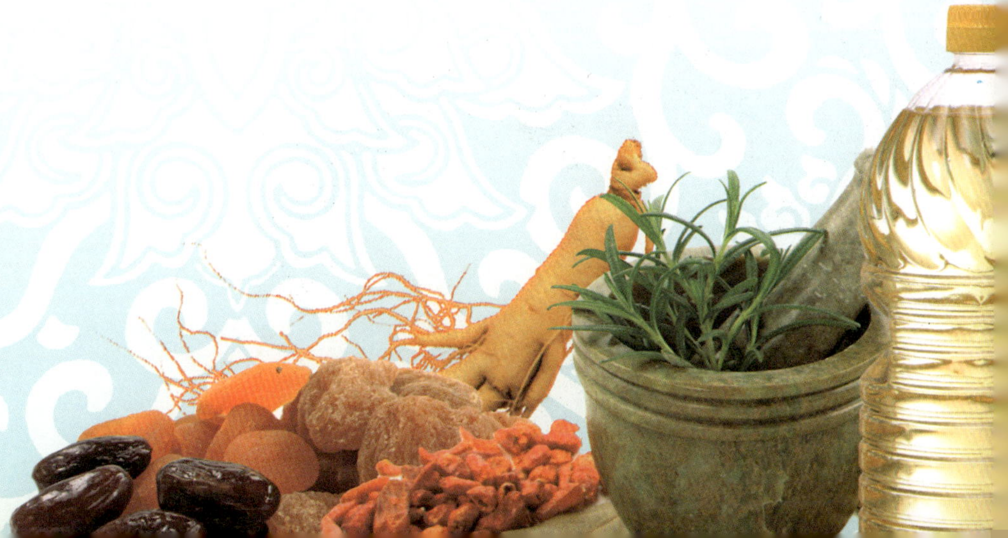

姜 预防蛋白质糖基化

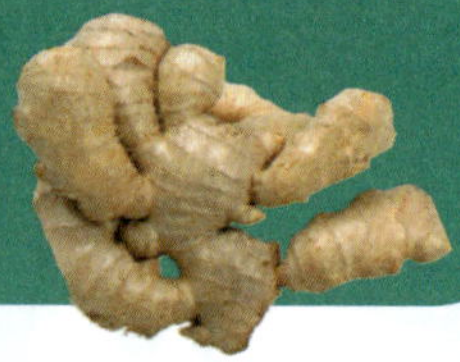

营养成分

◎ 姜辣素、姜醇、姜烯、水芹烯、柠檬醛等成分。

◎ 多种维生素、胡萝卜素、钙、铁、磷等。

功效 姜性微温，味辛。有发汗解表、温中止呕、温肺止咳、解毒的功效，可以辅助治疗外感风寒、胃寒呕吐、风寒咳嗽、腹痛腹泻、食用鱼蟹中毒等病症。生姜中的姜黄素有预防高糖诱导的蛋白质糖基化和脂质过氧化的功效。

食用宜忌 一般人群均宜食用。

宜 适合伤风感冒、痛经、晕车晕船者食用。糖尿病患者适宜食用。

忌 姜性温，阴虚内热者忌食。

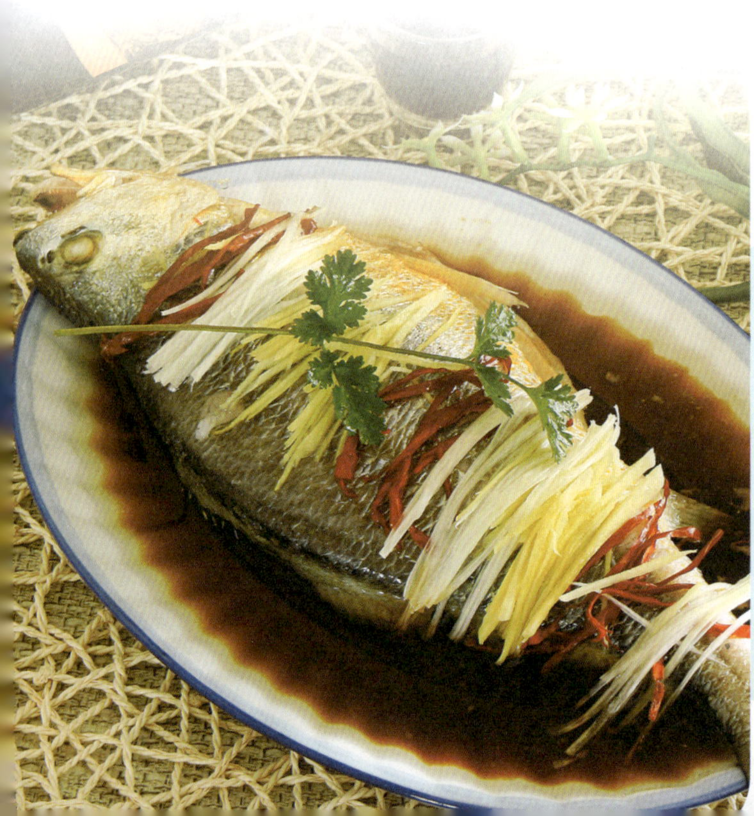

姜汁黄花鱼 推荐食谱

原料：黄花鱼100克，姜、生抽、盐、鸡精、食油适量。

做法：

1. 将黄花鱼洗净，从鱼腹处剖开，除去内脏，放在盘中备用。
2. 姜块洗净，剁成姜末，均匀覆盖在黄花鱼身上。
3. 蒸锅加水，水开后，将覆着姜末的黄花鱼置入蒸笼内，蒸5分钟，取出，倒掉盘中的积水。
4. 用生抽、盐、鸡精调匀成汁，放微波炉加热30秒，取出后淋在蒸好的黄花鱼上。再浇上滚油即可。

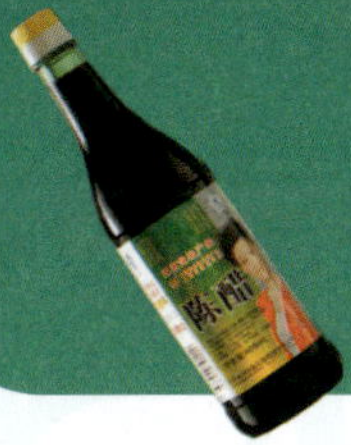

醋

促进糖代谢

功 效 醋性平，味酸、甘。有促进消化、增进食欲、防腐杀菌的功效。醋有很强的杀菌能力，有助于杀灭肠道中的葡萄球菌、大肠杆菌、副溶血性弧菌等细菌。它能促进糖和蛋白质的代谢，有助于预防肥胖。

营养成分

◎ 胆固醇、膳食纤维、蛋白质、脂肪、碳水化合物。

◎ 钙、铁、磷、钾、钠、铜、镁、锌、硒等。

食用宜忌 一般人群均宜食用。

忌 不宜空腹喝醋，避免胃酸分泌过多，刺激胃黏膜。正常人每次食醋宜在 5 ~20毫升。胃溃疡和胃酸过多者不宜食用。醋有收敛性，正在服用磺胺类药、碱性药、抗生素等药物者不宜食用。

醋椒肉片汤 推荐食谱

原料： 猪瘦肉50克，玉兰片、黄瓜、蛋清各少许，醋、盐、味精、胡椒粉、姜汁、料酒、香菜、淀粉、香油适量。

做法：

1. 将猪瘦肉、玉兰片、黄瓜分别切成片；肉片蘸上蛋清，再放入湿淀粉抓匀上浆；香菜洗净切段。
2. 锅内加入清水，放入盐、味精、料酒、姜汁。待汤煮沸时，放入肉片、玉兰片，煮熟。将肉片和玉兰片捞出，沥干，置入碗中。撇去汤中浮沫，再放入黄瓜片、胡椒粉、香油、醋和香菜段，待锅再次煮沸时，将汤汁盛出，浇在盛有肉片、玉兰片的碗中即可。

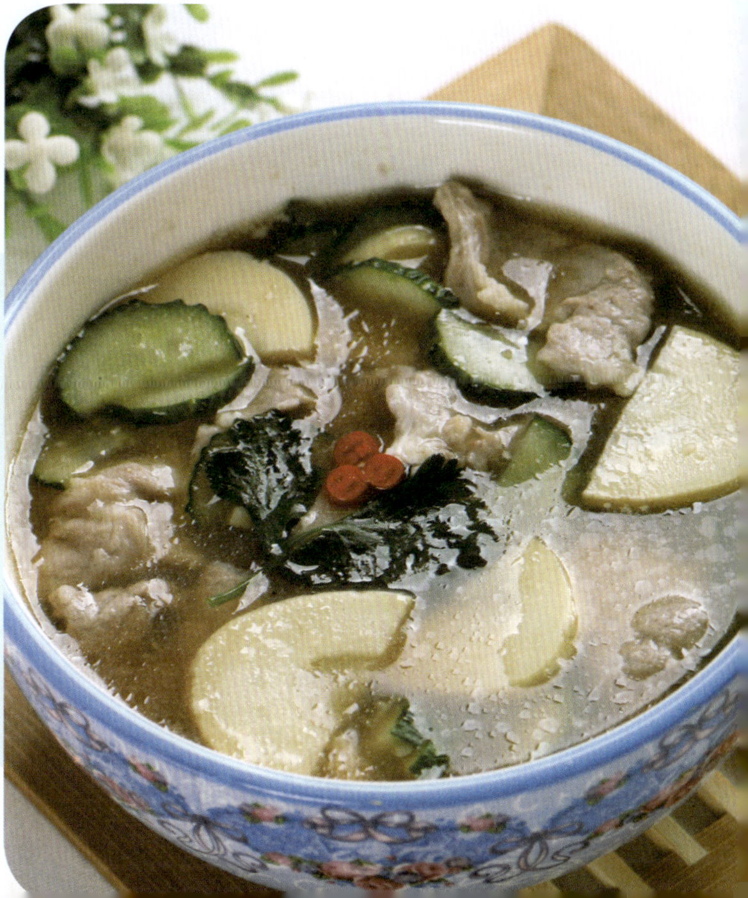

橄榄油

糖尿病患者最好的脂肪补充来源

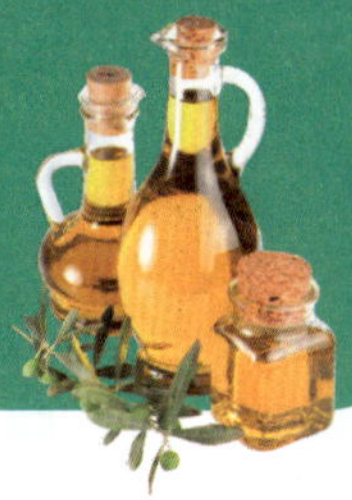

营养成分

◎ 丰富的不饱和脂肪酸。不含胆固醇。

◎ 维生素A、维生素D、维生素E、维生素K和胡萝卜素等脂溶性维生素及抗氧化物等多种成分。

功 效 橄榄油能提高生物体的新陈代谢功能。橄榄油中含有大量的不饱和脂肪酸和ω－3脂肪酸，ω－3脂肪酸有助于人体对钙、磷、锌等矿物质的吸收，有促进骨骼生长、保持骨密度、减少因自由基造成的骨质疏松等作用。ω－3脂肪酸还可以增加胰岛素的敏感性，降低体内葡萄糖含量，是预防和控制糖尿病的最好食用油。

食用宜忌 一般人群均宜食用。

宜 适合糖尿病、心脑血管疾病患者食用。

忌 菌痢、急性肠胃炎、腹泻、胃肠功能紊乱患者不宜多食。

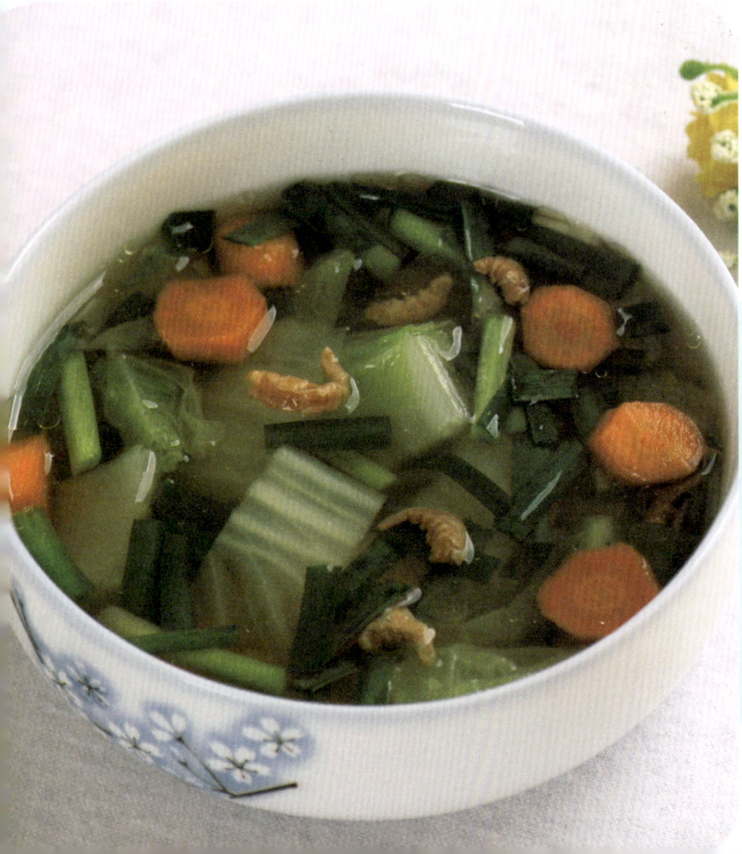

韭菜萝卜纤体汤 推荐食谱

原料： 韭菜100克，大白菜100克，胡萝卜50克，干虾米、高汤适量，橄榄油、盐适量。

做法：

1. 将干虾米泡开，胡萝卜洗净切片，韭菜洗净切段，大白菜洗净切成大块。
2. 锅内加入高汤，煮开，放入泡好的虾米、胡萝卜、大白菜，大火煮10分钟，起锅前放入韭菜，煮熟。加入橄榄油、盐调味即可。

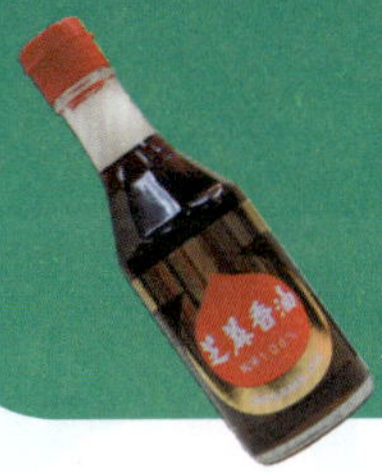

芝麻香油

保肝护心，延缓衰老

功 效 香油中含有大量的亚油酸、棕榈酸等不饱和脂肪酸，容易被人体分解、吸收和利用，可促进胆固醇代谢，消除动脉血管壁沉积物。它含有的维生素E，能阻止体内产生过氧化脂质，维持细胞膜的完整和功能，也有助于保护人体不受脂质过氧化物伤害，可以保肝护心，延缓衰老。

营养成分

◎ 大量油酸、亚油酸、花生酸。

◎ 极为丰富的维生素E。

◎ 钙、磷、铁、维生素A、维生素B_1、维生素B_2、烟酸。

食用宜忌 一般人群均宜食用。

宜 特别适合中老年人食用。

忌 香油中油脂含量丰富，热量多，高血压、糖尿病、高脂血症患者应控制食用量。

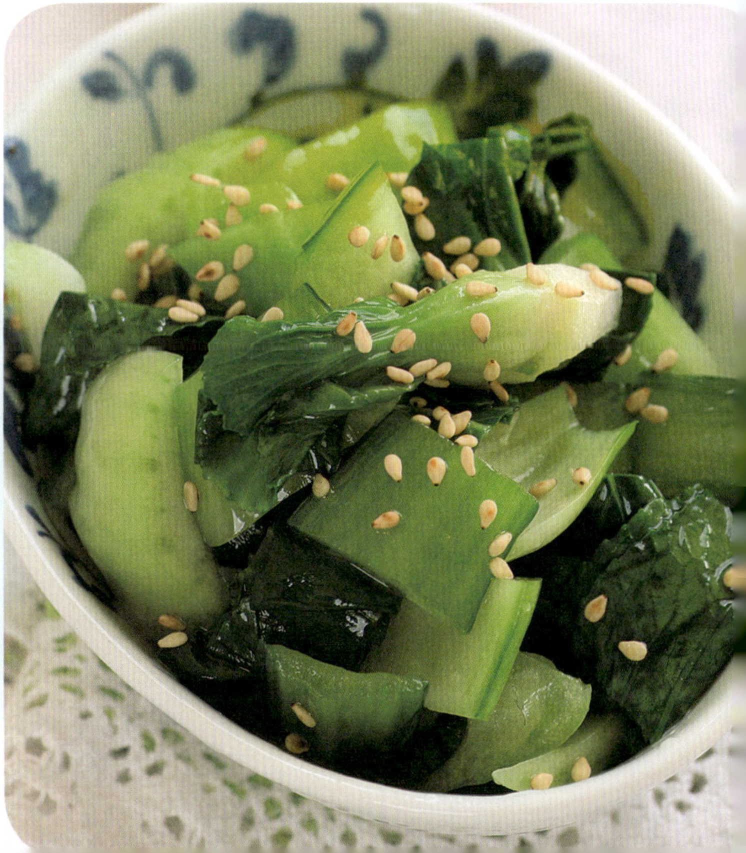

芝麻油菜 推荐食谱

原料： 油菜100克，芝麻10克，香油、盐、味精适量。

做法：

1. 将油菜择洗干净，放入沸水锅内焯烫一下，捞出，用凉开水过凉，沥干水分，切成小块备用。
2. 锅烧热，放入芝麻，用小火炒熟。
3. 将油菜放入盘内，撒上熟芝麻，再加入盐、味精、香油，拌匀调味即可。

葵花籽油 辅助治疗孕期糖尿病

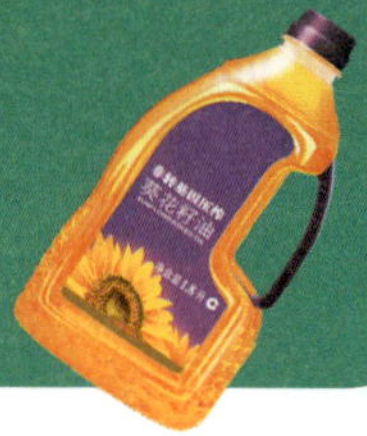

营养成分

◎ 大量的维生素E和亚油酸。

◎ 植物固醇、卵磷脂、胡萝卜素等营养物质。

功 效 葵花籽油既可用于烹调，又可作凉拌和冷餐的调味油，有助于预防皮肤疾病、支气管扩张和夜盲症，能有效降低血压和血清胆固醇。孕妇经常食用，有利于促进胎儿发育和增加母乳，并可辅助治疗孕期糖尿病。中老年人经常食用，可以降低血压、血脂，有助于预防和治疗心脑血管疾病、糖尿病等。

食用宜忌 一般人群均宜食用。

宜 尤其适合中老人食用。

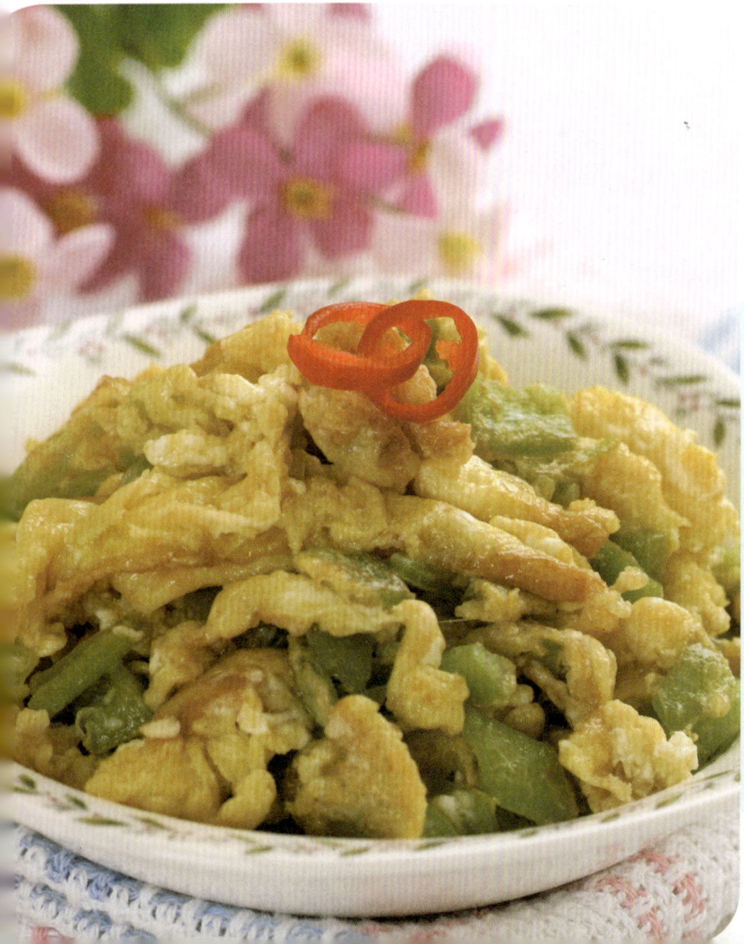

青椒炒蛋 推荐食谱

原料： 青椒100克，鸡蛋1个，熟芝麻少许，葵花籽油、盐、胡椒粉适量。

做法：

1. 青椒洗净，切丁备用。
2. 锅烧热，倒入葵花籽油，油烧热后，下入青椒炒至断生，加适量盐调味。起锅，将青椒盛入碗中。敲开鸡蛋，倒入碗中，撒少许胡椒粉，彻底搅拌均匀。
3. 净锅，锅烧热再下入少许底油，晃动锅子，用油将整个锅底都润一下。像摊饼样倒入拌好的青椒和蛋液，撒上熟芝麻，待蛋液基本凝固后，炒散即可。

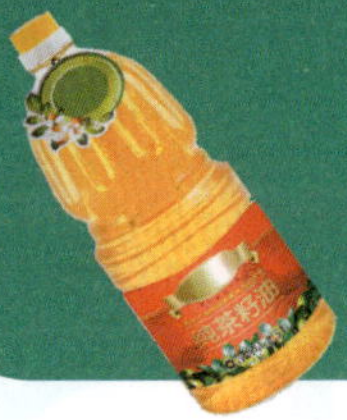

茶油

促进人体对脂溶性纤维的吸收

功 效 茶油性温，味甘辛。有补虚、润肠的功效。茶油含丰富的不饱和脂肪酸，食用后易被人体吸收，同时还能促进人体对脂溶性纤维及钙、铁、锌等微量元素的吸收，并能降低血液中胆固醇的浓度，有助于预防和治疗心脑血管疾病。茶油不含可引起人体致癌的黄曲霉素，特别适合中老年人食用。

营养成分

◎ 主要成分是油酸、亚油酸和亚麻酸为主的不饱和脂肪酸。

◎ B族维生素、维生素D、维生素E、维生素K以及胡萝卜素等营养元素。

食用宜忌 一般人群均宜食用。

宜 尤其适合冠心病、高脂血症、糖尿病、肝胆病、高血压患者食用。

忌 患有菌痢、急性胃肠炎、腹泻等病症的人不宜多食茶油。

茶油食疗法

1. **改善糖尿病**
   有机山茶油炒番石榴嫩叶，清晨食用。
2. **降高血压及胆固醇**
   取两汤匙有机山茶油拌白米饭，清晨食用。

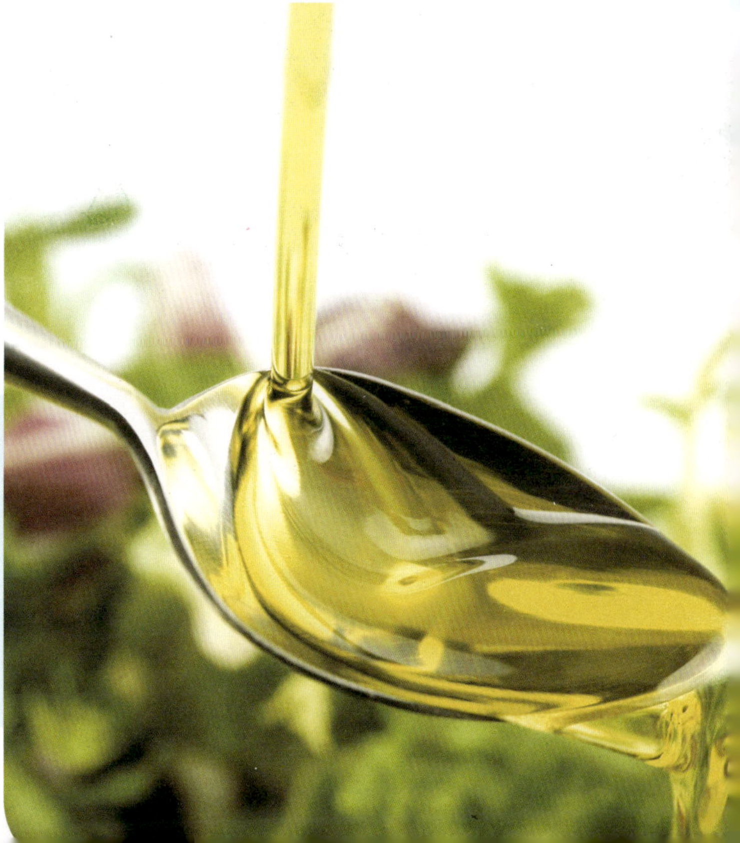

绿茶 促进脂肪分解

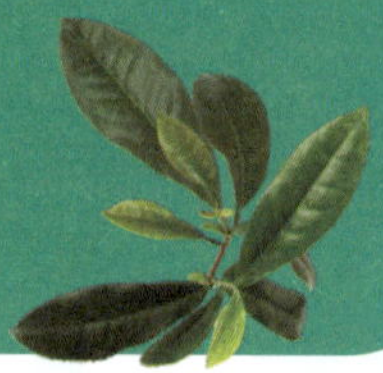

营养成分

◎ 茶多酚、咖啡因、脂多糖、茶氨酸等。

◎ 维生素C及类黄酮等物质。

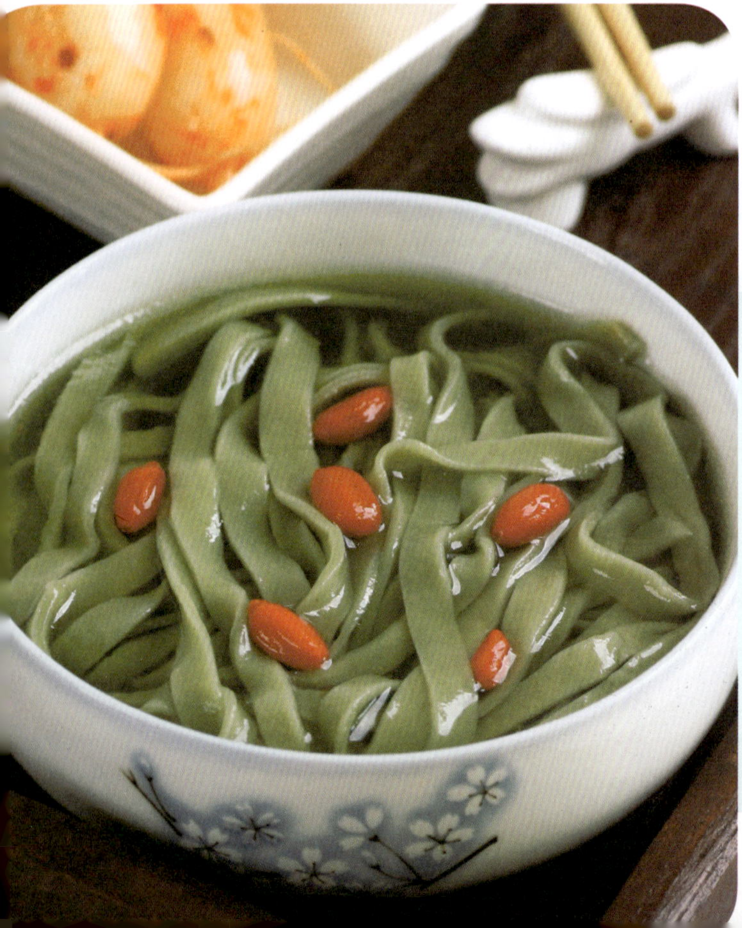

功 效 绿茶有提神清心、清热解暑、消食化痰、去腻减肥、解毒醒酒、生津止渴、降火明目等功效。绿茶中的茶多酚对加快人体脂肪代谢有重要作用。绿茶中的咖啡因能提高胃液的分泌量，可以帮助消化，增强分解脂肪的能力。绿茶还有良好的杀菌、抗癌、防辐射、解油腻、美容护肤的作用。

食用宜忌 一般人群均宜食用。

宜 适合心脑血管疾病、糖尿病患者饮用。

忌 发热、肾功能不良、心血管疾病、习惯性便秘、消化道溃疡、神经衰弱、失眠患者不宜饮用。

绿茶冷面 推荐食谱

原料： 绿茶面60克，枸杞粒适量，杂骨、杂肉、牛胸肉、洋葱、萝卜、梨各少许，蒜、胡椒、姜、酱油、料酒、盐适量。

做法：

1. 将牛胸肉、杂骨、杂肉用水浸泡4小时左右，其间换水3~5次，去除血水。用开水烫一下，再用清水洗净。洋葱、萝卜、梨洗净切片。
2. 锅内加水，水烧开之前，加入处理好的杂骨、杂肉、牛胸肉以及洋葱、萝卜、梨。小火煮6小时左右，然后用纱布滤出汤汁，将汤汁放入冰箱冷藏直至结起冰花。
3. 锅内水烧开，下入绿茶面，至面煮熟，捞出置入碗中，浇上处理好的汤汁，再撒上枸杞粒即可。

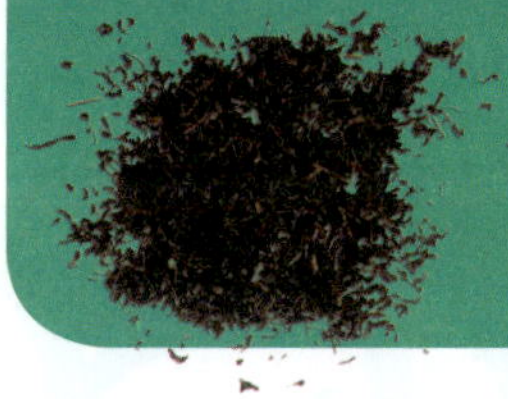

红茶

有利于女性糖尿病患者预防骨质疏松

功 效 红茶有提神消疲、生津清热、利尿、消炎杀菌、解毒、强壮骨骼、养胃护胃、抗氧化、延缓衰老、抗癌等功效。红茶的咖啡因和芳香物质，能增加肾脏的血流量，提高肾小球滤过率，扩张肾微血管，并能抑制肾小管对水的再吸收，可缓解心脏病或肾炎造成的水肿。红茶中的多酚类（绿茶中也有）能抑制破坏骨细胞的活力，有利于女性糖尿病患者预防骨质疏松。

营养成分

◎ 富含维生素K、维生素C等成分。

◎ 维生素A、维生素E含量丰富，并含有多种抗癌防衰的微量元素。

食用宜忌 一般人群均宜食用。

忌 红茶不宜放凉饮用，会影响暖胃效果。

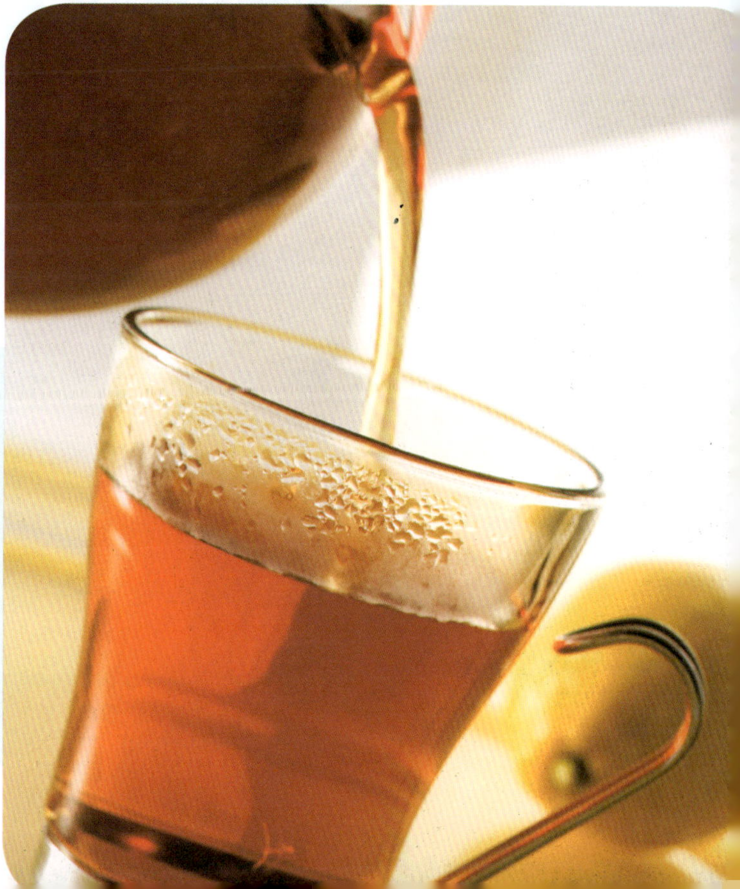

红茶冲泡

做法：

1. 将红茶茶叶置入茶杯或茶壶中，冲入沸水，静置几分钟后，待茶叶内含物溶入水中，即可饮用。
2. 红茶泡时，不要浸泡太久，水倒下去之后1秒钟就可以把茶水滤出来。
3. 二泡时，冲水后3~5秒就可以滤出茶水了。
4. 三泡，5~10秒滤出茶水。红茶泡的次数越多味便越淡。

甜茶 辅助治疗糖尿病和肥胖症

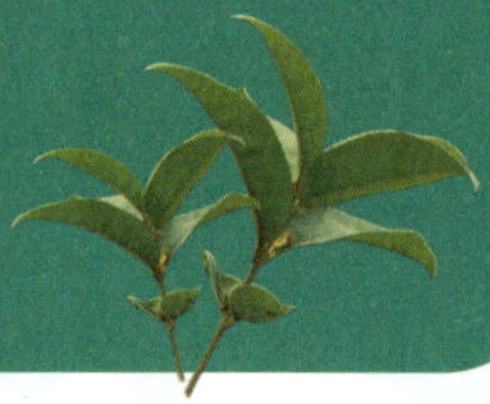

营养成分

◎ 人体不能生成、只能从食物中吸收的8种人体必需的氨基酸。

◎ 丰富的钙、锌、硒等多种微量元素。

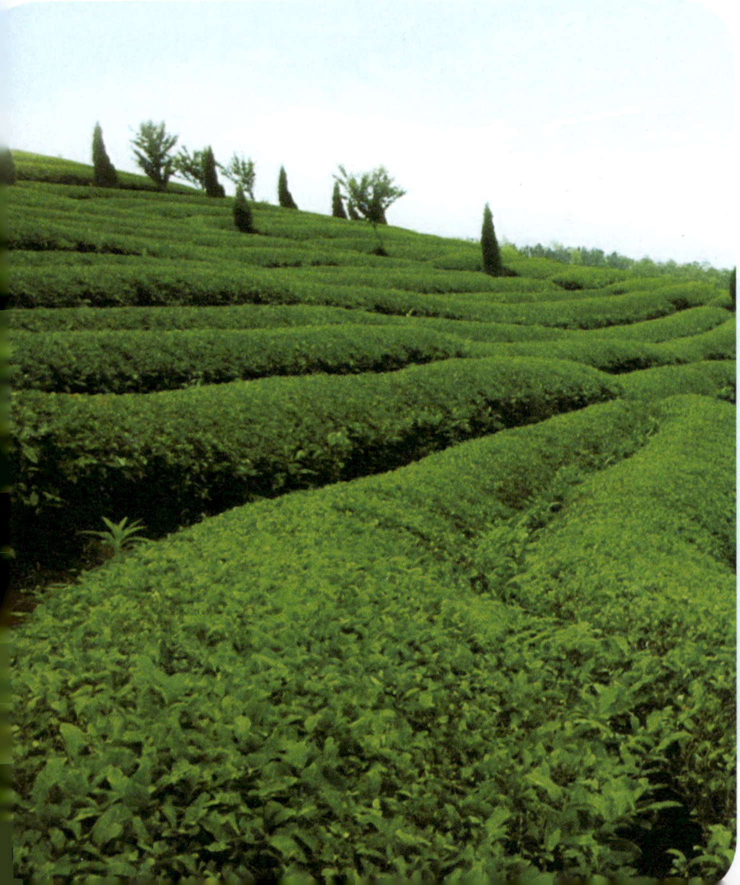

功 效 甜茶是一种天然甜味植物，其叶子微甜，却不含糖分，适合糖尿病患者食用。甜茶除具备普通绿茶功效外，同时还具有防治心血管疾病、预防中风、防癌等功效。甜茶中的锗能增强红细胞的带氧能力，从而保证机体的供氧量，有利于人体的新陈代谢。生物类黄酮能强化微血管、抗氧化、降血压，对糖尿病患者更有明显的保健治疗作用。

食用宜忌 一般人群均宜食用。

宜 适合糖尿病患者饮用。

甜茶的品种

1. **广西野生甜茶：** 叶呈椭圆形，边缘有锯齿，味微甜。内含茶多酚、甜茶素、硒、锗等物质。除具备普通绿茶的功效外，同时还具有防治心血管疾病、预防中风、防癌、预防牙齿疾病等药效。
2. **安徽野生甜茶：** 安溪野生甜茶主要分布于西坪镇、长坑乡、祥华乡等乡镇的深山老林中，以及蓬莱镇清水岩风景区。野生茶树乔木型，嫩梢紫红，富含天然甜素。

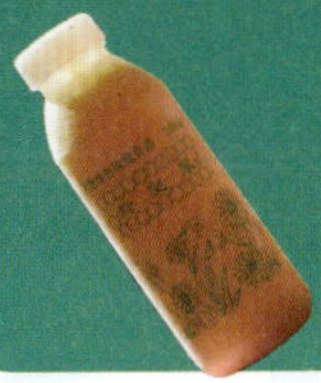

蜂王浆

促进胰岛素分泌，降低血糖

功 效 蜂王浆有辅助降血糖、抗氧化、降血脂、控制血管扩张和降低血压、抗菌消炎等功效。蜂王浆中含有的胰岛素样肽类物质，是治疗糖尿病的特效药物。其所含的球蛋白，能明显提高人体免疫力。此外，蜂王浆还含有抗生素和抗微生物成分，具有延缓衰老、调节神经系统和内分泌等保健功能。

营养成分

◎ 丰富的B族维生素，纯乙酰胆碱的唯一来源。

◎ 多种矿物质，酶、激素、18种氨基酸。

食用宜忌 一般人群均宜食用。

忌 过敏体质、低血糖、肠道功能紊乱及腹泻者不宜服用。

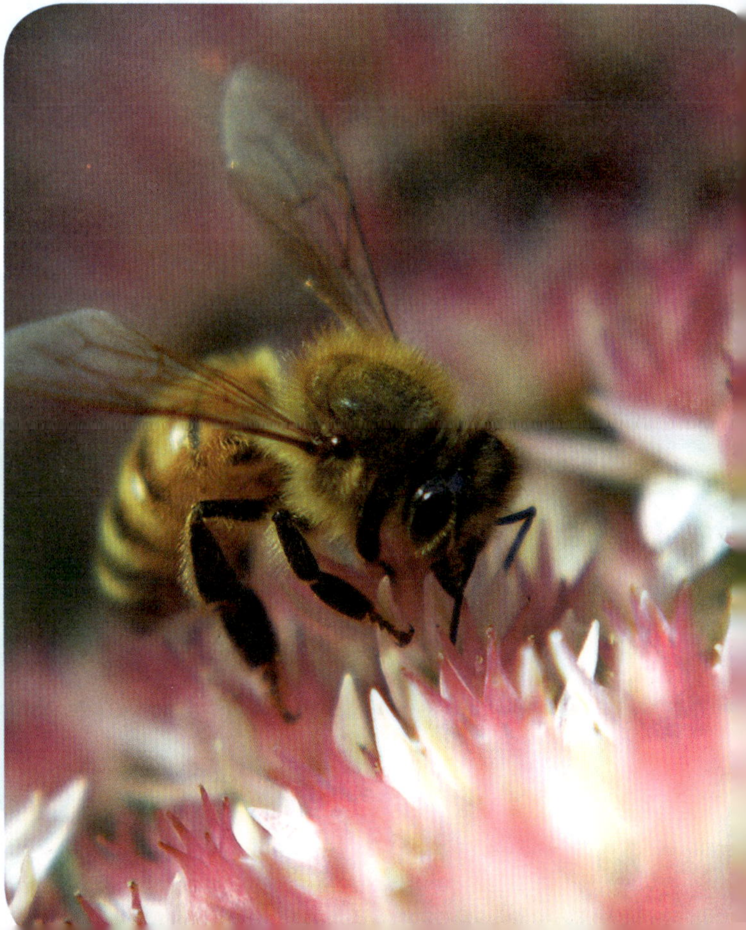

蜂王浆服用方法

做法：

1. 蜂王浆应在冰箱保存，服用时，可取适量，待恢复到室温后再服。
2. 糖尿病患者可直接口服蜂王浆，也可用温水冲服，但不要用开水冲服，以免破坏蜂王浆的有效成分。
3. 一般在早、晚空腹时服用，每次3~5克，易于吸收。

蜂胶 促进肝糖原的合成，调节血糖

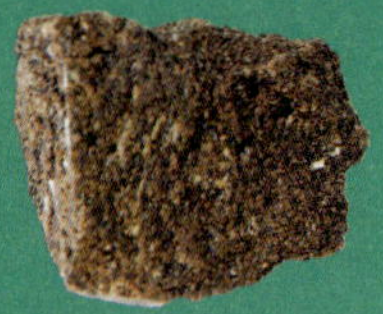

营养成分

◎ 丰富的生理活性物质，如黄酮类、酚类、萜烯类、有机酸类。

◎ 多种氨基酸、酶、维生素、矿物质等。

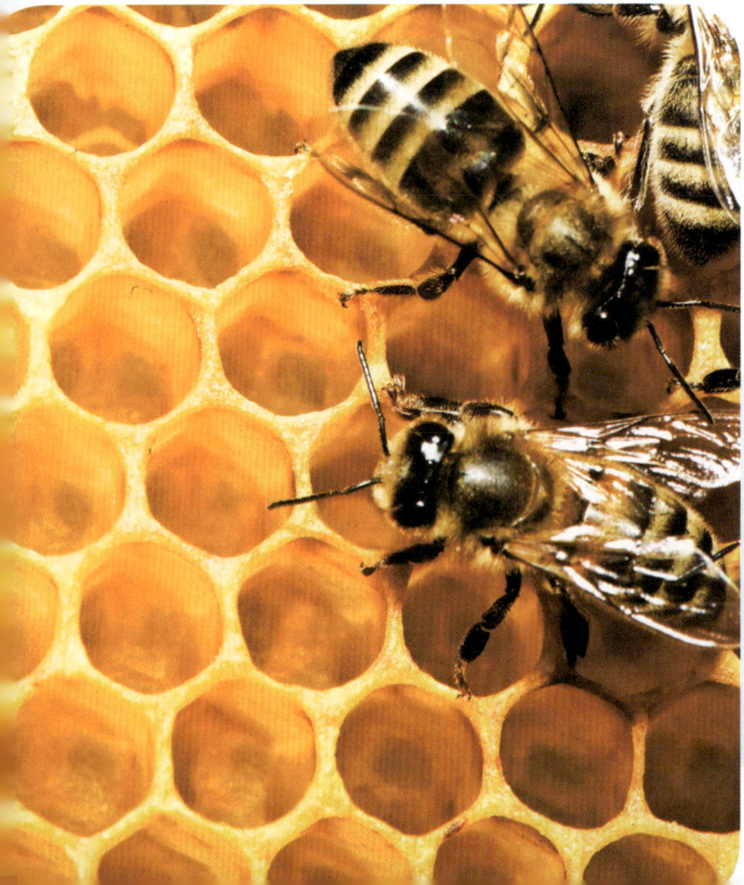

功效 蜂胶性平，味微甘。有润肤生肌、消炎止痛的功效。蜂胶成分的协同作用，可抑制三酰甘油、血胆固醇的升高，清除体内自由基。蜂胶能有效净化血液，抑制血小板聚集和血栓形成，有助于调节血压和血脂。蜂胶还能促进肝糖原的合成，有利于调节血糖，还有助于预防和辅助治疗糖尿病所引发的各种并发症。

食用宜忌 一般人群均宜食用。

忌 过敏体质者慎用。大多数的蜂胶胶囊是使用食用酒精来提纯的，酒精过敏者不可以食用含有酒精的蜂胶。蜂胶有加强药效的作用，与毒副作用大的西药一起服用，则会加大药物的毒副作用。

蜂胶的几种吃法

1. 对于湿性的蜂胶（如蜂胶液），可以滴在馒头等主食上一起吃。
2. 对于胶囊的蜂胶（如蜂胶硬胶囊、蜂胶软胶囊），可早晚各吃一粒（或两粒），温水送服。

注意： 食用之前，要做过敏试验，如用蜂胶喷雾剂向咽喉里喷喷看，如无过敏反应，就可正常服用。蜂胶在空腹时服用效果最佳，糖尿病患者可同服用降糖药一样，在饭前半小时服用。

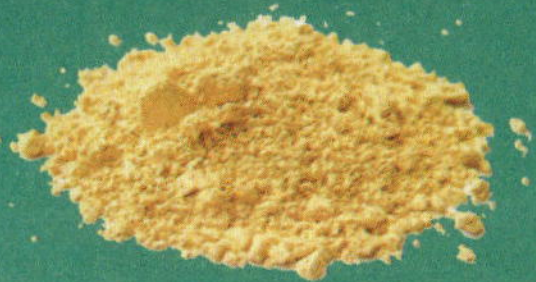

花粉

辅助治疗糖尿病

功 效 花粉对糖尿病、肾结石、胃炎、肝炎、贫血、失眠、神经衰弱、气管炎以及前列腺炎和心血管等疾病都有一定的治疗效果，可以辅助治疗糖尿病。花粉还含有一种高效能的生物活性物质，能改善人体组织器官的新陈代谢，增强心血管功能，延缓衰老。

营养成分

◎ 丰富的B族维生素和维生素A、维生素D、维生素E、维生素K等。

◎ 铁、锌、钙、镁、钾等十多种矿物质和三十多种微量元素及18种酶类，还含有核酸。

食用宜忌 一般人群均宜食用。

忌 花粉过敏者忌用。

花粉的服用方法

在正常情况下，成人以保健为目的，一般的剂量是10～15克／日，强体力劳动者以增强体质为目的（如运动员）或用于治疗疾病，可增加到20～30克／日。

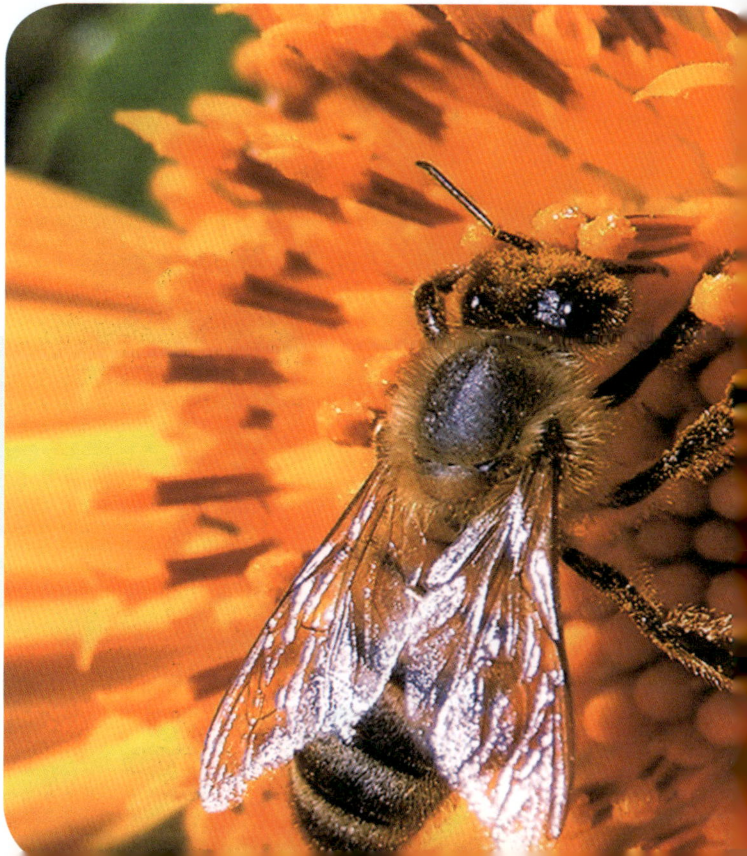

螺旋藻 降低胆固醇

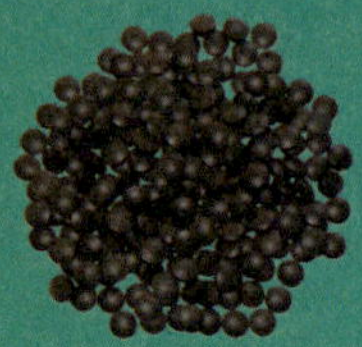

营养成分

◎ γ-亚麻酸、二十二碳烯酸、花生四烯酸等不饱和脂肪酸。

◎ 丰富的氨基酸，维生素，矿物质，藻多糖，藻蓝素，β-胡萝卜素，叶绿素和亚麻酸等营养活性物质。是迄今为止发现的营养最丰富、最均衡的物种之一。

功 效 螺旋藻有抗菌、抗癌、抗辐射、降低胆固醇、提高人体免疫力的功效。螺旋藻富含的不饱和脂肪酸，特别是γ-亚麻酸、二十二碳烯酸、花生四烯酸等，可减轻血管粥样硬化，有助于降低血脂、血压。

食用宜忌 一般人群均宜食用。

忌 少儿和孕妇应在医生指导下服用。

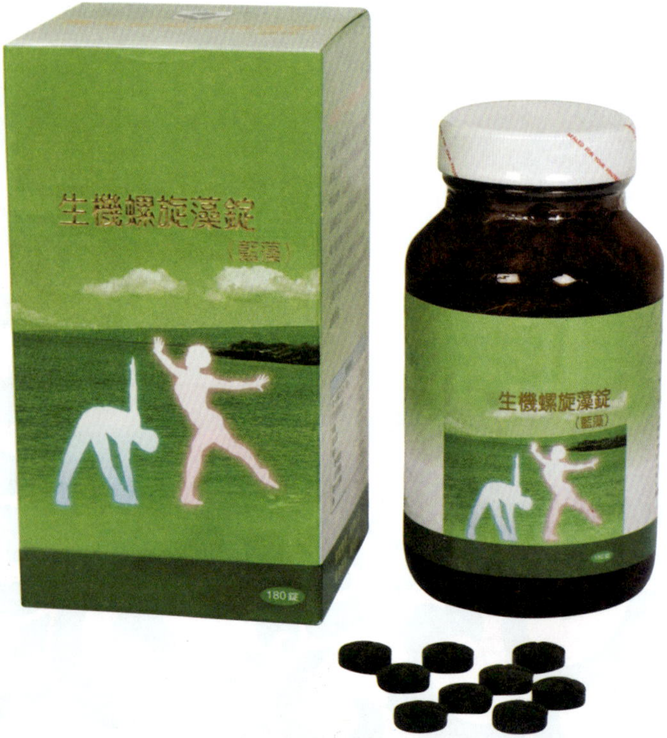

螺旋藻的服用方法

饮料用：

取5克天然藻粉倒入开水或矿泉水中搅匀服用，也可以直接加在牛奶、豆浆中服用。边加藻粉边搅开，以免凝固成团。

美容用：

取天然藻粉10～20克，加清水搅拌或加蛋清拌匀，直接敷于面部，也可以加在平时用的面膜中，有增加皮肤营养和滋润皮肤的效果。

治疗用：

糖尿病：每日3次，每次3.5克，饭前30分钟服用。

附录

糖尿病检查项目

根据糖尿病的诊断标准，诊断糖尿病需要做如下几项检查：

▲血糖测定

血糖测定值是判断糖尿病病情和控制病情的主要指标。

血糖增高是目前诊断糖尿病的主要依据，可用血浆、血清或全血，应注意血浆、血清血糖比全血血糖高15%。用于具体病人作诊断时主张用静脉血浆测定，正常范围为3.6~6.1毫摩尔/升（65~110毫克/分升）。

▲葡萄糖耐量试验

当血糖高于正常范围而又未达到诊断糖尿病标准者，需进行口服葡萄糖耐量试验（OGTT），正常人空腹血糖≤6.9毫摩尔/升，服糖后1小时血糖可达最高点，一般不超过11.1毫摩尔/升，2小时后恢复至正常，即低于7.8毫摩尔/升，3小时后应为3.6~6.1毫摩尔/升。如2小时后血糖超过正常标准，即为糖耐量减低。

▲糖化血红蛋白测定

糖化血红蛋白水平反映的是在检测前120天内的平均血糖水平，而与抽血时间、患者是否空腹、是否使用胰岛素等因素无关，是判定糖尿病长期控制情况的良好指标。

▲尿糖测定

尿糖一般是指尿中的葡萄糖。正常人尿糖很少，呈阴性，只有当血糖超过8.9~10.0毫摩尔/升时，糖才能较多地从尿中排出，形成尿糖。血糖的高低决定着尿糖的多少：血糖在10.0~11.1毫摩尔/升时尿糖为±；血糖在11.1~13.9毫摩尔/升时尿糖为+，血糖在13.9~16.7毫摩尔/升时尿糖为++；血糖在16.7~19.4毫摩尔/升时尿糖为+++；血糖高于19.4毫摩/升时尿糖为++++。

尿糖阳性是诊断糖尿病的重要线索，但尿糖有假阳性和假阴性情况。应排除并发性肾小球硬化症和妊娠等因素。

食物血糖生成指数

食物血糖生成指数（2002年版食物成分表）

食物类	食物名称	GI	※表示引用国外数据
糖类	葡萄糖	100	
	绵白糖	83.8	
	蔗糖	65	
	果糖	23	
	乳糖	46	
	麦芽糖	105	
	蜂蜜	73	
	胶质软糖	80	
	巧克力	49	
谷类及制品	小麦（整粒，煮）	41	※
	粗麦粉（蒸）	65	※
	面条（小麦粉）	81.6	※
	面条（强化蛋白质，细，煮）	27	※
	面条（全麦粉，细）	37	※
	面条（白，细，煮）	41	※
	苗条（硬质小麦粉，细，煮）	55	※
	线面条（实心，细）	35	※
	通心面（管状，粗）	45	※
	面条（小麦粉，硬，扁，粗）	46	
	面条（硬质小麦粉，加鸡蛋，粗）	49	
	面条（硬质小麦粉，细）	55	
	馒头（富强粉）	88.1	
	烙饼	79.6	
	油条	74.9	
	大米粥	69.4	
	大米饭	83.2	
	黏米饭（含直链淀粉高，煮）	50	※
	黏米饭(含直链淀粉低，煮）	88	※
	糙米（煮）	87	
	麦麸	19	

食物血糖生成指数（2002年版食物成分表）

食物类	食物名称	GI	※表示引用国外数据
谷类及制品	糯米饭	87	
	大米糯米粥	65.3	
	黑米粥	42.3	
	大麦（整粒，煮）	25	
	大麦粉	66	
	黑麦（整粒，煮）	34	
	玉米（甜，煮）	55	
	玉米面（粗粉，煮）	68	
	玉米面粥	50.9	
	玉米掺粥	51.8	
	玉米片	78.5	
	玉米片（高纤维）	74	
	小米（煮）	71	
	小米粥	61	
	米饼	82	
	荞麦（黄）	54	
	荞麦面条	59.3	
	荞麦面馒头	66.7	
	燕麦麸	55	
薯类、淀粉及制品	马铃薯	62	
	马铃薯（煮）	66.4	※
	马铃薯（烤）	60	※
	马铃薯（蒸）	65	※
	马铃薯（用微波炉烤）	82	※
	马铃薯（烧烤，无油脂）	85	※
	马铃薯泥	73	※
	马铃薯粉条	13.6	
	甘薯（山芋）	54	
	甘薯（红，煮）	76.7	
	藕粉	32.6	

食物血糖生成指数

食物血糖生成指数（2002年版食物成分表）

食物类	食物名称	GI	※表示引用国外数据
薯类、淀粉及制品	苕粉	34.5	
	粉丝汤（豌豆）	31.6	
蔬菜类	甜菜	64	※
	胡萝卜（金笋）	71	
	南瓜（倭瓜，番瓜）	75	
	麝香瓜	65	
	山药	51	
	雪魔芋	17	
	芋头（蒸）	47.7	
水果类及制品	苹果	36	
	梨	36	
	桃	28	
	桃（罐头，含果汁）	30	※
	桃（罐头，含糖浓度低）	52	※
	桃（罐头，含糖浓度高）	58	
	杏干	31	
	杏（罐头，含淡味果汁）	64	
	李子	24	
	樱桃	22	
	葡萄	43	
	葡萄干	64	
	葡萄（淡黄色，小，无核）	56	
	猕猴桃	52	
	柑	43	
	柚	25	※
	巴婆果	58	※
	菠萝	66	※
	芒果	55	※
	芭蕉（板蕉）	53	※
	香蕉（熟）	52	